内分泌代谢疾病诊治思路

主　编　金文波　金　毅
副主编　黄文平　李曾一　刘　琳

河南科学技术出版社
·郑州·

图书在版编目（CIP）数据

内分泌代谢疾病诊治思路/金文波，金毅主编. — 郑州：
河南科学技术出版社，2016.5（2023.3重印）
ISBN 978 - 7 - 5349 - 8132 - 6

I. ①内… II. ①金… ②金… III. ①内分泌病 – 诊疗
②代谢病 – 诊疗 IV. ①R58

中国版本图书馆 CIP 数据核字（2016）第 138633 号

出版发行：河南科学技术出版社
　　　　　地址：郑州市经五路 66 号　　邮编：450002
　　　　　电话：（0371）65737028　65788629
　　　　　网址：www. hnstp. cn
策划编辑：范广红
责任编辑：武　苏
责任校对：董静云
封面设计：张　伟
责任印制：朱　飞
印　　刷：三河市同力彩印有限公司
经　　销：全国新华书店
幅面尺寸：148 mm×210 mm　　印张：10.75　　字数：260 千字
版　　次：2023 年 3 月第 2 次印刷
定　　价：168.00 元

如发现印、装质量问题，影响阅读，请与出版社联系并调换。

编写人员名单

主　编　　金文波　　金　毅

副主编　　黄文平　　李曾一　　刘　琳

编　委　　林玉玲　　李杰玉　　王　昱

　　　　　籍胤玺　　王　松　　徐　娜

序

　　内分泌系统除其固有的内分泌腺外，尚有分布在心血管、胃、肠、脂肪、脑的内分泌组织细胞。它们所分泌的激素，可通过血液传递（内分泌），也可通过细胞外液局部或邻近传递（旁分泌），乃至所分泌的物质直接作用于自身细胞（自分泌），更有细胞内的化学物质直接作用在自身细胞（胞内分泌）。内分泌系统辅助神经系统将体液性信息物质传递到全身各靶细胞，发挥其对细胞的生物作用。内分泌系统生理调节的复杂性决定了内分泌疾病诊断的困难程度和烦琐性，所以内分泌学专业性强，临床诊断容易误诊。本书是专科医生根据临床实践中积累总结的经验，结合临床实际诊断的经过进行分析、汇集的一个个形象的临床实例。其临床实用性强，对临床医生具有一定的指导作用。

　　本书内容是南阳市中心医院内分泌科的医生们花费了二十余年的时间，收集临床实际的医疗资料编写而成，内容涉猎主要的内分泌代谢疾病。作者花费了较大的心血，精神可嘉。目前出版的内分泌疾病误诊的书籍较少，当读者手捧这本书开卷受益时，作者对医疗事业的贡献便有了价值。

　　本书收集了内分泌系统主要疾病的资料，值得一提的是，书中还包含了肝糖原累积症误诊为癫痫等较少见的疑难杂病的诊治体会。涉及面较广，内容丰富，我相信会受到广大读者的喜爱。
我作为一名内分泌专业的医生，看到这本书将要出版感到欣慰。
执笔拙作此序，不当之处，望同行指正。

郑州市颐和医院院长　赵志刚

2015 年 10 月

前　言

内分泌系统是人体重要的调节系统，掌管着人体的繁殖、生长、发育、代谢及衰老的整个过程。内分泌系统疾病种类繁多，表现各种各样，误诊率高，因此，内分泌是疑难杂症集中的专业之一。

南阳市中心医院内分泌代谢科是南阳市重点专科，对疑难杂症的诊治是其重要的任务之一。为了提高临床诊治水平，科室坚持每周一次疑难病例大讨论，理论联系实际，集思广益，认真分析每一个病例的诊治经过，成功地诊治了大量疑难复杂病例。在诊治疾病的临床过程中，要求每一位医生有扎实的理论知识、开阔的临床思路、敏锐的洞察力，不放过任何一个异常指标，重视每一个主诉和阳性体征，就像公安破案一样，抓住线索，抽丝剥茧，确定病因和诊断。科室同人注意总结经验教训，积累了大量疑难病例，丰富了医务人员的临床经验，成为科室宝贵的精神财富。

本书把每一个疾病的诊治过程，创新性地制作成诊断流程图，简单易懂，适合临床掌握应用。把误诊的各种情况，利用病例简介、误诊分析，较为详尽地作了介绍，对避免误诊误治、树立良好的临床思路将起到一定的作用。在这些疾病的诊治过程中有成功的喜悦，也有失误的痛苦，但我们在失误中汲取经验教训，在成功中体会为医之道、大医精成，实践着我院院训"精

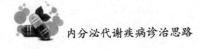

诚仁德，求实创新"。

　　本书真实地再现了疾病诊治过程，因为病例收集时间跨度大，受当时客观条件所限，再加上作者经验和学识水平不足，肯定有错误和遗漏之处，敬请同行批评指正。

南阳市中心医院内分泌科　金文波

2015 年 9 月

目 录

第一章　尿崩症

尿崩症是由于抗利尿激素（ADH）分泌不足或肾脏对 ADH 不敏感而引起的低渗性多尿临床综合征，病变在下丘脑－垂体（中枢性尿崩症）或肾脏（肾性尿崩症）。

【病因】

1. 中枢性尿崩症　任何导致 ADH 合成与分泌受损的情况都可引起中枢性尿崩症的发生。从病因角度分为以下三种。

（1）原发（特发）性中枢性尿崩症：病因不明者占1/3～1/2。下丘脑视上核与室旁核内神经元数目减少的原因未明，神经垂体缩小。

（2）继发性中枢性尿崩症：多见于颅脑外伤或手术后、肿瘤、感染性疾病、浸润性疾病、脑血管病变、自身免疫性疾病等原因导致的下丘脑－神经垂体损害。

（3）遗传性中枢性尿崩症：遗传方式可分为 X－连锁遗传、常染色体显性遗传或常染色体隐性遗传三种。

2. 肾性尿崩症

（1）遗传性肾性尿崩症：呈 X－连锁隐性遗传，女性遗传，男性发病，多为家族型。

（2）继发性肾性尿崩症：多继发于肾小管损害、代谢紊乱、药物损伤等。

【临床表现】

多饮；多尿；尿比重＜1.005（部分患者可达 1.010）；尿渗

透压 < 300 mOsm/（kg·H_2O）；血渗透压正常或稍高；中枢神经系统症状：头痛、头晕、焦虑、烦躁，严重时意识障碍，视力、视野改变。

【诊断要点】

（1）临床表现：多饮，低比重多尿，尿量可达 $5 \sim 10$ L/d。

（2）禁水加压试验：禁饮 $8 \sim 12$ h 后尿量仍多，尿比重略有升高（仍低于 1.010），尿渗透压低于血渗透压，提示尿浓缩障碍。如果皮下注射垂体后叶素 5 u 后 1 h 尿量减少、尿比重上升、尿渗透压上升超过血渗透压，提示中枢性尿崩症。无改善可能为肾性尿崩症。

（3）影像学检查：MRI、CT 等可进行病因学诊断。

【诊断流程】

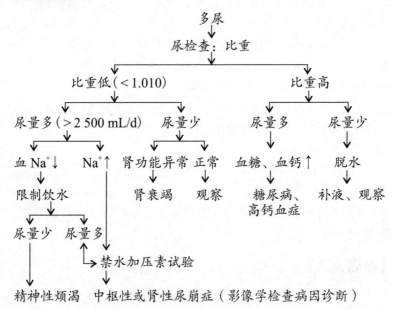

【误诊疾病】

糖尿病、高钙血症、精神性烦渴、甲状旁腺机能亢进症、维生素 D 中毒、原发性醛固酮增多症、肾小管酸中毒、肾功能减退、干燥综合症、老年性多尿。

一、空泡蝶鞍伴尿崩症误诊为单纯尿崩症

【病例简介】

患者，男，17 岁。因多尿、口渴、多饮半个月于 2009 年 7 月 7 日入院。患者半个月前考试复习紧张，逐渐出现尿频、尿量增多，每日总尿量约 3 000 mL；口渴、多饮，日饮水量达 1 200 mL。近 10 d 来症状明显加重，每日小便达 10 余次，夜间 2 ~ 3 次，每日总尿量达 5 000 mL，日饮水量达 6 000 mL。在当地医院检查尿糖（－），尿比重 1.008，诊为"尿崩症"转我院。患者既往体健，无头部外伤、颅内感染及严重精神创伤史。体格检查：体温 37.5 ℃，心率 76 次/min，呼吸 18 次/min，血压 100/80 mmHg，意识清醒，发育中等，营养差，无脱水征，眼底视神经乳头无苍白及水肿，心、肺、腹部及神经系统均无异常发现。实验室检查：禁饮 10 h 后尿比重 1.002，尿糖（－），空腹血糖 6.03 mmol/L，餐后第 2 小时血糖 4.82 mmol/L，血钾 3.87 mmol/L，血钠 145 mmol/L，血氯 116 mmol/L，禁饮 10 h 后血钠 156 mmol/L。血、粪常规，肝、肾功能，24 h 尿 17 - OH、17 - KS，血 T_3、T_4、TSH 及心电图检查均在正常范围。X 线胸片、蝶鞍平片无异常。头颅 CT 示空泡蝶鞍。

入院检查后简化高渗盐水试验尿比重及尿量均无改变。试验结束后皮下注射 5 u 垂体后叶素，注射后 1 h 尿比重最高达 1.016（未做血、尿渗透压测定）。给予氢氯噻嗪、卡马西平治疗无效，

经给予垂体后叶素每日 4 次，每次 8 u 皮下注射后症状消失，最高尿比重达 1.022。最后诊断为空泡蝶鞍中枢性尿崩症。

【误诊分析】

本例有多尿、烦渴、多饮及低比重尿，简化高渗盐水试验尿比重及尿量无改变，对垂体后叶素有明显反应，符合中枢性尿崩症诊断。同时，头颅 CT 示空泡蝶鞍。空泡蝶鞍一般无尿崩症状，且本例患者 24 h 尿 17 - OH、17 - KS 及血 T_3、T_4、TSH 均正常，故不支持空泡蝶鞍对垂体前、后叶的直接破坏。本例尿崩症的发生可能与空泡蝶鞍形成时疝入鞍区的蛛网膜下间隙脑脊液及组织压迫垂体柄处神经纤维束通路，致 ADH 通道及储存障碍有关。

二、尿崩症误诊为遗尿症

【病例简介】

患者，男，4 岁。因烦渴、多饮、多尿半个月入院。患者出现烦渴、多饮、多尿、体重逐渐下降，每日饮水量 4 ~ 5 L，喜凉饮，尿量与之相当，夜间口渴明显，尿量大，有尿床现象，按"遗尿症"治疗，效果差。当地医院检查尿常规：尿 pH 7.5，尿比重 1.000 ~ 1.002。体格检查：体温 36.4 ℃，血压 90/60 mmHg，身高 108 cm，体重 19 kg，发育正常，营养一般，神志清，精神差，步入病房，自主体位，检查合作；心率 108 次/min，律齐，各瓣膜听诊区未闻及病理性杂音；腹部平坦，无压痛及反跳痛，肝、脾肋下未触及，双肾区无叩击痛，移动性浊音阴性。肠鸣音正常，平均 5 次/min；肛门及外生殖器未查；脊柱生理弯曲存在，四肢及关节无畸形，活动自如，双下肢无水肿，生理反射存在，病理反射未引出。初步诊断为"尿崩症"。

入院实验室检查：血钠 149 mmol/L，血氯 112 mmol/L，复查电解质正常，BUN 2.0 mmol/L，Cr 21.8 mmol/L，CO_2CP 19 mmol/L，尿 pH 5.0，尿比重 1.005。左手骨龄片示骨龄 2 岁，空腹生长激素 15.44 μg/L，绒毛膜促性腺激素 < 1.20 μIU/mL，FT_3 6.03 pmol/L，FT_4 16 pmol/L，TSH 2.07 μIU/mL，TPOAb 34.23 IU/mL，垂体略增大，垂体及视交叉异常改变，考虑占位可能性大，建议增强。垂体增强磁共振示：鞍区占位，生殖细胞瘤可能性大，朗格汉斯细胞增生症或结节病待排除；四叠体区小结节状强化影，疑似血管断面，建议必要时进一步检查；双侧上颌窦炎症。适度限水，予醋酸去氨加压素抗利尿及对症治疗，目前病情已明确，生命体征平稳，要求出院。出院诊断：中枢性尿崩症、鞍区占位（生殖细胞瘤可能性大）。

【误诊分析】

有资料表明，儿童发生的尿崩症中，脑部肿瘤占 60%，脑部畸形占 25%，引起尿崩症的原发性颅内肿瘤常常是颅咽管瘤和松果体瘤，最常见的转移瘤是肺癌和乳腺癌。中枢尿崩症患者不仅日尿增多，夜尿也增多，儿童夜尿增多可引起尿床，这往往是儿童起病者引起父母注意的最早表现，不过，患者夜间的症状通常较白天轻。

第二章　垂体瘤

【病因】

垂体瘤是垂体多种肿瘤的总称，以良性者占大多数。其中最多见者为垂体前叶腺瘤，其次为颅咽管瘤。垂体前叶有分泌多种激素的细胞，如生长激素（GH）细胞、泌乳素（PRL）细胞、促肾上腺皮质激素（ACTH）细胞、促甲状腺激素（TSH）细胞、促性腺激素（FSH/LH）细胞等。对应的垂体瘤分别是 GH 垂体瘤、PRL 垂体瘤、ACTH 垂体瘤、TSH 垂体瘤和无功能性垂体瘤。按垂体瘤体积大小分为微腺瘤（直径小于 10 mm）和大腺瘤（直径大于 10 mm）。颅内肿瘤占全身肿瘤的 1% ~ 3%，有临床症状的垂体瘤占颅内肿瘤的 10% 左右。PRL 垂体瘤、GH 垂体瘤和无功能性垂体瘤较常见。

【临床表现】

早期垂体瘤临床表现不明显。发展至症状明显时主要分三大症群。

1. 腺垂体本身受压症群　造成垂体促激素的减少和相应周围靶腺体的萎缩。

2. 垂体周围压迫症群　如头痛、视野改变、下丘脑症候群、海绵体综合征、脑脊液鼻漏等。

3. 垂体前叶功能亢进症群　由于肿瘤细胞具有分泌功能，分泌相应激素，出现相应临床表现。临床上垂体瘤表现复杂，稍不注意就容易误诊。

【诊断要点】

(1) 详细询问病史并仔细体格检查,包括神经系统、眼底、视力、视野检查,对垂体瘤的诊断提供重要依据。

(2) 激素测定:确定垂体激素分泌量,为诊断功能性垂体瘤提供线索;测定血中靶腺激素浓度及其在尿中代谢产物排出量,间接了解垂体功能;兴奋试验或抑制试验。

(3) 考察激素退化对代谢的影响。

(4) 头颅 MRI、CT 或 PET‐CT 检查可检测垂体瘤,并可显示肿瘤向鞍上、鞍旁扩展状况及与空泡蝶鞍鉴别。

【诊断流程】

1. 垂体疾病诊断流程

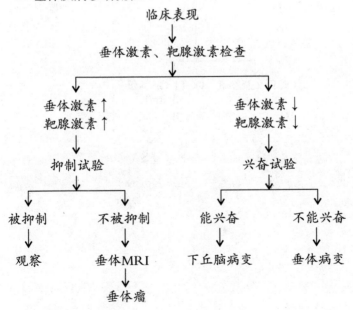

2. GH 垂体瘤诊断流程

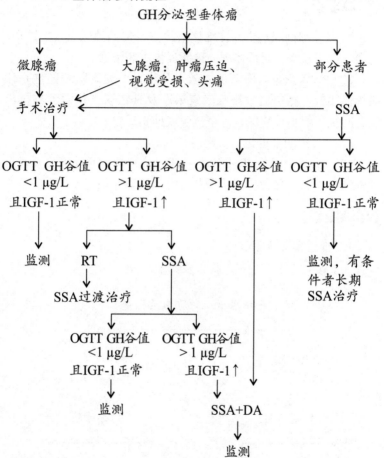

3．PRL 垂体瘤诊断流程

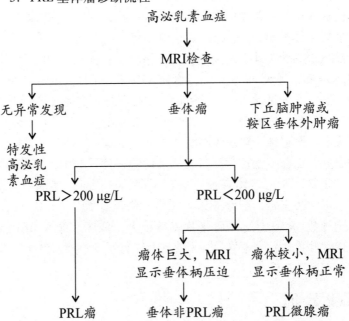

【误诊疾病】

本病根据临床表现不同，可误诊为青光眼、高血压病、冠心病、精神分裂症、视神经萎缩、神经症等疾病。本病发病机制、分类及诊断均较复杂，需仔细鉴别，以防误诊误治。

一、垂体瘤误诊为青光眼

【病例简介】

患者，女，38 岁。因头痛 1 年，左眼失明 2 d 入院。1 年前出现阵发性头痛，以额颞部为重，间隔 1～2 周发作一次，3 个月后加重，隔 3～5 d 发作一次。半年前右眼视力减退，曾诊断为"青光眼",半个月前左眼视力减退,右眼 0.1,左眼 0.3。入院前 3 d 头痛突然加重,伴头晕、呕吐,2 d 前左眼失明。自发病以来体重增加 10 kg,半年前闭经、毛发脱落、畏寒乏力、性欲减退。无头外伤及发热史。体格检查:体温 36.0 ℃,脉搏 84 次/min,呼吸 30 次/min,血压 110/75 mmHg。神清,肥胖,心、肺、腹未见异常,毛发稀疏,皮肤细腻。精神状态正常,双侧嗅觉正常,左眼失明,右眼光感,双瞳孔等大,对光反射左眼消失、右眼迟钝,双眼底原发性视神经萎缩。神经系统:眼球活动自如,面部感觉正常,面肌运动对称,伸舌居中,四肢肌力、感觉正常,未见锥体束征,颈软,克氏征阴性。实验室检查:血、尿常规正常;脑脊液压力正常,细胞计数 7.2×10^8/L,白细胞计数 1×10^7/L。颅骨平片蝶鞍扩大、破坏,垂体 MRI 显示垂体大腺瘤,信号不均匀。入院后及时行手术治疗,诊断为垂体嫌色细胞腺瘤卒中。

【误诊分析】

本例为中年女性,1 年前始间歇发作性头痛,不伴恶心、呕吐,后期出现视力减退和失明,说明病变是慢性进行性发展,后期急剧恶化。临床表现可归纳为:①有肥胖、闭经、性欲减退、毛发脱落、畏寒乏力等内分泌症状,提示病变影响垂体腺;②视力改变,双眼视神经萎缩提示病变影响视神经和视交叉;③1 年来头痛,颅骨平片蝶鞍扩大、破坏,说明病变位于蝶鞍,垂体 MRI 检查示垂体瘤。入院前病情急剧恶化,左眼失明、头痛加重、呕吐,提示有肿瘤内出血。手术证实了垂体嫌色细胞瘤卒中的诊断。

垂体瘤患者如突然出现头痛加剧、视力视野改变、海绵体压迫表现、意识障碍、脑膜刺激症状或有高热、呕血、便血、休克等,考虑垂体卒中,应及早抢救治疗。

二、垂体瘤误诊为精神分裂症

【病例简介】

患者，男，54 岁。2 年前疑自己被迫害，认为广播、电视内容都针对自己而多次外逃，外院诊断为"精神分裂症"，给予氯丙嗪治疗 2 个月，症状缓解，半年后自行停药，又逐渐出现情绪不稳、行为幼稚、捡脏东西、无目的坐汽车外出等症状。本次入院前 3 d 因工作被辞退，遭妻子打骂而出现被害妄想，称被多人打骂，再次以精神分裂症入院治疗。10 年前有视力减退史，无慢性头痛史。入院检查：意识清楚，情感淡漠，行动迟缓，注意力不集中，反应迟钝，情绪不稳，时哭时笑。神经系统检查：右眼球略呈外展位，指测双眼颞侧视野缩小，视神经乳头呈苍白色，眼底血管较细，黄斑反射暗淡，提示视神经萎缩。脑电图示 α 波漫化。头颅 CT 检查示垂体瘤，蝶鞍扩大，鞍内有 4 cm×4 cm 大小、密度不均匀增高影，环池受压。追问病史，患者 10 余年前即出现性功能减退，长期与妻子分居。确诊垂体瘤伴精神障碍，行手术治疗。目前精神症状消失，一般情况好。

【误诊分析】

本例无明显精神诱因起病，精神症状以被害及关系妄想为主，经抗精神病药物治疗后症状缓解，易被误诊为"精神分裂症"。后逐渐出现行为幼稚、乱捡杂物、反应迟缓、行为迟钝等人格改变和智力减退症状，易与早老性痴呆相混淆。但回顾病史，10 年前即有视力减退。文献认为垂体瘤致精神异常时是由于瘤体生长侵犯毗邻脑组织所致。本例患者逐渐出现人格改变、行为幼稚、情感不稳等症状与垂体瘤向前生长累及额叶功能有关。垂体瘤绝大部分为良性，生长缓慢，故出现精神症状较迟。

本例的缓慢病程也说明这一点，其早期出现性欲减退系下丘脑—垂体—性腺轴功能紊乱所致。

本例应吸取的教训在于应对晚发性精神障碍者进行详细的神经系统检查，并根据主诉及发现的阳性体征进行相应的实验室检查，及时明确诊断，进行病因治疗。

三、垂体瘤误诊为高血压病

【病例简介】

患者，女，45 岁。因肥胖 3 年、血压升高 2 年入院。已在当地医院按高血压病治疗 2 年，疗效不佳，且近 1 周出现四肢无力，行走困难，以"高血压病"收治入院。体格检查：血压 190/120 mmHg，肥胖体型，体重 66 kg，身高 150 cm，BMI 29 kg/m^2，多血质，有胡须，面部色素较深，腹部有紫纹，面部及背部有痤疮，双下肢腱反射减弱。血常规检查：Hb 140 g/L，WBC 11.0 × 10^9/L，N 0.7，L 0.3。尿常规正常。血钾 2.0 mmol/L，血胆固醇 6.2 mmol/L，三酰甘油 14.7 mmol/L。拟诊为"高血压病，低钾性周期性麻痹"。经降压补钾治疗无效。后上级医师查房，请眼科会诊，视力左眼 0.2，右眼 0.4，眼底检查示双眼视神经萎缩。考虑皮质醇增多症。测定血液 ACTH 水平增高、皮质醇水平增高，进行地塞米松抑制试验小剂量不能抑制，大剂量可以抑制。垂体 MRI 检查示垂体瘤。经手术并病理诊断为 ACTH（嫌色细胞）垂体瘤。临床诊断：库欣病。术后 1 个月，血压恢复正常，视力右眼恢复至 0.7，左眼 0.5，体重降至 53 kg，痤疮、紫纹消失，目前能参加一般体力劳动。

【误诊分析】

本例患者为中年女性，肥胖、血压升高、乏力、多血质、有胡须、皮肤薄、毛发多、痤疮、血钾低等提示皮质醇增多。双眼视神经萎缩、蝶鞍扩大、后床突骨质破坏，证实有垂体肿瘤，而手术证实为垂体 ACTH（嫌色）细胞瘤。

嫌色细胞瘤内分泌紊乱的表现一般较轻，大多表现为垂体前叶功能减退症，但也可并发功能亢进，主要为分泌 ACTH，致双侧肾上腺皮质增生，称为库欣病，占皮质醇增生症的70%～80%。

本例误诊的原因是：只注意高血压这一症状，而没有寻找引起高血压的原因，简单认为高血压就是高血压病，对皮质醇增多症缺乏认识，导致对如此典型的皮质醇增多症表现视而不见。对于有高血压的患者一定要排除继发性高血压，进行必要的检查，以免误诊。

四、垂体瘤误诊为冠心病

【病例简介】

患者，男，66岁。因胸闷、头晕、恶心 10 d 入院。入院检查：血压 110/70 mmHg，心率 44 次/min，体温 35.2 ℃，神清，表情淡漠，无发绀，皮肤无色素沉着，心界不大，心律齐，心音低钝，双肺无啰音，肝、脾未扪及。心电图检查：窦性心动过缓，窦性心律不齐，T 波普遍低平，阿托品试验阳性。入院诊断为"冠心病""病窦综合征"。入院后予阿托品 0.6 mg/次，每日 3 次口服，心率渐升至70～80 次/min，但患者精神萎靡加重，无欲状，低血压，心动过缓，周身发冷。半个月后患者出现昏睡，不进饮食，血压 135/90 mmHg，怀疑为垂体危象表现。ACTH 及皮质醇水平低下，甲状腺功能 FT_3、FT_4、TSH 水平低下。视野检查：有颞侧缺如，左侧向心性缩小。试用氢化可的松 200 mg 静脉滴注，明显好转。后经 MRI 头颅扫描

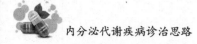

进一步证实为脑垂体瘤。

【误诊分析】

本例患者为老年男性，主要表现为头晕、恶心、低体温、表情淡漠、无色素沉着、心界不大、心率 44 次/min、心音低钝、低血压。给予氢化可的松后明显好转，为肾上腺皮质功能低下表现。而皮肤无色素沉着，符合垂体前叶功能减退症。入院后行阿托品试验，交感神经兴奋，而肾上腺皮质不能相应地增加皮质醇的分泌量，故诱发了垂体危象。经垂体 MRI 等检查均证实为垂体瘤。MRI 对垂体微腺瘤的诊断有重要价值。

垂体瘤表现为垂体功能低下。本例主要表现为垂体—肾上腺皮质系统及垂体—甲状腺系统功能不足。低血压为常见症状，主要是由于缺钠、皮质醇缺乏而致血管对儿茶酚胺的反应降低。心脏不大，心电图可表现为低电压、P－R 和 Q－T 延长、T 波改变，而冠心病患者往往心脏扩大。故临床上对于心动过缓、心界不扩大而心电图显示心肌损害的病例，病因诊断应持慎重态度，注意排除垂体瘤。治疗上应先补皮质激素，随后补左甲状腺激素。

五、垂体瘤误诊为 1 型糖尿病

【病例简介】

患者，男，45 岁。自 15 年前开始出现多饮、多尿、多食、乏力，空腹血糖 14～23.5 mmol/L。遇劳累、感冒，空腹血糖上升。多次出现酮症酸中毒。普通胰岛素用 80～120 u/d。当空腹血糖下降时，普通胰岛素用量为 80 u/d。从未出现低血糖反应。10 年前渐出现手足增大，伴手足麻木、足疼痛、眼睑水肿、夜尿增多、心慌、阳痿、眼底出血致左眼失明。外院一直按"糖尿病"治疗，症状逐日加重，为治疗眼底出血转我院。体格检查：下颌骨增大，口唇厚，舌大，声音低沉，颈软，手足粗厚、活动不灵，四肢末梢疼痛觉呈袜套样减退。实验室检查：空腹血糖 7.84~12.04 mmol/L，生长激素 62 μg/L。生长激素葡萄糖抑制试验：生长激素水平空腹 76 μg/L，1 h 后 76 μg/L，2 h 后 69 μg/L。眼底荧光造影示糖尿病视网膜病变 2 期。肌电图示神经源性损害。颅骨 X 线示板障增厚，眶上嵴突增生，右手指骨粗隆处膨大。头颅 CT 扫描横断面示蝶鞍扩大，冠状面示蝶鞍偏后有一 12.3 mm×13.9 mm 圆形密度增高影，鞍底骨质破坏。入院 3 个月切除垂体瘤后，症状明显好转，血糖下降，手足皮肤变松软。

【误诊分析】

本例患者多饮、多尿、多食、乏力，血糖升高 15 年，多次出现酮症酸中毒，故被诊断为"糖尿病"。长期大量用胰岛素控制血糖但效果不佳，提示有胰岛素抵抗。患者相继出现眼底视网膜病变、神经病变，而手足渐增大，下颌骨、舌增大，生长激素增高，不能被葡萄糖抑制。X 线及颅脑 CT 检查均提示垂体瘤致肢端肥大症。确诊为垂体瘤。经手术切除后，症状好转，血糖下降。

肢端肥大症造成生长激素过度分泌与胰岛素拮抗，故血糖升高，且不易控制。1/3 的本症患者出现糖尿病症状，可为本病的早期表现，临床表现与原发性糖尿病相似，在诊断糖尿病时应注意排除继发性糖尿病。肢端肥大症患者外形的改变，只要稍加注意则不难诊断。

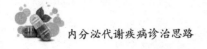

六、垂体瘤误诊为缺铁性贫血

【病例简介】

患者，男，19 岁。因头晕、乏力、面黄、消瘦 2 年入院。2年来食欲减退、乏力、嗜睡、畏寒、消瘦，偶有腹泻，排尿正常，行胃肠道检查正常。诊为"缺铁性贫血"，给予铁剂、维生素类药物治疗无明显好转。近 2 个月贫血加重，懒言少动。体格检查：发育不良，毛发枯黄，贫血貌，心、肺正常，肝、脾未及，胡须、腋毛、阴毛缺如，外生殖器及睾丸较正常人小，阴茎不能勃起。实验室检查：Hb 61 g/L，RBC 2.75×10^{12}/L，睾酮 17 nmol/L，生长激素 8.69 μg/L，血皮质醇 13.0 nmol/L，FT_3、FT_4、TSH 等均低于正常值。头颅正、侧位片正常，垂体 MRI 示垂体前叶微腺瘤。诊断为垂体瘤并垂体前叶功能减退。给以激素替代疗法，症状缓解，Hb 升至101.8 g/L。

【误诊分析】

患者第二性征发育不良，阴茎不能勃起，睾酮低于正常，说明性激素分泌不足；畏寒、乏力、食欲减退、懒言少语、体毛脱落、甲状腺功能低下，提示甲状腺激素缺乏；体质虚弱、乏力、食欲减退、体重降低、皮质醇低于正常，提示肾上腺皮质功能不全；生长激素分泌不足、垂体 MRI 扫描等均提示垂体瘤并垂体功能减退。

由于食欲减退，肠道吸收功能受抑制，胃酸缺乏，故本病很易造成贫血，而单靠补充造血原料而不补充激素，贫血很难纠正。此例提示我们如果贫血难以纠正，应积极寻找病因，注意由内分泌功能失调所致的疾病。

七、垂体瘤误诊为胃炎

【病例简介】

患者，男，50岁。因乏力、食欲减退、恶心、畏寒、阳痿，进行性加重5年入院。近3年乏力、消瘦、恶心、呕吐加重，均诊为"胃炎"。经补液、止呕后好转。入院前15 d呕吐加重。体格检查：体温36.4 ℃，脉搏60次/min，血压130/80 mmHg。精神萎靡，胡须、腋毛、阴毛缺如，眉毛稀少，面部水肿，言语迟缓，心音低钝，肺、腹正常。Hb 115 g/L，肝、肾功能正常，眼底检查示双侧原发性视神经萎缩，垂体MRI示垂体瘤。

【误诊分析】

本例呕吐为主要表现，是继发性肾上腺皮质功能减退所致，均误诊为急性胃炎。误诊原因：①综合分析病情不够，急性胃炎是一种自限性病，一般病程短暂，1～2 d即好转自愈，而且发病前无不洁进食史；②对乏力、畏寒、阳痿、恶心、食欲减退、体毛脱落等内分泌表现认识不足；③垂体瘤起病隐袭，进展缓慢，一直到腺体正常组织约有75%被毁坏后，才出现前叶功能减退症状。肿瘤扩展压迫邻近组织而出现双侧神经萎缩，视力、视野改变，往往可提示诊断。

八、垂体瘤误诊为视神经萎缩

【病例简介】

患者，男，49岁。双眼视力减退1年，无规律头痛半年。2个月前检查：双眼视力均为0.3（不能矫正），双侧视神经乳头边界清楚、色苍白，C/D约0.5，颅X线片未见异常。诊断为

"双视神经萎缩"。给予激素、血管扩张剂、中药等治疗 2 个月视力无变化而停止治疗，近 2 d 头痛、呕吐、左眼视物不能，入院。体格检查未见异常，右眼视力 0.2，左眼仅有光感，左瞳孔较大，直接和间接对光反射消失，左视神经盘水肿，给予脱水治疗，头痛、呕吐缓解，左眼视力达 1 m 指数，垂体 MRI 发现蝶鞍区占位性病变，诊断为垂体瘤，手术证实。

【误诊分析】

垂体瘤位于颅底，远离脑室系统，早期常缺乏高颅压征及定位体征，而直接压迫视神经，导致供血障碍，造成视神经盘水肿或萎缩，出现视力、视野改变，头痛等，只满足于眼科诊断造成误诊。

视神经盘水肿、萎缩及不典型视神经炎者，应注意全身疾病。全面分析眼病与全身症状的联系，应先排除颅内占位性病变，及早行头颅 MRI 或 CT 检查，以免误诊。

九、垂体瘤误诊为神经症

【病例简介】

患者，男，50 岁。畏寒、乏力、食欲减退、不规则头痛、性欲减退、胡须渐减少 10 年，诊断为"神经症"，长期用中西药治疗无效。近 10 余天来反应迟钝，表情淡漠。血压110/60 mmHg。面色苍白、水肿，胡须、腋毛、阴毛脱落，皮肤干燥，心率 62 次/min、律齐，双肺与腹部正常，视力、视野正常，病理反射未引出。血钠 104 mmol/L，血钾、氯正常，行头颅 CT 检查无异常发现，但据临床表现怀疑为垂体瘤，即再行垂体 MRI 检查，确诊为垂体瘤，手术证实为嫌色细胞瘤。

【误诊分析】

本病例误诊为"神经症"10年,但分析病情,垂体前叶功能减退症表现相当典型:性欲减退、第二性征退化提示性腺激素缺乏;畏寒、乏力、体毛脱落、水肿、表情淡漠、反应迟钝、皮肤干燥为甲状腺功能不良之表现;食欲减退、乏力、低血钠反应皮质醇缺乏。综上所述为一典型的垂体前叶功能减退症病例。而男性患者表现为无功能性垂体瘤,考虑为嫌色细胞瘤可能性大,而手术证实了这一诊断。

故在诊断神经症前应仔细排除器质性病变,特别是内分泌方面的病变,警惕垂体瘤的存在。而 MRI 检查在垂体瘤诊断上优于 CT 检查。

十、垂体瘤误诊为睾丸功能减退

【病例简介】

患者,男,53岁。因性功能障碍 10 余年、怕冷、乏力 3 年入院。患者 10 余年前无明显诱因逐渐出现性欲下降,阴茎勃起障碍,伴体力下降,精力差,剃须间隔延长,阴毛、腋毛渐稀疏。间断服用中药治疗,效果不明显。5 年前就诊于当地医院,查性激素显示雄激素水平低下(具体不详),诊断为"睾丸功能减退",给予甲睾酮口服,自觉性欲有所恢复,有时可以勃起,体力有改善,但仍难以完成性生活。间断服药数年后自行停用。3 年前发现怕冷,伴乏力明显,不能从事较重体力劳动,记忆力下降,双眉稀疏、脱落。症状渐加重,目前劳动耐力极差,普通家务劳动难以胜任,情绪低落,不愿与他人交往。今为进一步诊治来我院。患者平素食欲欠佳,睡眠可,性格较内向,易感冒,无恶心、呕吐,无意识障碍,无脸变圆变红、皮肤紫纹及色素沉着。有时头部涨痛，服用脑清片（氨基比林和咖啡因）可缓解，无明显视力下降及视野缺损，无口渴、多饮、多尿，无突发剧烈头痛。既往无特殊病史，无烟酒嗜好，父母体健，否认家族中类似病史。体格检查：心率 62 次/min，血压 110/76 mmHg。粗测视野正常，双眉稀疏，表情淡漠，反应稍迟钝，定向力、计算力尚可，记忆力较差，上唇及下颌无须，喉结存在，腋毛及阴毛脱落。阴茎长 5 cm，周径 4.5 cm；左侧睾丸约 12 mL，右侧睾丸约 8 mL，质较软。双下肢无明显水肿。初步诊断：男性性腺功能减退，低促性腺激素性性功能减退。入院后完善相关检查，血、尿、粪常规正常，肝、肾功能无异常。血钠 142 mmol/L，血钾 3.9 mmol/L，空腹血糖 4.2 mmol/L。性激素五项：LH 1.32 mIU/mL，FSH 0.75 mIU/mL，PRL 30.42 μg/L，E_2 4.67 pg/mL，T 0.21 ng/mL。甲状腺功能：FT_3 2.03 pmol/L，FT_4 4.67 pmol/L，TSH 1.07 μIU/mL。8 am ACTH 42 pg/mL，8 am 皮质醇 16.5 μg/dL。24 h UFC 76.9 μg。GH 1.05 μg/L。IGF 1 210.5 ng/mL。鞍区增强 MRI 检查，鞍区内可见团块状异常信号，T_2WI 呈稍低信号，T_1WI 呈等信号，大小为 1.3 cm × 1.5 cm × 4.2 cm，垂体柄受压变短，视交叉受压上抬，注入二乙烯三胺五乙酸钆后增强扫描，上述病灶呈轻度异常强化，鞍区占位，考虑为垂体瘤。

【误诊分析】

患者以性功能减退起病，症状逐渐加重，并出现甲状腺功能减退的临床表现，故应考虑垂体前叶功能问题。经垂体前叶功能评估及垂体 MRI 检查，证实垂体巨大占位及性腺轴和甲状腺轴累及。患者初诊为"睾丸功能减退"时未进一步查找病因。在雄激素减低的男性患者中，应首先区分促性腺激素高低。低促性腺激素性性功能减退病变多在下丘脑及垂体区。相反，高促性腺激素性性功能减退，病变多在性腺本身。两者病因、治疗及预后有较大差别。本例患者是由垂体瘤引起的性腺轴及甲状腺轴功能减退，明确病因后应请神经外科手术切除肿瘤。注意仔细评估垂体前叶功能，必要时给予合适的替代治疗，防止垂体危象发生。

【本章讨论】

　　垂体瘤的诊断应注意确定垂体的功能状态，有无垂体瘤压迫周围组织的影响。

　　（1）确定有无垂体激素分泌过多。测定垂体激素水平、靶腺激素水平及代谢变化，行兴奋或抑制试验。

　　（2）无功能垂体瘤应注意垂体及靶腺激素减少引起的功能减退。

　　（3）定位诊断：垂体 MRI 或 CT 检查、视力视野及眼底检查。应与以下疾病相鉴别：①颅内高压；②侵入鞍内的肿瘤；③颅咽管瘤，此瘤易钙化，当发现有典型钙化斑时应首先考虑此瘤；④空泡蝶鞍，扩大如球形，MRI 或 CT 可鉴别。

　　在诊断本病时应注意以下几点。①要注意眼底检查：如果发现有视神经萎缩、视神经盘水肿，要及时排除垂体瘤之可能，不能只注意眼的病变而忽视了主要病因的寻找。②长期头痛、视力下降：由于垂体瘤进展慢，慢性长期头痛可能为主要症状，往往被诊为神经性头痛。此时要注意内分泌方面的症状，如性腺功能、甲状腺功能、肾上腺皮质功能情况。③不要被某一突出症状所迷惑，应全面分析，力求查清病因所在，切忌满足于某一诊断。④要注意内分泌腺功能亢进或减退均可能与垂体功能变化有关。⑤对于病程长、表现复杂的病例，应统观全局，抓住主要矛盾，理清病情发展的主要脉络，针对性地进行检查，明确诊断。⑥对于辅助检查结果，也应结合临床科学判断，这样才能及时正确地诊断。

　　本病在早期往往起病隐匿，出现症状时又复杂多样而易误诊。行必要检查后本病较易确诊。

第三章　垂体前叶功能减退症

垂体前叶功能减退症是由垂体前叶各种激素分泌不足造成的综合征。

【病因】

病变在垂体前叶本身者，为原发性垂体前叶功能减退；病变在下丘脑，致垂体激素释放激素缺乏者，为继发性垂体前叶功能减退症，该病因也可是下丘脑与垂体的联系中断。成年型垂体前叶功能减退症又称西蒙病（Simmond disease）。因产后垂体前叶缺血坏死所致的垂体前叶功能减退症称为席汉综合征（Sheehan syndrome）。儿童期发生垂体前叶功能减退造成生长发育不良者称为垂体性侏儒。

产后大出血占本病病因的95%，故患者以女性多见，发病年龄大多在20~40岁，其他较常见病因为垂体瘤及感染致垂体前叶破坏。

【临床表现】

临床上主要表现为性腺、甲状腺和肾上腺皮质功能低下，在儿童患者中表现为生长发育障碍。主要症状为畏寒，乏力，乳晕色素减退，阴毛、腋毛脱落，生殖器萎缩，性功能减退，饥饿时易有昏厥倾向等。腺垂体多种激素分泌不足的现象大多逐渐出现，一般先出现 PRL、LH/FSH、GH 不足的症状，继而 TSH 不足，最后 ACTH 不足，有时肾上腺皮质功能不足症状的出现可早于甲状腺功能减退。

【诊断要点】

1. 临床表现 分娩时大出血、休克的病史对产后腺垂体功能减退症的诊断甚为重要。肿瘤所致的腺垂体功能减退症通常有视力障碍等局部症状。

2. 内分泌腺功能检查 血糖，电解质，FT_3、FT_4 及 TSH，尿 17 – KS 及 17 – OH，ACTH，皮质醇节律，性激素测定。兴奋试验和抑制试验等。

3. 影像学检查 尤其蝶鞍区 MRI 检查对于定位诊断很重要。

【诊断流程】

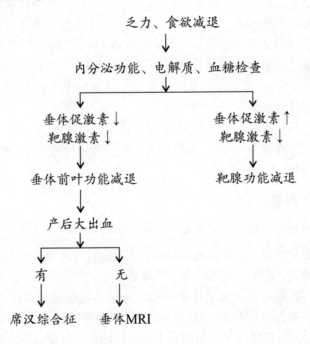

【误诊疾病】

该病可因病因不同而起病方式不同，临床表现复杂多样，易误诊为精神分裂症、慢性肾炎、梅尼埃综合征等，有报道称误诊率高达60%～85%。该病对患者尤其年轻女性造成很大危害，若长期误诊可发生垂体危象而导致死亡。

一、垂体前叶功能减退症误诊为精神分裂症

【病例简介】

患者，女，34岁。因产后闭经、无力并反复出现精神失常8个月入院。8个月前产后大出血，昏迷4 h。产后无乳、闭经、全身乏力，1个月后勉强离床活动，常见体力不支、怕冷、头晕、心悸、不出汗、便秘，毛发脱落明显，终日沉默呆滞，每当食欲减退、恶心或呕吐时出现胡言乱语、幻听、幻视、多疑等精神症状，历时数日，每日出现1～2次，经输液口服中药后好转，当地诊为"精神分裂症"。曾有几次在未吃早饭的情况下于上午突然出现昏迷、面色苍白、大汗，均于注射葡萄糖后苏醒。体格检查：贫血貌，反应迟钝，头发、眉毛稀少，乳房萎缩，外阴及子宫萎缩，甲状腺、心、肺和腹部正常。24 h尿17－OH测不到；尿游离皮质醇13 nmol/24 h，经ACTH 25 u刺激1 d后达52 nmol/24 h；血促黄体生成素低于3 μ/L；糖耐量曲线低平。诊为席汉综合征，用泼尼松片、左甲状腺素、月经人工周期治疗后症状明显好转，昏迷及精神失常症状未出现。治疗3个月后自行停药，不久全部症状复现，当地按"精神分裂症"治疗，2 d未进食，因有精神症状服用奋乃静5片、甲喹酮3片后昏迷，次日中午送县医院。检查呈深昏迷，血压测不到，经治疗后血压110/75 mmHg，住院11 d时仍昏迷而转入我院。体格检查：昏迷，木僵状，四肢肌张力高，腱反射亢进。呼吸、脉搏、血糖、

血电解质、胸部 X 线片等均无异常发现，血压低。诊断为席汉综合征危象，低血糖昏迷后遗症，去大脑状态。经各种治疗 4 个月仍处于昏迷状态。

【误诊分析】

本例是典型的重症席汉综合征，曾误诊为"精神分裂症"。患者平时表现为呆板、迟钝，每于食欲减退、呕吐时有胡言乱语、幻听、幻视、猜疑等精神异常。曾几次因未用早餐突然昏迷、大汗，可于输注葡萄糖后好转。本例发作虽未查血糖，但从临床表现与治疗反应看，低血糖昏迷诊断无疑，糖耐量曲线低平也是符合席汉综合征诊断的。

低血糖性昏迷是席汉综合征危象最常见的表现，患者因肾上腺皮质激素、甲状腺激素、生长激素等分泌不足，不仅长期进食量小，肠道对葡萄糖吸收少，肝糖原储存和糖原异生减少，而且对自身胰岛素敏感性也增强，因此平时血糖较低，有头晕、心悸等症状。在食欲减退、恶心的情况下，低血糖影响了脑部功能，出现精神症状，严重时陷入昏迷、休克。此外，席汉综合征患者对镇静安眠药极为敏感，本例 2 d 未进食而出现低血糖表现，此时又错误地服用了镇静安眠药，致使昏迷发生并加重，加之未能及时得到处理，昏迷时间太久，终于造成不可逆的脑细胞损害和去大脑状态。如能提高对席汉综合征的认识，坚持治疗，像本例这样的不良后果是可以避免的。

二、垂体前叶功能减退症误诊为梅尼埃综合征

【病例简介】

患者，女，58 岁。因畏寒、头昏、乏力、体弱、食欲减退、恶心、呕吐、月经不调、消瘦、脱发 20 年，视物旋转、恶心、呕吐、耳鸣、心悸、出汗、两手颤抖 5 h 入院。上述症状反复发

作，多次诊断为"梅尼埃综合征"，治疗无效，渐加重，来院。追问病史，38 岁时分娩大出血。体格检查：体温 36.8 ℃，血压 95/60 mmHg，精神萎靡，面色苍白，水肿，眉毛、头发脱落，乳房萎缩，心界缩小，心音低钝，肝、脾未触及。实验室检查：Hb 88 g/L，RBC 2.8 × 10^{12}/L，血沉 58 mm/h，空腹血糖 3.5 mmol/L，血钠 123.2 mmol/L。FT$_3$、FT$_4$、TSH 水平均低下。妇科检查：阴道、子宫萎缩。诊断为席汉综合征。用泼尼松、左甲状腺素后上述病情明显好转。

【误诊分析】

　　20 年前因分娩后大出血，以后出现无乳、月经不调、畏寒、乏力、食欲减退、恶心、脱发等，体征及辅助检查均支持席汉综合征的诊断。本病低血糖表现是很常见的，恶心、呕吐、进食少又加重低血糖的发生。脑细胞能量供应主要依赖于血中葡萄糖的供应，血糖快速下降时，释放大量肾上腺素，出现交感神经兴奋表现，如血糖继续下降，脑部能量供应障碍，即出现头晕、视物旋转、耳鸣、心悸、出汗、手颤抖，甚至昏迷。故本患者很可能平时血糖低而反复出现上述症状。空腹血糖 3.5 mmol/L 也支持此病诊断。另外，由于肾上腺皮质功能减退，致醛固酮分泌不足，引起尿中失钠，氢化可的松不足引起排水能力减退而致水潴留，可致低钠血症。低钠血症严重时脑细胞水肿，也可出现中枢神经症状。尽管已出现席汉综合征典型表现，但由于对本病认识不足，只注意到耳鸣、眩晕等局部表现，未进行全面深入的分析而造成误诊。

三、垂体前叶功能减退症误诊为慢性肾炎

【病例简介】

　　患者，女，42 岁。水肿、乏力、食欲减退、畏寒 5 年，恶

心、不能进食、少尿 1 个月，多次查尿蛋白（＋）～（＋＋），诊为"慢性肾炎"。服用中西药物治疗无效。体格检查：体温 35 ℃，血压 90/70 mmHg，表情淡漠，反应迟钝，面部非凹陷性水肿，头发、眉毛稀疏，阴毛、腋毛脱落，乳房萎缩，乳晕色素减退，心率 52 次/min。实验室检查：血皮质醇、性激素、FT$_3$、FT$_4$、TSH 水平均低下。妇科检查：子宫、外阴萎缩。追问病史，5 年前产后大出血，继而无乳、闭经。诊为席汉综合征，经激素替代治疗 3 周后水肿消退、尿蛋白消失、食欲改善。

【误诊分析】

患者产后大出血后存在无乳、闭经、畏寒、食欲减退、体温低、表情淡漠、反应迟钝、面部水肿、体毛脱落、性器官萎缩等，血皮质醇、性激素、FT$_3$、FT$_4$、TSH 水平均低下，故诊为席汉综合征无疑。本病由于促甲状腺激素分泌不足出现水肿、皮肤干燥、体毛脱落、反应迟钝，而且促皮质激素缺乏时，盐皮质激素也受影响，患者钠调节能力减退，往往发生低血钠，使细胞外液稀释而造成低渗状态，于是水进入细胞内，引起细胞内水分过多、肿胀。神经细胞内水分过多可引起一系列神经症状。对于面部水肿、苍白、衰老、表情淡漠的患者应注意本病的存在。

四、席汉综合征合并枕叶占位误诊为脑卒中

【病例简介】

患者，女，37 岁。因怕冷、乏力 4 年余，意识不清 1 d 入院。4 年前因生产后出现怕冷、乏力伴产后无乳，体毛脱落，闭经，健忘，思睡，食欲减退，间断恶心、呕吐（呕吐物为胃内容物），易感冒，不能胜任日常农活，多次至当地医院诊治，上

述症状时轻时重。1 d前无明显诱因出现意识不清，伴抽搐、口吐白沫，遂急诊至当地医院住院治疗。心电图提示 ST 段低，T波倒置。实验室检查：BUN 11.58 mmol/L，Cr 136 μmol/L，CK 34.04 u/L，CK－MB 68.48 ng/mL。头颅 CT 示左侧枕叶脑梗死。应用药物治疗后（具体不详），今为求进一步诊治，遂来我院。体格检查：体温 35.2 ℃，心率 92 次/min，呼吸 22 次/min，血压117/70 mmHg。神志不清，被动体位，心律齐，各瓣膜听诊区未闻及明显杂音。四肢肌力正常，肌张力高，右侧巴宾斯基征阳性，左侧可疑阳性。入院诊断：疑似脑卒中。给予改善循环、激素替代治疗后，患者意识症状无明显改善。实验室检查：血常规，WBC 9.26×10^9/L，N 0.93，RBC 3.72×10^{12}/L，Hb 114 g/L。尿常规示尿糖（－），尿蛋白（＋－），酮体（＋）。肾功能，BUN 7.37 mmol/L，Cr 80.02 μmol/L，CO_2CP 17.20 mmol/L，血糖15.80 mmol/L，皮质醇节律正常。性激素及甲状腺功能均偏低。头颅 MRI 示颅内占位性病变、空泡蝶鞍。追问病史，患者4年前产后大出血。诊断为席汉综合征，空泡蝶鞍，颅内占位性病变，糖尿病酮症酸中毒。病情稳定后手术治疗。

【误诊分析】

1. 病史询问不全面、不深入 对症状不典型育龄妇女未常规询问月经史及分娩史，而遗漏了产后或流产大出血。

2. 体格检查不全面 对有贫血、食欲减退、乏力、畏寒的育龄女患者，未注意检查毛发和乳房的情况，而遗漏了毛发稀少、乳房萎缩等席汉综合征较为特异的体征。

对席汉综合征的临床特征及临床表现的复杂性、多样性缺乏认识，且只注意到表现突出的一面，未进行全面的诊断。患者确诊为席汉综合征后，由于昏迷而搬动不便，未行头部影像学检查，因此未及时发现脑瘤。

【本章讨论】

　　虽然席汉综合征临床表现复杂多样，但只要抓住其特征，诊断并不困难。可根据产后或流产后大出血病史，依据产后无乳、闭经、毛发脱落、畏寒等单个或多个靶腺功能减退的表现做出诊断。凡是产后出现以下表现者应考虑本病：①产后无乳或乳量明显不足；②闭经或月经量少；③反复发作的低血糖及难以纠正的贫血；④乏力、食欲减退、畏寒及脉搏、血压低于正常；⑤毛发脱落、皮肤干燥、无汗；⑥性欲减退，外阴、子宫、乳房萎缩。

　　患者如有以上表现时，应仔细询问病史，全面体格检查，进行必要的辅助检查以明确诊断。

第四章 慢性淋巴细胞性甲状腺炎

慢性淋巴细胞性甲状腺炎（自身免疫性甲状腺炎）是一种自身免疫性疾病。该病首先由桥本（Hashimoto）报道，故又称桥本病或桥本甲状腺炎。本病为甲状腺炎中最常见的一种，多见于女性，也是儿童散发性甲状腺肿的常见原因，近年来发病率有增高趋势。

【病因】

患者甲状腺内有淋巴细胞浸润，周围血清中有高浓度抗甲状腺抗体，临床上本病可并发其他自身免疫性疾病，说明本病为一种器官特异性自身免疫性疾病。本病有家族倾向，患者亲属中抗甲状腺抗体可为阳性。

【临床表现】

本病起病隐匿，病情进展缓慢，表现为甲状腺肿大、甲状腺结节或甲状腺正常大小；甲状腺功能表现为正常、亢进或减退；起病时可有发热、甲状腺疼痛及放射痛；仅以某一系统症状为首发或突出表现，或者可合并其他自身免疫疾病。

【诊断要点】

1. 女性多发　常见于中青年女性，有弥漫性无痛性硬性甲状腺肿。

2. 甲状腺抗体阳性　血清抗甲状腺过氧化酶抗体（TPOAb）

90%阳性，抗甲状腺球蛋白抗体（TGAb）70% ~ 80%阳性。

3. 甲状腺摄^{131}I率　正常、降低或增高，取决于残存甲状腺功能。

4. 甲状腺功能　早期可正常或一过性FT$_3$、FT$_4$升高，FSH降低，后期FT$_3$、FT$_4$降低，TSH升高。

5. 甲状腺扫描　核素分布不均，边界不清，或呈"冷""凉"结节改变。

【诊断流程】

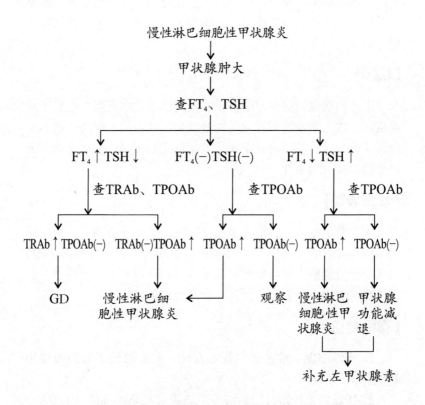

【误诊疾病】

本病临床表现变化多端，轻重不一，加之多数临床医师对本病不重视，缺乏对患者的认识，极易造成对本病的误诊。国外报道在临床证实发病率为 69/10 万的人口中，尸检后该病发生率达 2%。经甲状腺手术后病理证实为本病者国外为 9% ~ 20.5%，国内为 7.3% ~ 22.5%。这都说明本病误诊率极高。本病无自发缓解倾向，随病程延长，最终发展为甲状腺功能减退（甲减）。误行手术、过量抗甲状腺药物治疗均可促使甲状腺功能减退的发生。甲状腺功能减退时，因月经过多、闭经、体重增加可被误诊为功能性子宫出血，从而误行手术治疗。

临床上本病可被误诊为甲状腺肿瘤、甲状腺囊肿、结节性甲状腺肿、单纯性甲状腺肿、亚急性甲状腺炎、慢性侵袭性纤维性甲状腺炎、病毒性弥漫性甲状腺肿、神经衰弱、精神病、老年性痴呆、围绝经期综合征、贫血、慢性肾炎、高脂血症、心血管疾病、泌乳素瘤、慢性胃炎、慢性肝炎、结核性多浆膜腔积液、肌病、风湿病等。故在以上疾病的诊断中应注意与本病相鉴别。

一、慢性淋巴细胞性甲状腺炎误诊为甲状腺肿瘤

【病例简介】

患者，女，38 岁。左颈部肿块 5 年，近 1 年来卧位时有压迫感。心悸，怕热，多汗，急躁。诊断为"甲状腺癌"入院。体格检查：心率 80 次/min，血压 90/65 mmHg，甲状腺右叶可触及 4 cm×3 cm 肿块，手颤。T_3、T_4、FT_3、FT_4 高于正常水平，TSH 降低。核素扫描甲状腺右叶温结节，甲状腺摄 ^{131}I 率第 3 小

时 22.5%、第 24 小时 35.2%。诊断为"甲状腺瘤并甲状腺功能亢进"。手术后病理诊断为慢性淋巴细胞性甲状腺炎。

【误诊分析】

本例患者为中年女性，病史 5 年，表现为甲状腺肿块，有甲状腺功能亢进（甲亢）的症状，体格检查不详细，只触及甲状腺肿块，无详细描述肿块的性状及与周围组织的关系。其误诊原因：①体格检查不详细；②不注意甲状腺疾病的鉴别诊断，未考虑本病，手术前未行甲状腺自身抗体的检查及甲状腺细针穿刺活组织检查。慢性淋巴细胞性甲状腺炎和甲状腺瘤均多见于女性，起病均隐匿，病情进展缓慢，均可表现为甲状腺结节，结节与周围组织无粘连，周围淋巴结无肿大，甲状腺功能可正常、亢进，核素扫描可为温结节或凉结节，故二者极易误诊。慢性淋巴细胞性甲状腺炎多数呈橡皮样质地，血清中可检出高浓度的 TGAb、TMAb 和 TPOAb，甲状腺激素治疗结节明显缩小或消失；甲状腺瘤多数为单结节，表面光滑，血清 TGAb、TMAb 阴性，甲状腺素治疗无效。慢性淋巴细胞性甲状腺炎合并甲状腺瘤时，孤立结节之外的甲状腺组织较韧，甲状腺抗体阳性，病理结节区符合甲状腺瘤，结节以外组织符合慢性淋巴细胞性甲状腺炎。毒性腺瘤与慢性淋巴性甲状腺炎性甲亢相鉴别，前者甲状腺抗体阴性，扫描呈热结节；后者甲状腺抗体阳性，扫描呈温结节、凉结节或冷结节。

二、慢性淋巴细胞性甲状腺炎误诊为甲状腺癌

【病例简介1】

患者，女，42 岁。颈部肿块 6 年，无痛，头昏，心悸，乏

力。半年前甲状腺摄¹³¹I率低于正常，甲状腺扫描多发凉结节。门诊甲状腺穿刺细胞学诊断为"转移性乳头状腺癌"。体格检查：脉搏 102 次/min，眼球不突出，甲状腺弥漫性肿大，上极可触及多个结节，质硬、随吞咽移动、无压痛、无血管杂音，左颈部可触及多个肿大的淋巴结。行手术治疗。术后病理诊断：慢性淋巴细胞性甲状腺炎，左颈部淋巴结慢性炎症。

【误诊分析 1】

慢性淋巴细胞性甲状腺炎可在甲状腺肿大的基础上出现甲状腺结节，一般为多结节。核素扫描呈放射性分布不均匀或多发性温结节、凉结节或冷结节；针吸细胞学检查可表现为一种变异上皮细胞的特殊类型。此种情况易误诊为"甲状腺转移癌"。但一般甲状腺转移癌患者，病情进展快，多伴有明显消瘦、体质衰弱等恶病质的表现，可伴有原发病灶的症状体征，抗甲状腺抗体阴性。若二者鉴别困难，可行甲状腺激素试验性治疗。慢性淋巴细胞性甲状腺炎患者，若甲状腺功能减退，应用左甲状腺素后肿大的甲状腺及甲状腺结节可缩小或结节消失；而甲状腺转移癌患者，甲状腺结节无缩小；慢性淋巴细胞性甲状腺炎并甲状腺转移癌患者，应用左甲状腺素治疗后因肿大腺体缩小致甲状腺结节更明显。本例误诊原因：①缺乏对慢性淋巴细胞性甲状腺炎的认识，未考虑本病，术前未行抗甲状腺抗体检查；②未认真分析病情，本例病史较长，甲状腺与周围组织无粘连，不太支持癌的诊断，甲状腺细胞学检查可能属于变异上皮细胞类型；③左颈部慢性淋巴结炎实属巧合，也是造成本例误诊的直接原因。

【病例简介 2】

患者，女，54 岁。甲状腺肿大且伴有压迫感 1 年，触诊腺体为单结节、质坚韧，核素扫描为冷结节。术前诊为"双侧甲状腺肿瘤"，疑"甲状腺癌"。于 2012 年行双侧甲状腺全切除，术后病理诊断为慢性淋巴细胞性甲状腺炎。术后出现怕冷、少汗、乏力、面容水肿、食欲减退等甲减表现，不能参与劳动，需甲状腺激素终生替代治疗。

【误诊分析 2】

部分慢性淋巴细胞性甲状腺炎患者可表现为结节性甲状腺肿大，触诊腺体可为一单结节，质硬；锥体叶肿大明显者，可伴有轻、中度的局部压迫症状。若对本病认识不足，易误诊为"甲状腺癌"。但本病一般进展缓慢，肿大的甲状腺与周围组织无粘连，不伴局部淋巴结肿大，不伴迅速消瘦、体质衰弱的恶病质表现，且甲状腺抗体阳性。一般甲状腺针吸细胞学检查可以明确诊断，如经以上检查仍难确诊者，可行甲状腺素试验性治疗。慢性淋巴细胞性甲状腺炎可与甲状腺癌并存，目前多数学者推测慢性淋巴细胞性甲状腺炎患者存在甲状腺癌高发的危险。故对甲状腺肿大较快，压迫感症状明显，经甲状腺素治疗后甲状腺不缩小或甲状腺扫描有冷结节，经甲状腺素治疗，TSH 被抑制后结节仍不缩小的患者应高度怀疑存在甲状腺癌的可能。甲状腺髓样癌除甲状腺结节外，常伴有腹泻、面部潮红、心悸、气短、紧张、乏力及血 5 - 羟色胺、降钙素高，易与本病相鉴别。甲状旁腺瘤有时也可表现为甲状腺结节，但常伴有高钙血症骨痛、病理性骨折等，不易与本病相混淆。本例误诊原因：①体格检查不详细，未注意甲状腺肿块与周围组织的关系，未注意颈部淋巴结情况；②忽视了本病，术前未行检甲状腺抗体（TGAb、TMAb、TPOAb）的检查；③不注意甲状腺疾病的鉴别诊断，术前未行甲状腺针吸细胞学检查及术中未行冰冻切片病理学检查，导致甲状腺切除过多，促使甲减过早发生。

三、慢性淋巴细胞性甲状腺炎误诊为结节性甲状腺肿

【病例简介】

患者，女，50岁。颈部核桃大肿块伴疼痛4个月。经抗感染治疗后疼痛好转，但肿块未消。甲状腺扫描提示结节性甲状腺肿。体格检查：脉搏76次/min，双眼球无突出，甲状腺右叶可触及核桃大肿块、质硬、随吞咽移动。诊断为"结节性甲状腺肿"。术后病理诊断为慢性淋巴细胞性甲状腺炎。

【误诊分析】

结节性甲状腺肿是在弥漫性甲状腺肿的基础上，病变继续发展，扩张的滤泡集成单个或数个大小不等的结节，病程长者质地硬，临床上难以同慢性淋巴细胞性甲状腺炎区别。二者核素扫描均可表现为放射性分布不均匀、温结节、凉结节、冷结节或热结节，故不能仅通过甲状腺扫描来区别这两种疾病。二者的鉴别要点为：①慢性淋巴细胞性甲状腺炎血清中存在高效价的TGAb、TMAb、TPOAb（虽有些结节性甲状腺的患者血清中有时也存在TGAb、TMAb阳性，但一般效价较低）；②须行甲状腺针吸细胞学检查。临床上二者有并存的情况，在二者并存时炎性病变分布不均匀，往往分布在结节周围的甲状腺组织中，故在此种情况下行甲状腺针吸细胞学检查时应选择适当的部位。

本例误诊原因：思路狭窄，对于甲状腺结节只考虑结节性甲状腺肿，未与其他引起甲状腺结节的疾病相鉴别，术前未行甲状腺抗体及甲状腺细胞学检查；仅根据甲状腺扫描不能确诊为结节

性甲状腺肿。

四、慢性淋巴细胞性甲状腺炎误诊为单纯性甲状腺肿

【病例简介】

患者，女，56岁。颈部包块30年，增大变硬10年，无痛，心悸，多汗。诊断为"单纯性甲状腺肿"入院。体格检查：体温36.5℃，脉搏64次/min，眼球不突出，甲状腺肿大、可触及5 cm×6 cm×2 cm肿块、质硬、光滑无结节。术后病理诊断：慢性淋巴细胞性甲状腺炎。

【误诊分析】

单纯性甲状腺肿是因食物中缺碘或高碘、致甲状腺肿物质、甲状腺激素合成酶缺陷引起的代偿性甲状腺增生，不伴明显的功能异常。此病甲状腺弥漫性肿大，可伴有结节，或为结节性肿大，质软、韧或坚硬。因甲状腺激素合成酶缺陷引发此病者，过氯酸钾排泌试验可为阳性。甲状腺摄^{131}I率可有类似于慢性淋巴细胞性甲状腺炎的假甲亢者。甲状腺扫描与慢性淋巴细胞性甲状腺炎无明显差异。甲状腺制剂治疗二者均可有效。故仅凭以上情况不易将二者区分开，须进一步行TGAb、TMAb、TPOAb、甲状腺针吸细胞学检查或甲状腺活检来鉴别。本例误诊原因：①缺乏对本病的认识，未考虑本病，故术前未行TGAb、TMAb的检查；②单纯性甲状腺肿的诊断亦不确切，病史中缺乏是否流行地区，未行甲状腺功能及甲状腺摄^{131}I率和尿碘的检查；③不注意甲状腺肿块的鉴别诊断，术前未行甲状腺细胞学检查。

五、慢性淋巴细胞性甲状腺炎误诊为甲状腺囊肿

【病例简介】

患者，女，30 岁。左颈部无痛性包块 3 年，增大 1 年，无红、肿、痛。在外院做甲状腺摄 ^{131}I 率正常，甲状腺扫描为凉结节。诊断为"甲状腺囊肿"收入院。体格检查：脉搏 80次/min，甲状腺左叶可触及 3 cm×4 cm 囊性肿块、边缘清楚、无压痛、随吞咽移动、无血管杂音。经左侧甲状腺针吸细胞学检查诊断为慢性淋巴细胞性甲状腺炎。经治疗后症状好转出院。

【误诊分析】

甲状腺囊肿绝大多数是由单纯性甲状腺肿，主要是由结节性甲状腺肿和甲状腺腺瘤退变而来。只有少数囊壁为鳞状上皮的囊肿，可能为来源于化生甲状舌管残余及第四腮裂残余，也可能系甲状腺癌的囊性变。甲状腺囊肿临床多为柔软的结节，触之有囊性感，但当内容物较多，囊内压较高时触之坚韧。甲状腺扫描呈温结节、凉结节或冷结节，故仅凭症状体征及甲状腺扫描有时难以同慢性淋巴细胞性甲状腺炎相鉴别。一般超声波检查对确定甲状腺肿块的鉴定有肯定的价值。慢性淋巴细胞性甲状腺炎多表现为弥漫性甲状腺肿大，也有结节性肿大者，质地一般韧实如橡皮样，亦可正常，但极少见有囊性变者。此病例为囊性肿块，可能为慢性淋巴细胞性甲状腺炎的一种特殊表现，或是由于体格检查误差所致。因本例未经超声检查证实为甲状腺囊肿，甲状腺穿刺未描述抽出囊液，也可能为慢性淋巴细胞性甲状腺炎同其他致甲状腺囊肿的疾病并存。本例误诊原因为未行甲状腺超声波检查，未查血清 TGAb、TMAb。

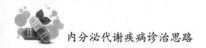

六、慢性淋巴细胞性甲状腺炎误诊为甲亢

【病例简介】

患者，女，37 岁。急躁、怕热、食欲亢进、消瘦、乏力、心悸 8 个月。因双眼肿胀诊断"甲亢"入院。体格检查：血压 140/75 mmHg，脉搏 130 次/min，双眼球突出，甲状腺轻度肿大、质软、表面光滑、无血管杂音，手颤。术后病理诊断为慢性淋巴细胞性甲状腺炎。

【误诊分析】

慢性淋巴细胞性甲状腺炎表现为甲亢，一般有两种类型，即慢性淋巴细胞性甲状腺炎合并格雷夫斯（Graves）病或单纯慢性淋巴细胞性甲状腺炎。慢性淋巴细胞性甲状腺炎合并 Graves 病又称桥本甲亢或桥本毒症，目前有学者把慢性淋巴细胞性甲状腺炎和 Graves 病看作一个疾病的不同阶段。临床可有典型的 Graves 病的表现，甲状腺摄^{131}I 率升至甲亢水平，甲状腺素抑制试验不能被抑制，血清中可检出高效价的 TGAb、TMAb 及 TRAb，病理显示腺上皮增生及典型的自身免疫性甲状腺炎的改变，对抗甲状腺药物敏感，易发生药物性甲减，一般不易行手术或^{131}I 治疗（手术只适用于颈部有明显压迫症状或不能排除恶性病变者）。慢性淋巴细胞性甲状腺炎有甲亢表现者为甲状腺毒症，患者有高代谢症状，血清 FT_3、FT_4 正常或偏高，甲状腺摄^{131}I 率多正常，甲状腺素抑制试验被抑制，病理检查无腺上皮增生，无须用抗甲状腺药物治疗，其甲亢症状可自行缓解。本例误诊原因为未考虑本病，术前未行甲状腺抗体及甲状腺功能检查。因慢性淋巴细胞性甲状腺炎多无自行缓解的倾向，随病变的进展，最终发展为甲状腺功能减退，手术、^{131}I 及过量的抗甲状腺药物均可促使甲减发生，故在诊断 Graves 病时，尤其行手术或^{131}I 治疗前一定要查 TGAb、TMAb，必要时须行甲状腺针吸细胞学检查，以防误诊误治。同时也应注意本病与结节性甲状腺肿并甲亢、甲状腺瘤并甲亢及甲状腺癌并甲亢相鉴别。

七、慢性淋巴细胞性甲状腺炎误诊为亚急性甲状腺炎

【病例简介】

患者，女，46 岁。咽痛、发热 1 周，按"上呼吸道感染"治疗无效，近 4 d 出现左颈部增粗、疼痛且向左耳根处放射。门诊按"亚急性甲状腺炎"收住院。体格检查：体温 38.7 ℃，心率 120 次/min，血压 135/75 mmHg，咽部微红，甲状腺左叶2 度肿大、质韧、表面呈结节感、压痛明显、无血管杂音，两肺听诊无异常，心脏听诊律齐，肝、脾肋下未触及，双手无震颤。实验室检查：血沉 30 mm/h，WBC 11.2×10^9/L，N 0.70，L 0.30，FT$_3$ 2.7 pmol/L，FT$_4$ 10.03 pmol/L，甲状腺摄^{131}I 率第 6、24 小时分别为30% 和 42%。诊断为"亚急性甲状腺炎"，给予泼尼松片 10 mg/次，每日 3 次口服，3 d 后发热停止，颈部痛减轻，继续用药 1 个月后临床症状消失，但增大的甲状腺无明显缩小。复查血沉正常，TGAb 60%、TMAb 45% 及TPOAb 明显升高，拟诊为慢性淋巴细胞性甲状腺炎，后经甲状腺针吸细胞学检查证实诊断。

【误诊分析】

部分慢性淋巴细胞性甲状腺炎类似亚急性甲状腺炎，发病较急，伴发热，甲状腺迅速增大，伴自觉痛、触痛及放射痛，可有颈部压迫症状，血沉增快，伴有不同程度的高代谢症状。但亚急

性甲状腺炎（亚甲炎）多具有 FT_3、FT_4 与 ^{131}I 吸收率的分离现象，而慢性淋巴细胞性甲状腺炎甲状腺摄 ^{131}I 率多在正常范围，有些可升高。慢性淋巴细胞性甲状腺炎患者血清中可检出高效价的 TGAb、TMAb、TPOAb，而亚甲炎患者 TGAb、TMAb 呈阴性或阳性但效价较低。二者鉴别困难时，可行甲状腺针吸细胞学检查。本例误诊原因是缺乏对本病的认识，未考虑慢性淋巴细胞性甲状腺炎有类似于亚甲炎的临床表现，在诊断亚甲炎时未做与本病相鉴别的有关检查，以致误诊。

八、慢性淋巴细胞性甲状腺炎误诊为慢性侵袭性纤维性甲状腺炎

【病例简介】

患者，女，56 岁。颈部包块 4 年，近年出现压迫感及卧位时呼吸困难，局部肿块无明显增大，不伴发热及局部疼痛，无心悸、怕热、乏力及消瘦。体格检查：脉搏 76 次/min，血压 145/90mmHg，甲状腺峡部可触及 3 cm×4 cm 包块、质坚硬、表面结节感、无压痛、边界欠清、可随吞咽动作上下活动，颈部淋巴结无肿大，甲状腺扫描显示冷结节。诊为"慢性侵袭性纤维性甲状腺炎"，行手术治疗。术中发现甲状腺肿块与周围组织无粘连，肿块绕气管生长，但易与气管分离，未发现局部淋巴结肿大，术中冰冻切片检查为慢性淋巴细胞性甲状腺炎，行甲状腺峡部切除。术后压迫症状消失，随访 2 年未出现甲状腺功能减退。

【误诊分析】

一般慢性淋巴细胞性甲状腺炎肿大腺体坚韧如橡皮样，与四周组织无粘连，病变晚期少数可出现轻度局部压迫症状。此例甲

状腺肿大发生在峡部且绕气管生长，故较早出现压迫症状，且甲状腺质坚硬、边界欠清，故易与慢性侵袭性纤维性甲状腺炎相混淆。其主要误诊原因为术前未注意与本病相鉴别，应行 TGAb、TMAb 及甲状腺针吸细胞学检查。

九、慢性淋巴细胞性甲状腺炎误诊为围绝经期综合征及慢性胃炎

【病例简介】

患者，女，48 岁。因食欲减退 2 年、呕吐 1 周以"胃炎"收住院。患者 2 年前闭经同时开始逐渐出现食欲减退等现象，在某医院诊断为"围绝经期综合征"。2 年来常服谷维素等药物，食欲一直未恢复正常，体重减轻。2 个月前因食量明显减少，伴呕吐，在本院门诊经胃镜检查诊断为"慢性胃炎"。应用胃复安等治疗，呕吐停止，食欲稍好转。1 周来因呕吐又频繁而收住院。体格检查：体温 36.2 ℃，心率 76 次/min，呼吸 18 次/min，血压130/100 mmHg。甲状腺无肿大，心、肺、腹部无异常，神经系统无异常。检查血、尿常规和血电解质及肝、肾功能均正常，空腹血糖 2.8 mmol/L。心电图示低电压，肝、胆、胰、肾计算机断层扫描均正常。胃镜及病理检查证实浅表性胃炎。遂诊断为"慢性胃炎"，按胃炎治疗 2 周，病情无好转。科内会诊发现患者反应迟钝、表情淡漠，进一步询问病史，病后怕冷，考虑甲状腺功能低下。检查血 FT_3 2.36 nmol/L，FT_4 8.73 pmol/L，TSH 12 μIU/mL，TGAb 强阳性，TMAb 阳性。诊断为慢性淋巴细胞性甲状腺炎并甲状腺功能减退症。应用甲状腺素治疗，食欲逐渐恢复，呕吐停止。

【误诊分析】

本病例患者为中年女性，以食欲减退起病，伴有闭经，故先后误诊为"围绝经期综合征""慢性胃炎"，后在治疗中发现有反应迟钝、表情淡漠等甲减的表现时，方考虑本病，经 FT_3、FT_4、TSH、TGAb、TMAb 检查证实诊断，甲状腺素替代治疗症状缓解。其误诊原因：①询问病史不详，观察病情不细，未问及病后有无怕冷之症状，也未注意动作、言语迟缓的症状；②在诊断围绝经期综合征时，未注意排除其他器质性病变，以致本例误诊治 2 年；③思路狭窄，患者食欲减退、呕吐，仅注意消化系统检查；④对甲状腺功能减退症的表现认识不足，当以消化道症状为首发或突出表现时，未能与全身性疾病联系起来思考。

十、慢性淋巴细胞性甲状腺炎误诊为贫血

【病例简介】

患者，女，29 岁。面黄、乏力、食欲减退 4 年，3 年前在当地医院查血红蛋白 60 g/L，诊断为"缺铁性贫血"，一直口服铁剂、中药，效果不佳。近 1 年来出现水肿，月经量过多，皮肤经常出现紫斑，近 2 d 牙龈出血，门诊按"再生障碍性贫血"收住院。体格检查：体温 38.5 ℃，皮肤有散在出血点，皮肤干燥、脱屑，双下肢轻度水肿，面色萎黄、水肿，甲状腺左侧肿大、质硬、无压痛、表面不光滑、边界清、随吞咽动作上下活动，颈部淋巴无肿大，肺部听诊无异常，心率 60 次/min、律齐，心音低钝，腹部无异常。血红蛋白 35 g/L，骨髓象正常。心电图示窦性心动过缓，低电压。考虑甲状腺功能减退，进一步查血清 FT_3 2.7 pmol/L，FT_4 9.3 pmol/L，TSH 36 μIU/mL，TGAb 60%，TMAb 45%，确诊为慢性淋巴细胞性甲状腺炎并甲状腺功能减

退。给予甲状腺片治疗 2 个月，症状消失，血红蛋白上升至 100 g/L，无出血倾向。

【误诊分析】

甲状腺功能减退患者，由于红细胞生成素产生减少，胃酸减少，内因子缺乏，铁吸收差，维生素 B_{12} 吸收减少，食欲减退、胃纳减少及女性患者月经量过多等因素，可致大细胞、小细胞或正色素性贫血，临床可表现中度甚至重度贫血。甲减时因凝血因子合成缺陷，患者可有出血倾向，甲减患者多有月经量增多、容易出现牙龈出血、皮肤瘀斑等症状，少数严重患者可出现鼻出血、血尿、黑便、呕血，甚至发生脑出血。贫血、出血多数同甲减的症状并存，但也可以为甲减的首发或突出表现，若不注意极易造成误诊。本例误诊原因：①询问病史不详，病史中未问及有无怕冷、行动及言语迟缓、记忆力减退、讲话不清、便秘、腹胀及月经提前等甲减的表现；②体格检查不全面，未注意到甲状腺肿大、皮肤干燥、脱屑，心率缓慢，心音低钝等甲减的体征；③未认真分析病情，一般贫血患者心率应快，心音应强，而本例患者心动过缓，心音低钝，与一般贫血不相符，按缺铁性贫血治疗无效时未进一步分析贫血的原因；④部分医生缺乏对本病的认识，不了解本病。

十一、慢性淋巴细胞性甲状腺炎误诊为高脂血症

【病例简介】

患者，女，60 岁。眩晕，耳鸣 3 年，按"梅尼埃综合征"治疗无效，于半年前化验血脂高，脑血流图示脑动脉硬化，诊断为"高脂血症""脑动脉硬化"。给予口服降血脂药物及扩张脑

血管药物，眩晕、耳鸣无减轻，复查血脂升高。近 2 个月来患者眩晕加重伴明显乏力、怕冷、食欲减退、恶心、呕吐及水肿，门诊按"高脂血症"及"脑动脉硬化"收住院。体格检查：体温 36 ℃，血压 165/90 mmHg，面色萎黄、水肿，双下肢轻度水肿，甲状腺无肿大及结节，肺部听诊无异常，心率 54 次/min、律齐、心界无扩大、各瓣膜无病理性杂音，少言懒语，动作缓慢，反应迟钝，神经系统无异常，双膝反射减弱，余无阳性体征。怀疑甲状腺功能减退，实验室检查：血清 FT_3 3.07 pmol/L、FT_4 6.3 pmol/L、TSH 100 μIU/mL 及 TGAb、TMAb 阳性，最后确诊为慢性淋巴细胞性甲状腺炎并甲状腺功能减退症。给予甲状腺素治疗半个月后症状减轻，3 个月后症状消失，复查血脂正常。

【误诊分析】

甲状腺激素直接调节脂代谢。甲减时脂肪分解减少，血游离脂肪酸水平低值，胆固醇、三酰甘油升高，β 脂蛋白高，极低密度脂蛋白清除率减低，若甲减的其他症状不明显或被忽视时易被误诊为"高脂血症"。本例误诊原因：①病初症状不典型，仅表现为眩晕、耳鸣，故被误诊为"梅尼埃综合征"，不了解甲减因黏蛋白的沉积及对脑神经的损害也可出现类似症状；②按梅尼埃综合征治疗无效时血脂高，被误诊为"高脂血症""脑动脉硬化"，未与甲减相鉴别。

十二、慢性淋巴细胞性甲状腺炎误诊为冠心病

【病例简介】

患者，男，59 岁。以劳累生气为诱因，发作性胸前区闷痛 3 年，在当地医院诊断为"冠心病"，口服异山梨酯及小剂量阿司

匹林（每日 50 mg）效果不佳，近 2 年来渐出现气短、乏力、水肿、怕冷的症状，门诊按"冠心病"收住院。入院体格检查：体温 35.8 ℃，血压 130/90 mmHg。面部及双下肢水肿，全身皮肤粗糙，睑结膜稍苍白，甲状腺右叶可触及一核桃大小结节、质硬、无压痛、活动好，颈部淋巴结无肿大，两肺无啰音，心界向双侧扩大，心率 54 次/min、律齐、各瓣膜区无病理性杂音，腹软，肝右肋弓下刚触及，脾未触及，反应迟钝，双膝腱反射减弱。实验室及辅助检查：Hb 90 g/L，血浆总胆固醇 7.2 mmol/L，三酰甘油 2.0 mmol/L，血清 FT_3 2.4 pmol/L，FT_4 9.4 pmol/L，TSH 43 μIU/mL；心电图示窦性心动过缓，低电压，广泛心肌缺血；X 线胸片示心影扩大；B 超提示少量心包积液、脂肪肝；甲状腺针吸细胞学检查提示慢性淋巴细胞性甲状腺炎。确诊为慢性淋巴细胞性甲状腺炎并甲状腺功能减退。给予甲状腺素替代治疗 3 周后症状减轻，随访 4 个月后症状消失，复查血脂、心电图、FT_3、FT_4、TSH 恢复正常，心脏回缩，心包积液消失。

【误诊分析】

甲减时由于心肌细胞间质黏多糖及黏蛋白沉积，心肌纤维黏液性水肿、变性坏死、纤维化，可引起心脏扩大、心腔的假性扩张、瓣膜相对关闭不全而出现心脏杂音、心律失常及心肌收缩力减弱、心搏量减少等，导致甲减性心脏病。同时由于脂代谢紊乱，常有高脂血症，易发生动脉硬化，尤其是冠状动脉硬化，兼之甲减患者病程长，多数中年以后症状明显，故极易被误诊为冠心病。甲减时，由于机体代谢率低，心肌对氧的需要量减少，临床上很少出现心绞痛及心肌梗死，且心力衰竭的症状不典型。但是，在甲减替代治疗过程中，随着甲状腺激素的应用，机体代谢率增高，心肌对氧的需求量也增加，对于存在冠状动脉硬化的中老年患者，若激素增量过快，易诱发心绞痛及心肌梗死。甲减时因甲状腺激素缺乏，细胞膜对黏蛋白和黏多糖的通透性增加，毛细血管壁的通透性也增加，可发生浆膜腔积液，一般心包积液较多见，积液量逐渐增多，可被误诊为渗出性心包炎。临床上对于应用扩血管、抗凝、降脂治疗无效的冠心病患者，尤其伴有心率缓慢、水肿、心脏扩大而心力衰竭症状不明显及心包积液者，应高度怀疑甲减性心脏病，须详细询问病史，行全面体格检查和甲状腺功能及抗体的检查，以防误诊。本例误诊原因：①体格检查不详细，未发现甲状腺结节；②对本病认识不足，不了解本病可出现心绞痛、心肌梗死及心力衰竭的表现；③按冠心病治疗无效时未进一步分析原因。

十三、慢性淋巴细胞性甲状腺炎误诊为慢性肾炎

【病例简介】

患者，女，48岁。面黄、乏力、水肿 2 年，多次验尿蛋白阳性，诊断为"慢性肾炎"，一直按肾炎治疗无效，近 2 个月出现少尿、怕冷、食欲减退、恶心呕吐，门诊测 BUN 10 mmol/L，按"慢性肾炎肾功能不全"收住院。体格检查：体温 36.4 ℃，血压 160/90 mmHg，神清，精神差，反应迟钝，面色萎黄、水肿，双下肢指凹性水肿，皮肤干燥、脱屑，甲状腺无肿大，两肺听诊无异常，心率 54 次/min、律齐、二尖瓣区可闻收缩期杂音 2/6 级，腹部无压痛，肝、脾肋下未触及，腹水征（＋），双侧膝跟腱反射未引出。实验室检查：血红蛋白 50 g/L，尿蛋白（＋＋），血钠 120 mmol/L，血氯 96 mmol/L，血钾 3.8 mmol/L，BUN 10.6 mmol/L，Cr 180 μmol/L，TC 7.1 mmol/L，TG 2.1 mmol/L。B超：少量心包积液，双肾大小形态回声正常，腹腔少量积液。心电图：窦性心动过缓，低电压。诊为"慢性肾炎，

肾功能不全"。按慢性肾炎治疗 3 周无效，患者嗜睡，科内会诊分析该患者除贫血、少尿、水肿及肾功能轻度异常外，尚有怕冷、声音嘶哑、皮肤干燥脱屑、反应迟钝、心率慢等甲状腺功能减退的表现，且有少量心包及腹腔积液，心电图低电压，怀疑甲状腺功能减退。进一步检查血清 FT_3 2.02 pmol/L，FT_4 7.58 pmol/L，TSH 54 μIU/mL，TGAb 60%，TMAb 35%。确诊为慢性淋巴细胞性甲状腺炎并甲状腺功能减退。给予左甲状腺素治疗 2 周后症状减轻，继续治疗 4 个月症状、体征消失，复查尿常规、肾功能正常，贫血纠正，腹水及心包积液消失，出院后一直甲状腺素替代治疗，随访 3 年肾功能正常。

【误诊分析】

慢性淋巴细胞性甲状腺炎随病程的延长，甲状腺组织不断被破坏，增大的甲状腺体积可减小，渐出现甲减。甲减时由于甲状腺激素缺乏，致肾小球、肾小管基底膜增厚，肾小球滤过率降低，加之大量体液进入组织间隙，血容量不足，使肾血流量减少，可出现轻度肾功能异常，表现为 BUN 轻度升高、少量蛋白尿及少尿。因本病常同时伴有贫血、水肿，故易误诊为慢性肾炎及肾功能不全。本例误诊原因：①对本病认识不足，忽视了怕冷、食欲减退、皮肤干燥、心率缓慢及心电图低血压等甲减的特征性表现；②病变早期症状不典型；③在治疗无效时不注意审查是否诊断错误。

十四、慢性淋巴细胞性甲状腺炎误诊为慢性肝炎

【病例简介】

患者，女，43 岁。以食欲减退、腹胀、全身水肿 3 年余，

加重半年入院。3 年前查肝功能异常，一直按肝炎治疗无效。体格检查：贫血面容，皮肤干燥、脱屑，毛发稀疏，甲状腺右叶1 度肿大、质韧、表面光滑、活动好、无结节及压痛，两肺无异常，心率 68 次/min、律齐、各瓣膜区无病理性杂音，腹软，肝肋下未及，肝区有叩击痛，脾脏未触及。肝功能检查：ALT 70 u/L。入院后以"慢性肝炎"治疗，效果不佳。1 个月后甲状腺摄^{131}I 率及 FT_4 均下降，TGAb、TMAb 均阳性，甲状腺针吸细胞学检查为慢性淋巴细胞性甲状腺炎。确诊为慢性淋巴细胞性甲状腺炎并甲状腺功能减退。给予左甲状腺素替代治疗后肝功能恢复正常出院。

【误诊分析】

甲减时由于甲状腺激素缺乏，致肝细胞间质水肿，肝小叶充血性纤维化；脂代谢障碍导致脂质在肝脏沉积引起脂肪肝，临床上患者可出现食欲减退、腹胀、肝脏肿大及肝功能异常等症状，容易误诊为肝病。本例误诊原因：①缺乏对本病的认识，对食欲减退、腹胀、水肿的患者未考虑本病，忽视了皮肤干燥、脱屑，毛发稀疏等重要体征；②慢性肝炎的诊断缺乏病原学依据，在按肝炎治疗无效时，未怀疑诊断错误，及时进行检查。

十五、慢性淋巴细胞性甲状腺炎误诊为结核性多浆膜腔积液

【病例简介】

患者，男，56 岁。双下肢水肿，腹胀，心悸，不伴发热，在当地医院诊断为"结核性多浆膜腔积液"，先后抽腹水 30 L 左右，并行抗结核治疗，无效。入院体格检查：体温 35.4 ℃，神清，精神差，反应迟钝，面部水肿，舌大，口齿不清，两肺听诊

无异常，心界向双侧扩大，心率 56 次/min、律齐、心音遥远，腹部微隆、腹软、无压痛及反跳痛，肝、脾肋下未及，叩诊腹部有移动性浊音，双膝腱反射减弱。X 线胸片示双侧胸腔少量积液，心影如烧瓶样。超声心动图示心包积液。腹水检查：WBC 100 个/mm^2，蛋白定量 80 g/L。怀疑甲状腺功能减退，体格检查甲状腺无增大、结节。实验室检查：FT$_3$ 2.5 pmol/L，FT$_4$ 10.21 pmol/L，TSH 42 μIU/mL，甲状腺摄^{131}I 率第 4、24 小时分别为 1% 与 8%，TGAb、TMAb 均为阳性，确诊为慢性淋巴细胞性甲状腺炎并甲状腺功能减退。给予左甲状腺素治疗 2 个月余多浆膜腔积液完全消失。

【误诊分析】

甲状腺激素缺乏时，细胞膜对蛋白质和黏多糖的通透性增加，毛细血管壁的通透性增强，发生组织水肿及多浆膜腔积液，有时积液可先于甲减的其他症状，此种情况极易被误诊。积液也可主要表现在某一浆膜腔，如心包积液、胸腔积液、腹腔积液及关节腔积液，而被误诊为心包炎、胸膜炎、腹膜炎及关节炎。但本病的特点为无发热，局部一般无疼痛，心包压塞症状及呼吸困难多不太明显，浆膜腔穿刺液检查示密度高，蛋白质含量高，蛋白细胞呈分离现象。甲状腺激素治疗有效。本例误诊原因：①对本病认识不足，缺乏临床经验，本例无低热、盗汗等结核中毒症状，双下肢水肿伴多浆膜腔积液应考虑全身性疾病，故诊断"结核性多浆膜腔积液"很不确切；②甲减为引起多浆膜腔积液的原因之一，却很少被临床医生重视，此乃为误诊的重要原因。对无发热的浆膜腔积液，在诊断上应注意与本病相鉴别，必要时须行甲状腺功能、甲状腺抗体及甲状腺细胞学检查，以防误诊。

十六、慢性淋巴细胞性甲状腺炎误诊为泌乳素瘤

【病例简介】

患者，女，30 岁。乳腺胀痛伴溢乳 1 年，闭经半年，门诊拟诊"泌乳素瘤"收入院。体格检查：面部苍黄、水肿，唇厚舌大、舌有齿印，甲状腺无肿大及结节，心率 58 次/min、律齐，腹部无异常，自发溢乳，视野无缺损。MRI 检查垂体正常。实验室检查：血清 FT_3 2.29 pmol/L，FT_4 10.07 pmol/L，TSH 16 μIU/mL，PRL 108 μIU/mL，TGAb、TMAb 均阳性。诊断慢性淋巴细胞性甲状腺炎并甲状腺功能减退。给予左甲状腺素治疗 3 个月，溢乳停止，月经恢复正常，随访 5 年，一直未再出现溢乳，月经正常。

【误诊分析】

原发性甲状腺功能减退的患者由于甲状腺激素的反馈抑制减弱，TRH 分泌增加，TRH 刺激 PRL 分泌增加，可引起溢乳、闭经。原发性甲减时由于周围循环中甲状腺激素缺乏，反馈作用于垂体前叶 TSH 分泌细胞，使其代偿增大而导致蝶鞍扩大。甲减长期得不到合理治疗时，由于 TRH 持续分泌增高，使垂体细胞过度增生，以致继发垂体增大，甚至可压迫视神经而出现视野缺损，若同时伴溢乳、闭经及血 PRL 增高，极易被误诊为垂体泌乳素瘤，甚至误行手术治疗，故临床上应注意鉴别。一般泌乳素瘤患者血清 TSH 正常或降低，而原发性甲减患者 TSH 增高，必要时须进一步行 TRH 兴奋试验，前者呈正常反应或延迟反应，后者则呈高反应。有些甲减伴溢乳者，血清 PRL 正常，可能是由于在甲减时乳腺的感受性发生了变化。泌乳有时可作为甲减的

首发症状，慢性淋巴细胞性甲状腺炎又是原发性甲减的主要病因，所以在泌乳的诊断上应注意与本病相鉴别。本病误诊的原因为对本病认识不足，忽视了面部水肿、唇舌大、心动过缓等甲减的体征。

十七、慢性淋巴细胞性甲状腺炎误诊为癫痫

【病例简介】

患者，女，38岁。反复四肢抽搐1年，手足麻木，一直按癫痫治疗效果不好。入院后详细询问病史，有怕冷、食欲减退。体格检查：面部水肿，头发稀少，舌大，双手腕以下感觉减退，甲状腺无肿大及结节。实验室检查：血清 FT_3 2.58 pmol/L， FT_4 10.2 pmol/L，TSH 13 μIU/mL，血钙 2.2mmol/L，TGAb、TMAb、TPOAb均阳性。诊断为慢性淋巴细胞性甲状腺炎并甲状腺功能减退。给予甲状腺素治疗2个月，完全恢复正常，随访3年未发生抽搐。

【误诊分析】

甲减时因血流减退，氧利用率低及代谢障碍，可致脑细胞水肿、退行性变，表现出不同程度的精神神经系统病变，严重者嗜睡或昏迷。一般患者常有智力减退、记忆力差、感觉迟钝、反应缓慢、缺乏热情及慢性头痛等症状，由此可被误诊为神经衰弱及老年性痴呆。有8%～32%患者可表现为共济失调、步态不稳、手舌动作笨拙、言语发音不清、运动性震颤及眼球震颤，这些症状常发生于黏液性水肿之前，可被误诊为震颤性麻痹。脑神经损害可致嗅、味、视、听功能减退，可出现耳鸣、耳聋、眩晕、三叉神经痛、视物模糊、视野缺损，甚至出现球后视神经炎或视神经萎缩。脑脊液常表现为蛋白增高，脑电图可示弥漫性异常。末

梢神经可有轴索变性和脱髓鞘现象，临床表现为肢体远端感觉异常，如手足麻木、有针刺和烧灼感，肌电图可显示神经传导速度减慢。黏液性水肿可压迫腕管正中神经，而产生腕管综合征。甲减精神活动降低，患者表现为情感淡漠、抑郁、妄想、幻觉，严重者可有精神失常，患者呆坐不语，有时自言自语，拒绝服药及进食，甚至外出乱走，易被误诊为抑郁型精神病，亦有极少数表现为偏执狂，也可呈木僵、痴呆、昏睡状态。据报道长期黏液性水肿患者中，可有 20% ~ 50% 出现癫痫样发作，其脑电图特征性改变为节律减慢，振幅普遍降低。因甲减时可出现以上如此之多的精神、神经症状，且有些症状可出现在甲减典型症状之前，极易造成误诊。临床上应加深对本病的认识，详细询问病史，行全面的体格检查，对可疑病例应行甲状腺功能、甲状腺抗体及甲状腺细胞学检查。本例误诊原因是缺乏对本病的认识，询问病史不详，未仔细分析病情。

此外，慢性淋巴细胞性甲状腺炎并发甲减时，因肌肉病变可表现为肌肉松弛无力，也可有肌强直或痉挛，有血清酶学的改变，易与其他肌病相混淆。因严重平滑肌病变可表现为黏液性水肿性肠梗阻或巨结肠症，应与麻痹性肠梗阻相鉴别。因关节肿胀、僵硬、疼痛、活动障碍，临床上可误诊为风湿或类风湿性关节炎。因甲减患者月经量多，周期失常，可被误诊为功能性子宫出血。所以在以上疾病的诊断上应注意与本病鉴别。

【本章讨论】

慢性淋巴细胞性甲状腺炎是一种自身免疫性疾病，可与其他的自身免疫性疾病并存，又可作为多发性内分泌功能减退综合征的一部分。多数起病隐匿，病程长，病情进展缓慢，可表现为弥漫性甲状腺肿、结节性甲状腺肿，也可以出现明显峡部肿大或局部压迫气管症状，部分晚期患者可无甲状腺肿。甲状腺功能可正常、亢进或减退，甲亢、甲减时可表现出全身各系统的功能异常，有时又可以某一系统的功能异常为首发或突出表现。部分病例极似亚急性甲状腺炎（亚甲炎）的症状、体征。由此可见，慢性淋巴细胞性甲状腺炎的临床表现十分复杂，症状多变，加之多数临床医师对其认识不足、重视不够，临床上极易造成本病的误诊误治，尤其基层医院误诊率更高。

本病误诊的原因主要是：①对本病重视不够，认识不足，不注意甲状腺疾病的鉴别诊断，因本病可表现出所有甲状腺疾病的症状与体征。②病程长，病情进展缓慢，临床症状复杂，病史询问不详，体格检查不细，缺乏整体观念，仅满足于某些症状、体征或检查结果异常而草率做出诊断。③某些患者主观症状多而缺乏客观体征时，草率地做出神经衰弱、围绝经期综合征、精神性食欲减退、老年性痴呆及精神病等错误诊断。④特殊病例，一些病例以浆膜腔积液、肌无力、关节肿痛、溢乳闭经、精神失常、癫痫样发作等为首发症状或突出表现，甲状腺局部症状与体征缺乏或不明显。⑤无条件行 TGABb、TMAb、TPOAb 实验室检查及行甲状腺细胞学检查，或忽视这些检查。⑥片面的专科观念，不注意综合分析，心血管科医生很少考虑甲减、甲亢性心脏病，很少注意甲状腺功能异常引起的脂代谢紊乱；消化科医生常忽视甲减引起的食欲减退、腹胀、便秘、恶心呕吐症状，而将其误诊为消化系统疾病；血液科医生常忽视甲亢、甲减引起的贫血、出血、血小板减少症状；泌尿科医生可因甲减时水肿、贫血、肾功能异常，将其误诊为慢性肾炎、肾功能不全；外科医生因不注意本病可将其误诊为甲状腺瘤、甲状腺癌及结节性甲状腺肿等，将甲减性黏液性肠梗阻误诊为麻痹性肠梗阻；妇产科医生可将甲减时月经过多诊断为功能性子宫出血，甚至行手术治疗；脑外科医生可因溢乳、闭经、蝶鞍扩大等症状误诊为垂体肿瘤而行手术治

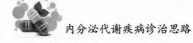

疗；五官科医生因缺乏对本病的认识，易忽视本病所致的耳鸣、耳聋、眩晕、视神经萎缩现象。

减少本病误诊的措施：加强对本病的认识和重视，在诊断甲状腺疾病时普遍开展 TGAb、TMAb、TPOAb 的检查，在甲状腺手术及核素治疗前应常规行甲状腺针吸细胞学检查；注意本病的特殊临床表现，对于可疑病例应及时行甲状腺功能甲状腺抗体甚至甲状腺细胞学检查。

第五章　亚急性甲状腺炎

亚急性甲状腺炎又称肉芽肿性甲状腺炎、巨细胞性甲状腺炎。多发于 20~40 岁女性，具有自限性，可自然缓解，但易复发。本病并不少见，但医生缺乏对本病的认识，加之部分病例临床表现不典型，极易造成本病误诊误治，行不必要的手术、放射治疗，给患者造成不必要的痛苦及并发症，甚至导致永久性甲状腺功能减退，需终生行激素替代治疗。

【病因】

亚甲炎为病毒感染后引起的变态反应所致，起病前 1~3 周常有上呼吸道感染症状。发病时患者血清中某些病毒的抗体浓度增高。

【临床表现】

患者发病前可有上呼吸道感染史，起病较急，主要症状为甲状腺区域疼痛，常可放射至耳、咽喉、下颌角、枕、颈、胸背部等处。可先累及一叶后扩大或转移至另一叶，疼痛程度多较剧烈，有时难以忍受，少数可呈隐痛。患者常为弥漫性、不对称性甲状腺肿，一叶为著，质地多较硬，触痛明显。

【诊断要点】

（1）近期病毒感染史。

（2）颈部转移性、放射性疼痛伴甲状腺肿大且多有触痛。

（3）全身发热、肌痛。

（4）甲状腺功能衍变过程为甲状腺功能亢进期（2～6周）—甲状腺功能正常期（数月）—甲状腺功能减退期。

（5）血沉增快，常＞50 mm/h，甲状腺摄^{131}I率降低。

【诊断流程】

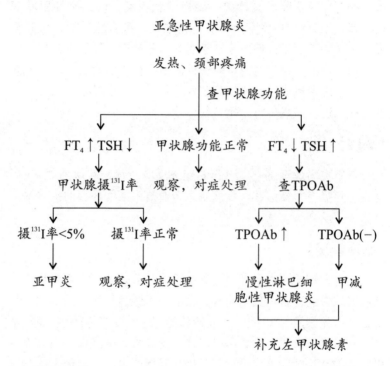

亚急性甲状腺炎

↓

发热、颈部疼痛

↓

查甲状腺功能

FT$_4$↑TSH↓　　　甲状腺功能正常　　　FT$_4$↓TSH↑

甲状腺摄^{131}I率　　观察，对症处理　　　查TPOAb

摄^{131}I率<5%　　摄^{131}I率正常　　　TPOAb↑　　TPOAb(−)

亚甲炎　　　观察，对症处理　　　慢性淋巴细　　甲减
　　　　　　　　　　　　　　　胞性甲状腺炎

补充左甲状腺素

【误诊疾病】

发病初期常被误诊为单纯上呼吸道感染（上感）、病毒性心肌炎；无明显发热、甲状腺疼痛不明显者常被误诊为甲状腺瘤、甲状腺癌或结节性甲状腺肿；无明显发热，甲状腺增大迅速且疼痛明显时被误诊为甲状腺出血；甲亢者可误诊为 Graves 病；甲

状腺肿痛明显，伴发热时被误诊为急性甲状腺炎或慢性淋巴细胞性甲状腺炎（桥本甲状腺炎）；部分伴有其他症状，如关节疼痛、肿胀者被误诊为风湿性关节炎或风湿热；放射痛明显者被误诊为局部病变。

一、亚甲炎误诊为上呼吸道感染

【病例简介】

患者，男，56 岁。自感畏寒发热伴左侧颈部疼痛，且食欲减退、乏力、夜间多汗、活动后心悸，以"上感"治疗 2 周无效。体格检查：体温 38.9 ℃，心率 108 次/min，咽部充血，扁桃体 1 度肿大，左侧颈部触痛明显，甲状腺肿大。Hb 120 g/L，WBC 6.4×10^9/L，N 0.6，L 0.4，尿常规正常。入院 3 d 发现左侧甲状腺有 3 cm×3 cm 结节，有触痛。血沉 88 mm/h，FT_3 1.08 pmol/L，FT_4 8.52 pmol/L，TSH 14.6 μIU/mL。胸透、心电图无异常，甲状腺[131]I 吸收率于第 2、4、24 小时分别为 3.3%、3.1%、0.3%。临床诊断为亚甲炎。用泼尼松 10 mg/次，每日 3 次口服，治疗 2 周，甲状腺结节消失，复查血沉 5 mm/h，痊愈出院。

【误诊分析】

本例为成年男性，病程初期除上感症状外，伴有颈部疼痛，按"上感"治疗无效，体格检查左颈部触痛明显，甲状腺无明显增大，于入院后第 3 d 出现左侧甲状腺结节，此时方考虑到亚甲炎，行有关检查支持本病，糖皮质激素治疗痊愈。误诊原因在于未全面认真分析病情，忽视了左颈部触痛。亚甲炎发病前多数有上感的表现，一般上感不应伴有颈部疼痛及甲状腺肿大、触痛和放射痛，若上感伴有上述症状者，应高度怀疑亚甲炎，须进一步检查血沉、甲状腺功能及甲状腺摄^{131}I率，以防误诊。

二、亚甲炎误诊为心肌炎

【病例简介】

患者，女，38岁。受凉后，体温37.5～39℃，伴咽喉痛，按"上感"予肌内注射青霉素等治疗无效，1周后出现心悸、烦躁、多汗，以"心肌炎"入院。体格检查：体温37.8℃，心率108次/min，咽部充血，双侧扁桃体1度肿大，颈前有3 cm×2 cm结节、质软、随吞咽上下移动、触痛明显。实验室检查：Hb 75 g/L，WBC 5×10^9/L，N 0.69，L 0.31，血沉58 mm/h，血糖、电解质及肝、肾功能正常。X线检查胸部无异常，心电图示窦性心动过速，甲状腺摄^{131}I率于第2、4、24小时分别为5.7%、3.2%、0.4%。先按上感治疗，效果不佳。遂诊为亚甲炎，给予泼尼松10 mg/次，每日3次口服，症状迅速缓解，继续服泼尼松15 mg/d 2周，随访至今未见复发。

【误诊分析】

从整个发病过程分析，本例患者为中年女性，初有上感症状，予抗生素治疗无效，1周后出现心悸、烦躁、多汗等高代谢症状，此可能与甲状腺滤泡破坏、大量甲状腺素释放入血引起甲亢有关。体格检查心率快，甲状腺有痛性结节。心电图仅为窦性心动过速，X线胸片心脏无扩大，血沉快，甲状腺摄^{131}I率明显低于正常，泼尼松治疗效果明显，完全符合亚甲炎的病程演变。本例因初期缺乏甲状腺局部症状，故被误诊为"上感"。出现甲亢症状时未想到本病而误诊为"心肌炎"。本例误诊的主要原因为缺乏对本病的认识。心肌炎也常发生在上呼吸道病毒感染后，但除心悸外不应伴有怕热、多汗及甲状腺局部症状、体征。在临床上对于上感伴甲亢症状者，应高度警惕本病，注意甲状腺局部情况，行甲状腺功能、血沉、甲状腺摄^{131}I率等检查以防误诊。

三、亚甲炎误诊为风湿热及风湿性关节炎

【病例简介】

病例1：患者，女，48岁。入院前20 d反复咽痛，2周后出现四肢关节游走性疼痛，尤双踝关节肿痛明显，不能行走，血沉50 mm/h，以"关节炎"入院。10年前因发热与血沉快疑诊风湿热。体格检查：体温35.5 ℃，心率84次/min，咽部充血，甲状腺无肿大，心、肺未见异常，双下肢可见结节性红斑，双踝关节肿胀明显，活动受限。实验室检查：WBC 5.5×10^9/L，N 0.63，L 0.37，Hb 100 g/L，血沉65 mm/h，ASO 322 u，RF（－），尿常规、肝肾功能、胸透及心电图检查均未见异常。入院后初诊"风湿性关节炎"，抗风湿治疗10 d效果不佳，遂后发现左颈部3 cm×2 cm肿块，触痛明显，查甲状腺摄^{131}I率于第2、4、24小时分别为6.6%、6.0%、6.4%，确诊为亚甲炎。予泼尼松15 mg/d治疗3周后，颈部症状明显减轻，双踝关节肿胀吸收，复查血沉8 mm/h，痊愈出院。

病例2：患者，女，40岁。先出现流涕、鼻塞，继之畏寒发热、体温38~39 ℃，伴咽痛、食欲减退、吞咽困难，活动后心悸胸闷，某医院按"心肌炎"治疗2周症状未能缓解，且出现右肘关节肿痛，以"风湿热"入院。体格检查：体温39 ℃，心率96次/min，浅表淋巴结及左颌下淋巴结可触及，颈前有4 cm×3 cm结节、触痛明显、随吞咽上下活动。实验室检查：Hb 100 g/L，WBC 10.4×10^9/L，N 0.75，L 0.25，血沉42 mm/h，

RF（-），ASO 250 u，FT_3 2.77 pmol/L，FT_4 17.3 pmol/L，TSH 0.13 μIU/mL。入院后予青霉素治疗，症状未能缓解。确诊为亚甲炎，给予泼尼松 10 mg/次，每日 3 次口服，次日体温降至正常，颈前消肿，疼痛消失，查血沉 23 mm/h，痊愈出院。

病例 3：患者，男，48 岁。因咽痛、发热、关节痛 12 d 住院。体格检查：体温 38 ℃，心率 112 次/min，血压 135/70 mm-Hg，咽微红，甲状腺无异常，心尖部闻及收缩期杂音 1 级，肝肋下 0.5 cm、无触痛。血沉 50 mm/h，ASO 800 u，WBC 16.5 × 10^9/L，初诊"风湿热"。住院后第 8 日颈前疼痛，甲状腺两叶肿大、压痛。ALT 300 u。经保肝、泼尼松治疗 4 d 退热，而后甲状腺、血沉、ALT 水平恢复正常。

【误诊分析】

3 例均于上呼吸道感染 2～3 周后出现甲状腺增大、触痛，血沉快，白细胞计数正常或稍高，泼尼松治疗有效，经治疗后症状缓解，甲状腺功能及血沉恢复正常，整个临床过程基本符合亚甲炎的特征表现。3 例在病程中均有不同程度的关节疼痛、肿胀，关节症状发生在上感期及上感后的 2 周，糖皮质激素治疗有效，可能为病毒感染引起的全身症状或病毒感染后的变态反应所致。病例 3 中有心率增快、心脏杂音、肝大、ALT 高等现象，可能为大量甲状腺激素释放入血引起的甲亢及肝损害，因过量甲状腺素使肝细胞耗氧量增加，发生肝细胞局灶性坏死，引起血清ALT 升高。病例 1 及病例 3 在出现关节症状时尚缺乏甲状腺局部症状、体征，故被误诊。病例 2 因甲状腺局部无疼痛，若不行全面体格检查，漏掉甲状腺的体征，即可造成误诊。以上病例表明在亚甲炎的病程中有可能出现关节及肝功能方面的异常，故于上感后出现关节及肝功能异常者，在临床诊断上应与亚甲炎相鉴别。

四、亚甲炎误诊为甲状腺瘤

【病例简介】

患者，女，42 岁。2 个月前开始咽痛、低热，而后出现右侧颈部包块，如核桃大，局部疼痛，伴心悸、怕热。当地放射性核素扫描示甲状腺右叶冷结节。经抗生素治疗退热，包块缩小。体格检查：甲状腺右叶触及一拇指大包块，质地中等硬、轻触痛。初诊"甲状腺瘤"。拟手术治疗。住院后查血清 FT_3、FT_4、TSH 正常，血沉 32 mm/h，甲状腺摄 ^{131}I 率于第 2、4、24 小时均低于正常。甲状腺穿刺病理涂片检查诊断为亚甲炎。

【误诊分析】

本例整个临床过程完全符合亚甲炎的特征表现。但由于非专科医师对本病认识不足，不了解甲状腺扫描为冷结节除见于甲状腺肿瘤及其他占位性病变外，也可由甲状腺炎时甲状腺腺泡破坏、缩小及胶质外溢使病变部位不显影所致，因而促成误诊。部分亚甲炎患者可仅表现为无痛性甲状腺结节，应注意与甲状腺瘤、甲状腺癌、结节性甲状腺肿相鉴别，最好的鉴别方法是行甲状腺针吸细胞学检查，若无条件者可行糖皮质激素诊断性治疗，亚甲炎用药后结节缩小可确诊。

五、亚甲炎误诊为慢性淋巴细胞性甲状腺炎

【病例简介】

患者，女，44 岁。2 年前发热，1 周后体温正常，右侧颈部包块红、杏大、不痛，甲状腺摄 ^{131}I 率明显降低。诊断为"慢性淋巴细胞性甲状腺炎"。经泼尼松治疗 2 周后包块消失。2 个月前包块

再次出现，仍无痛及其他不适。体格检查：甲状腺右叶肿大，质硬，无触痛。复查甲状腺摄^{131}I率明显降低，血沉 69 mm/h，血清 FT_3、FT_4 正常，甲状腺球蛋白抗体 1:60 阳性。初诊为"慢性淋巴细胞性甲状腺炎"，后经甲状腺活体组织检查确诊为亚甲炎。

【误诊分析】

部分亚甲炎可呈结节性病变，质地较硬，全身症状轻微或缺乏，类似慢性淋巴细胞性甲状腺炎；少数慢性淋巴细胞性甲状腺炎可有发热、甲状腺肿大、疼痛、触痛、血沉快，以及甲亢的表现，又类似亚甲炎，使二者容易误诊。最好的鉴别手段是行甲状腺针吸细胞学检查。亚甲炎后期由于甲状腺激素耗竭，被破坏的甲状腺组织尚未修复，可出现暂时甲状腺功能减低的表现，甲状腺球蛋白抗体可为阳性，但浓度一般较低。本病例整个病程中甲状腺均无疼痛，系亚甲炎临床表现的一种特殊类型——无痛性亚甲炎。慢性淋巴细胞性甲状腺炎可有不完全甲亢、亚急性起病等类似亚甲炎的多种非典型表现，故在诊断上应注意二者相鉴别。

六、亚甲炎误诊为甲状腺癌

【病例简介】

患者，女，60 岁。2012 年 11 月中旬原因不明发热，体温 37.8~38.5 ℃，予青霉素治疗效果不佳。12 月初发现颈部有一肿块，触痛明显，伴心悸、多汗，全身酸困乏力、消瘦明显，拟诊"甲状腺癌"，于 12 月 11 日入院。有 2 年糖尿病史。体格检查：体温 38.2 ℃，心率 105 次/min，左侧颈部可触及一 4 cm × 3 cm 肿物、质硬、表面有小结节、与周围组织无粘连、触痛明显。实验室检查：Hb 12.5 g/L，WBC $10.6 × 10^9$/L，N 0.65，L 0.34，E 0.01。尿糖（＋＋＋），空腹血糖 13.5 mmol/L。血沉 54 mm/h，FT_3 1.93 pmol/L，FT_4 7.37 pmol/L，TSH 20.0 μIU/mL。心电图示窦性心动过速，胸透无异常，甲状腺摄[131]I 率于第 2、4、24 小时分别为 4.9%、5.2%、3.2%，甲状腺扫描排除占位性病变。临床诊断亚甲炎，给予左甲状腺素 50 μg/次，每日 1 次，症状稍有缓解，1 周后又复发。12 月 27 日加用泼尼松 5 mg/次，每日 3 次，10 d 后症状明显缓解，体温正常，甲状腺明显缩小，血沉 13 mm/h，于 2013 年 1 月 25 日出院。因有糖尿病，于出院后未服糖皮质激素，于 3 月 1 日本病复发，体温 39 ℃，甲状腺局部肿痛加剧，3 月 3 日再次入院。在控制糖尿病治疗的同时加用泼尼松 5 mg/次，每日 3 次，治疗 3 周痊愈出院。

【误诊分析】

少数甲状腺癌患者可有发热、血沉快、甲状腺激素水平增高、甲状腺局部疼痛与压痛的症状，而类似亚甲炎，但甲状腺癌患者甲状腺局部肿块增大迅速、质较硬、与周围组织粘连，局部淋巴结肿大，甲状腺摄[131]I 率正常，甲状腺扫描呈冷结节，经糖皮质激素治疗肿块不见缩小，行甲状腺针吸细胞学检查符合甲状腺癌的改变。据以上几点可将二者鉴别开来。本例基本符合亚甲炎的临床特点，甲状腺呈结节性病变且消瘦明显，应与甲状腺癌相鉴别。其误诊原因是对亚甲炎认识不足或忽视了甲状腺结节诊断时应与亚甲炎相鉴别，尤其是伴有发热、甲状腺痛性结节者。曾有报道称，将亚甲炎诊断为甲状腺癌而误行手术者达 80%，故应注意二者的鉴别，以防误诊误治。

七、亚甲炎误诊为甲亢

【病例简介】

患者，男，35 岁。半个月前曾患急性咽炎，治愈。近日因受凉再次出现咽部疼痛,同时有颈部游走性疼痛,伴怕热、多汗、眼胀、手抖、烦躁、失眠等。体格检查:体温37.2 ℃,咽部轻度充血,双侧甲状腺1度肿大、质硬、有压痛,伸舌及双手平伸有细震颤。实验室检查:WBC $10.6 \times 10^9/L$,N 0.75,L 0.25,血沉2 mm/h,ASO < 250 u,血清FT$_3$ 3.17 pmol/L,FT$_4$ 11.4 pmol/L,TSH 3.2 mIU/L。甲状腺摄^{131}I试验:甲状腺不吸碘。按甲亢治疗半个月后,症状加重且全身出现散在红疹,奇痒,并有低热、胸闷、气短、全身颤抖。咽部充血明显,咽后壁可见散在黄豆大小滤泡,双侧甲状腺压痛明显,心、肺未见异常。复查WBC $10.8 \times 10^9/L$,N 0.81,FT$_3$ 3.56 pmol/L,FT$_4$ 17.1 pmol/L。至此明确诊断为亚甲炎,改用利巴韦林、泼尼松等药物,治疗2周后症状与体征消失,复查血象,FT$_3$、FT$_4$均正常。

【误诊分析】

亚甲炎急性期,因甲状腺滤泡破坏,大量甲状腺激素释放入血,可引起甲亢症状,但并非真正的甲亢,不能给予抗甲状腺药物、手术及^{131}I治疗,而仅能用心得安等药物对症处理,故应注意与其他原因引起的甲亢相鉴别。本病特点为甲状腺摄^{131}I率低,与FT$_3$、FT$_4$呈分离现象。本例误诊原因:①初次发病缺乏甲状腺局部表现;②忽视了FT$_3$、FT$_4$与^{131}I吸收率的分离现象。

八、亚甲炎误诊为牙痛

【病例简介】

患者,女,42岁。入院前2个月发热、咽痛,右侧下颌牙痛,进食时疼痛加重,并伴有心慌、急躁、多汗、颈部增粗。曾服解热止痛药,体温下降而牙痛不止,伴咽喉部疼痛。甲状腺部可触及一小肿块，压痛明显。在当地医院就诊，按牙痛将右侧下颌磨牙拔去1颗，之后病情并未好转，转我院就诊。体格检查：体温37.5 ℃，心率110次/min，血压100/80 mmHg，甲状腺右叶结节样肿大，约2 cm×2 cm×1 cm大小，压痛明显，未闻及血管杂音。心、肺听诊无异常，腹软，肝、脾未触及。实验室检查：WBC 10.3×10^9/L，N 0.72，L 0.28，血沉45 mm/h，甲状腺摄^{131}I率在第2、6、24小时分别为10%、8%、5%，FT$_3$ 3 pmol/L，FT$_4$ 20 pmol/L，TSH 2 μIU/mL。诊断为亚甲炎。经泼尼松治疗半个月后，疼痛消失，甲状腺右叶明显缩小。激素减量继续治疗3个月。停药后随访半年未见复发。

【误诊分析】

放射痛为亚甲炎的临床表现之一，部分病例中放射痛可非常严重，成为患者的主诉，若临床医生不认真分析病情，进行细致的体格检查，就容易造成本病的误诊误治，引起不良后果。本病疼痛的放射部位，常在颌下、牙槽、耳后、枕部、肩及胸部，对出现上述部位疼痛且伴发热者应注意与本病相鉴别。本病例除牙痛外，其余的症状、体征均非一般牙痛所能解释的。其误诊原因：①缺乏对本病的认识；②只重视牙痛的局部症状而忽视了其他的症状及体征。

九、亚甲炎误行手术治疗

【病例简介】

患者，女，34岁。2011年10月初，因受凉后出现咽痛、发热，体温37.3～38 ℃，按上感治疗无效。10 d后出现左侧颈痛，吞咽时加重，伴左侧颈部增粗、触痛明显，伴有心悸、多汗、烦躁。到当地医院就诊，外科疑为"甲状腺癌"，行左叶甲状腺切除术，术中快速冰冻切片检查未发现肿瘤细胞，术后经抗感染等治疗，发热停止，刀口愈合良好。于 2011 年 12 月中旬，出现右侧颈痛、颈部增粗、发热，体温 37.8℃，伴乏力、全身酸困不适，转我院就诊。体格检查：体温 37.6℃，心率 96 次/min，血压 120/75 mmHg；甲状腺右叶可触及一约 3 cm × 1 cm 的包块，质硬，压痛明显，局部皮肤无红、肿、热；颈部淋巴结无肿大；心、肺听诊无异常，腹软，肝、脾肋下未触及。实验室检查：WBC 10.3×10^9/L，N 0.68，L 0.32，FT_3 4.1 pmol/L，FT_4 14.2 pmol/L，TSH 1.9 μIU/mL，甲状腺摄[131]I 率于第 2、4、24 小时分别为 5%、3.4%、2%，血沉 60 mm/h。诊断为亚甲炎，给予泼尼松片 10 mg/次，每日 3 次，2 周后症状消失，甲状腺结节缩小，2 个月后甲状腺结节完全消失，复查血沉 10 mm/h，甲状腺摄[131]I 率正常，痊愈出院。随访 1 年未见复发。

【误诊分析】

亚甲炎是一种自限性疾病，糖皮质激素治疗效果良好，即使未经治疗 2~3 个月后亦可自愈。极少发生永久性甲状腺功能低下，未见有癌变的报道。本病不需手术治疗，但由于被误诊为"甲状腺癌""甲状腺肿瘤""结节性甲状腺肿"及"甲状腺囊肿并出血"而误行手术治疗者不少见，甚至误将全部甲状腺切除，给患者带来不必要的痛苦及严重后果。故在行甲状腺手术前，一定要行周密检查，以排除本病。本例初次发病符合亚甲炎的临床特点，第 2 次出现甲状腺病变，可能为病变累及对侧甲状腺。其误诊原因：①对本病认识不足；②术前未行甲状腺功能检查；③忽视了甲状腺疾病的鉴别诊断。

【本章讨论】

亚甲炎是由病毒感染后引起的甲状腺非化脓性炎症，多发于20～40岁的女性，四季皆可发病。特征性表现：多急性起病，初表现为上呼吸道感染，多于起病后1～3周出现甲状腺肿大、疼痛，有触痛及放射痛，可伴有甲亢的症状；在病程中晚期，甲状腺局部症状减轻，可伴不同程度甲减的症状及甲状腺结节。本病为一自限性疾病，预后良好，极少成为永久性甲减，常于缓解后复发，部分病例可经多次复发后痊愈。糖皮质激素治疗有效，常能迅速控制症状，使肿大甲状腺缩小，结节消失，复发者激素治疗仍有效。由于该病未受到广泛重视，以及病程中出现特殊表现，极易造成本病误诊误治，常被误诊为上感、牙痛、心肌炎、甲亢、慢性淋巴细胞性甲状腺炎、甲状腺肿瘤、结节性甲状腺肿等；因病程中伴发关节及肝功能方面的异常，可被误诊为风湿性关节炎、肝炎；也曾有亚甲炎致呼吸困难的报道。故在以上疾病的诊断时，应注意同本病相鉴别。本病临床误诊原因：①对本病认识不足；②了解病史不详细；③病程中缺乏甲状腺局部症状、体征；④病程中出现特殊表现及症状不典型；⑤不注意疾病的鉴别诊断。

第六章　甲状腺功能亢进症

甲状腺功能亢进症简称甲亢，是指甲状腺病态地分泌过量甲状腺激素或因甲状腺激素在血循环中水平增高（甲状腺毒症）所致的症候群。

【病因】

按病因不同可分为 6 类：①甲状腺性甲亢；②垂体性甲亢；③异源性甲亢；④卵巢甲状腺肿；⑤仅有甲亢症状而甲状腺功能不高者；⑥多发性骨纤维性异常增生症伴甲亢。其中毒性弥漫性甲状腺肿（Graves 病）最多见，约占全部甲亢患者的 88%，多见于 20～40 岁的女性。其次是多结节性甲状腺肿伴甲亢和单结节性甲状腺肿伴甲亢。

【临床表现】

甲亢主要临床表现为高代谢症候群，神经、心血管系统等功能失常，眼球突出，甲状腺肿大等。实验室检查显示血中甲状腺激素增多、甲状腺摄^{131}I 率增高等。

【诊断要点】

（1）临床表现为高代谢症候群、甲状腺肿大、特征性眼征。

（2）T_3、T_4、FT_3、FT_4 升高，FT_3、FT_4 可直接反映甲状腺功能状态，其敏感性和特异性均明显高于 T_3 和 T_4。

（3）TSH 降低，在甲状腺功能变化中反应最敏感。

（4）甲状腺摄^{131}I 率增高，且高峰前移，可与单纯性甲状腺肿、亚急性甲状腺炎相鉴别。

（5）甲状腺抗体 TPOAb 和 TRAb 在 Graves 病时均升高，TPOAb 浓度较慢性淋巴细胞性甲状腺炎升高程度低。

【诊断流程】

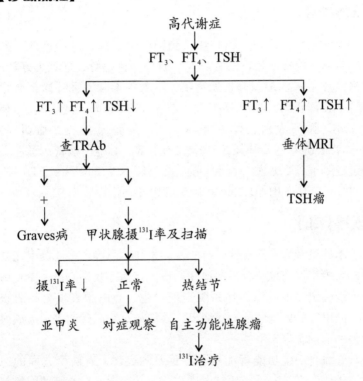

【误诊疾病】

甲亢临床表现变化多样，当甲亢表现不典型时，易误诊误治，致使病情恶化，重者死亡。临床上甲亢误诊率高达 10%～30%，多数为 50 岁以上的患者，易被误诊为心脏病、心肌炎、高血压、重症肌无力、脑血管意外、糖尿病、肠炎、肝病等。如果注意到本病的特殊性及相关诊断要点，进行必要的检查，则不难做出正确的诊断。

一、甲亢误诊为心肌炎

【病例简介】

患者，女，27 岁。因心悸、胸闷 3 个月就诊。伴低热、多汗、急躁。曾按"病毒性心肌炎"行中西医治疗，症状无好转。体格检查：体温 37.2℃，无突眼，甲状腺不肿大且听诊无血管杂音，肺部正常，心界不扩大，心率 110 次/min、律齐、无杂音，肝、脾不大，肢体震颤（＋）。实验室检查：血沉 20 mm/h，心脏 B 超及肺部 X 线检查均正常。心电图检查：窦性心动过速，心肌缺血。疑甲亢。查 FT_3 8.6 pmol/L，FT_4 100 pmol/L，TSH 0.01 μIU/mL。确诊为甲亢，治疗后痊愈。

【误诊分析】

本例患者为青年女性，有心悸、发热、急躁、多汗等甲亢表现，实验室检查也符合甲亢诊断，按甲亢治疗效果明显，甲亢诊断可以确定。本例以循环系统表现为主，心电图表现为心肌缺血，而甲亢的典型体征不很明显，因而未重视高代谢表现造成误诊为"心肌炎" 3 个月。

心血管系统功能紊乱是甲亢重要的表现，有两个方面的原因：①代谢亢进，外周耗氧过多；②甲状腺激素对心脏的作用与儿茶酚胺相似。心悸见于大多数甲亢患者，心率通常在 100～120 次/min，休息状态心率仍快为甲亢特征性表现。甲亢患者心脏体积增大，重者心肌有局限性坏死，病程久的病例心肌常呈局限性纤维化，故心电图检查可表现为心肌缺血。本病例启示我们，如有类似心肌炎表现而治疗效果差者，尤其青年女性，应高度怀疑甲亢，及时做相关检查，以免延误诊治。

二、淡漠型甲亢误诊为肺病、冠心病、神经症

【病例简介】

患者 1，女，59 岁。食欲减退、恶心、呕吐、腹痛月余，时有多汗和手足颤抖。体格检查：明显消瘦呈恶病质状，体温 38℃，心率 90 ~ 100 次/min，表情淡漠，反应迟钝，左眼睑下垂，两眼不突出，无眼球震颤。甲状腺表面光滑，无肿大，无血管杂音。心肺功能无异常。舟状腹，肝边缘位于肋下 1 cm，质软。神经系统无异常。肝、肾功能正常，血、尿、粪常规正常，血糖正常，血沉 23 mm/h，血钾 2.8 mmol/L，血培养无细菌生长。X 线胸片无异常。心电图示窦性心动过速。钡餐造影正常。初步诊断为"消化道肿瘤""低血钾"。经治疗，症状加重。于住院第 45 d 查血清 FT_3 11.8 pmol/L，FT_4 41.2 pmol/L，TSH 0.001 μIU/mL。甲状腺摄[131]I 率第 2 小时 45%，第 24 小时 40%。

患者 2，女，55 岁。半年前始四肢颤抖、怕热、多汗、易急躁，此后出现恶心、呕吐、食欲减退及消瘦。绝经 5 年。体格检查：面容憔悴、消瘦、无突眼。甲状腺无肿大、无结节。心、肺功能无异常。肝、脾于肋下未触及。血、尿、粪常规正常，肝、肾功能正常，血清电解质及血糖正常。心电图示窦性心动过速。初步诊断为"自主神经功能紊乱""围绝经期综合征"。对症治疗半个月无效，随后检查血清 FT_3 7.6 pmol/L，FT_4 40.5 pmol/L，TSH 0.01 μIU/mL。甲状腺摄[131]I 率第 2 小时 35%，第 24 小时 60%。经甲巯咪唑、普萘洛尔治疗 2 个月，症状得到控制，FT_3 与 FT_4 恢复正常。继续服药，随访 2 年无复发。

患者 3，女，65 岁。3 年前始感活动后气短、胸闷、心悸和

心前区隐痛。心电图示左室导联 ST 段压低，T 波低平。门诊一直按"冠心病"治疗，症状时好时坏，近期加重，不能平卧。既往无高血压病史。体格检查：消瘦，无突眼，甲状腺无明显肿大，但可触及三枚黄豆大小的结节。心律不齐，心电图检查示快速心房纤颤。血清 FT_3 7.4 pmol/L，FT_4 47.9 pmol/L，TSH 0.014 μIU/mL，甲状腺摄 [131]I 率第 2 小时 45%，第 24 小时 35%。

【误诊分析】

淡漠型甲亢又称作隐蔽型甲亢、无力型甲亢、老年型甲亢，多见于中老年女性，临床并不罕见。淡漠型甲亢发病原理不清，有人认为是由于甲亢长期未得到治疗，机体严重消耗所致，交感神经对甲状腺素不敏感或儿茶酚胺耗竭，用 β 受体阻滞剂治疗有一定效果；还有人认为与缺镁有关。本型甲亢发病隐匿，临床表现不典型，缺乏神经冲动、高代谢症候及突眼表现，甲状腺肿大也不明显，常以某一系统症状为突出表现，尤其是此类患者入院时精神衰弱、消瘦、憔悴症状较多，故容易被误诊为恶性肿瘤或其他疾病。不少患者还可因心律失常、心绞痛及心力衰竭就诊，但按心脏病治疗往往不能奏效。如果合并存在其他心脏病，更增加了诊断治疗上的困难。甲亢引起心脏改变有时可能成为突出表现，目前认为甲亢时心肌 β 肾上腺素能受体增多是导致儿茶酚胺活性增强，增强对心脏作用的主要原因。过多的甲状腺素直接促进受体生成增多，间接减少了血中儿茶酚胺浓度。甲亢的早期心脏临床表现与心电图结果，应与心脏 β 受体亢进综合征区别。不能因心脏有变化即诊断为甲亢性心脏病，而首先应具备甲亢症状、体征，辅助检查结果符合，其次是出现房颤、心脏明显增大或心衰的依据。甲亢诊治及时恰当，即使心血管系统功能受损也可完全治愈。本型甲亢者的实验室检查可有甲亢的表现。甲状腺摄 [131]I 率可增高，且不被 T_3 抑制试验所抑制，血清 FT_3 和 FT_4 也可不同程度增高，TSH 降低。基础代谢率增高，但多不如典型甲亢者显著。对本型甲亢做出诊断的关键是要提高对其临床表现特征的认识，再辅之实验室检查。

本组 3 例患者入院时症状不典型，表现为消瘦、淡漠、食欲减退或心悸、胸闷等，无一表现有突眼、甲状腺肿大、高代谢症候与神经冲动症状，仅患者 3 可触到甲状腺结节，故分别被误诊为"消化道肿瘤""围绝经期综合征"与"冠心病"。经其他各方面检查，临床治疗均不能取得满意结果。患者 1 与患者 2 在临床表现上都有不同程度的甲亢症状，如手足颤抖、怕热、多汗、心动过速等，患者 3 还可触到甲状腺结节，考虑淡漠型甲亢的可能，检查甲状腺功能。实验室检查表明 3 例患者血清 FT_3 与 FT_4 都显示不同程度增高，甲状腺摄^{131}I 率测定也显示增高。给予抗甲状腺药物治疗，症状得到控制，FT_3 与 FT_4 也恢复正常，证实了甲亢的诊断。

经分析本组误诊的主要原因是对本型甲亢认识不足，不能在鉴别诊断中加以重视，尤其是以某一系统症状为突出表现时，往往忽视了甲亢的可能。中老年患者，尤其女性，有以下情况应注意考虑淡漠型甲亢的可能，需做进一步检查：①原因不明的消瘦、淡漠、憔悴、早衰症状；②临床无明确原因的恶心、呕吐、食欲减退、腹泻等消化道症状；③难以用某一种心脏病解释的心动过速、心律失常、心力衰竭与心绞痛等。

三、甲亢误诊为高血压病

【病例简介】

患者，男，38 岁。10 年前血压高，但无明显症状，2 年后感睡眠不佳、头昏。近一段时间症状加重，眼球发胀。入院时体格检查：血压 160/95 mmHg，眼球不突出，甲状腺不大，眼底检查正常。入院后收缩压为 150~165 mmHg，舒张压为 80~100 mmHg。诊断为"高血压病"。经降压及对症治疗，头昏症状缓解后出院。出院后不久因上述症状复发再次入院。服降压药物，血压仍不稳定，收缩压155~170 mmHg，舒张压 75~100 mmHg。检查 FT_3、FT_4 高于正常水平，TSH 降低。甲状腺摄[131]I率第 2 小时 25.27%，第 4 小时 35.13%，第 24 小时 50.88%。经抗甲状腺药物治疗后血压下降、症状缓解、体重增加，确诊为甲亢。

【误诊分析】

本例除头昏、血压高外，甲状腺功能、基础代谢率及甲状腺摄[131]I率均异常，又经抗甲状腺药物治疗有效，符合诊断标准，可确诊为甲亢。本例甲亢的典型表现几乎全无，仅以头昏、高血压为主要表现。在诊断时只考虑为高血压病，而忽视了其他原因引起的高血压，造成了误诊。有报道指出，甲亢性高血压是由于心脏收缩力增强，使收缩压增高，周围血管阻力下降使舒张压降低，从而致脉压加大，降压药使用效果不稳定；而高血压病一般舒张压升高明显，降压药治疗有效，可资鉴别。

四、甲亢误诊为冠心病

【病例简介】

患者，男，61 岁。因心慌、憋气 2 个月入院。体格检查：甲状腺不肿大，桶状胸，呼吸音粗糙，心界稍扩大，心率 76次/min，心律齐，心尖部可闻及 3 级舒张期杂音，肝、脾未及，双下肢凹陷性水肿。胆固醇 4.58 mmol/L，未查甲状腺功能。心电图检查示完全左束支传导阻滞，诊断：①冠心病，完全左束支传导阻滞，心衰 1 度；②慢性支气管炎并感染，阻塞性肺气肿。1 年后因突发心慌、憋气，心电图检查示阵发性室上性心动过速第 2 次入院。先后给予药物及电转复心律，病情好转。胆固醇 5.7 mmol/L，未查甲状腺功能。出院时诊断为"冠心病""室上性心动过速"，心衰 2 度。7 个月后第 3 次入院仍诊断为"冠心病"，胆固醇为 5.59 mmol/L。3 个月后因胸闷、憋气伴严重失眠第 4 次入院。体格检查：心界扩大，心律齐，心率 74 次/min，心尖部 2 级舒张期杂音，余无阳性体征。胆固醇为 4.2 mmol/L，未查甲状腺功能。诊断为"冠心病伴心衰 2 度"。4 个月后因胸闷与憋气加重，精神躁狂，消瘦 3 个月第 5 次入院，心界明显扩大，心律不齐，心率 86 次/min，肝右肋缘下 2 cm，双下肢凹陷性水肿。ALT 70 u/L，碱性磷酸酶 756 u/L，胆固醇 3.8 mmol/L。诊断为"冠心病伴心衰"。治疗过程中化验 FT_3 8.16 pmol/L，FT_4 59.2 pmol/L，TSH 0.01 μIU/mL，仔细检查发现甲状腺 1 度肿大，闻及轻微的血管杂音。确诊为甲亢并甲亢性心脏病。给予甲巯咪唑治疗 1 个月后精神躁狂缓解，继续按甲亢治疗病情好转，肝功能、甲状腺功能正常出院。误诊 1 年半。

【误诊分析】

过多的甲状腺激素影响机体血液循环。由于体内总耗氧量增加，导致心输出量及周围血量增加，增加心脏前负荷。同时，由于甲状腺素通过改变腺苷环化酶的活性提高血管对儿茶酚胺的反应，致心脏后负荷增加，并且甲状腺激素可加速线粒体的呼吸率，显著地增加心肌细胞中的线粒体数，最终导致心肌肥大，甚至可引起充血性心脏病。有报道称病理检查发现间质性心肌炎及心脏局灶性坏死。60 岁以上老年患者中，甲亢的发病率约为 0.5%，以毒性结节性甲状腺肿更为常见。随着年龄增加，心血管功能上的衰退渐趋明显，病变进展迅速。本例用甲巯咪唑治疗后取得了明显疗效，使增高了的代谢率降低，代谢合成增加，供给心肌和周身肌肉活动的能量增强，心绞痛发作停止，肌力恢复，体温正常，出汗减少。综合上述，首先应认清和重视老年型甲亢的某些基本病理、生理变化和临床的特殊表现，特别是 60岁以上的老年人由于机体功能的衰退，常以心血管病贻误诊断，应提高警惕。

有明确甲亢症状且有下列情况之一者，应重点考虑甲亢性心脏病：心律失常；心脏扩大；心力衰竭；心绞痛；甲亢控制后上述表现消失，并排除其他病因的心脏病。

五、甲亢误诊为风湿性心脏病

【病例简介】

患者，女，40 岁。心悸，气短，周身水肿 2 年。曾诊为"风湿性心脏病（风心病）二尖瓣狭窄"。经洋地黄治疗，症状未改善再次入院。体格检查：心率 140 次/min，心尖部第 1 心音亢进，心律绝对不整，可闻及吹风样杂音，诊断为"风心病并心房纤颤""心力衰竭"。住院 2 个月后发现患者多汗、手颤、易怒，心率一直较快，测甲状腺摄[131]I 率第 2 小时 50.4%，第 6 小时 58.5%，T_3、T_4 升高，TSH 降低，确诊为甲亢，甲亢性心脏病，房颤。服甲巯咪唑治疗 2 年，上述症状消失，收缩期杂音减弱，舒张期杂音消失。

【误诊分析】

本病例过分重视了心脏舒张期杂音，当作风心病的特异性诊断依据，而又不做深入分析，导致了误诊。甲亢时由于循环血量增加、心脏负荷加重，可出现左心室扩大，造成二尖瓣相对性狭窄和关闭不全，第 1 心音常亢进，心尖区及肺动脉瓣还常可听到收缩期杂音，也可在心尖区听到舒张期杂音，常被误诊为"风湿性心脏病"。但甲亢控制后，杂音便消失，可以同风心病相鉴别。37.5%～65.7%的40岁以上的甲亢患者以心脏病变为主要表现。心房纤颤为甲亢性心脏病中最常见的表现类型，有报道称占43%～75%，尤以老年患者多见。甲亢所致的房颤若不进行抗甲亢治疗很难自行转变为窦性心律。若甲亢症状不典型加之对甲亢所致心脏病变缺乏警觉，则极易误诊。凡遇原因不明、常规治疗无效或易复发的快速型心房纤颤者均应检测甲状腺功能。

六、甲亢合并风心病误诊为单纯性风心病

【病例简介】

患者，女，40岁。因发现心脏病22年，反复心衰7年，加重半个月入院。患者于22年前体格检查时发现有风湿性心脏病、二尖瓣病变，常有游走性关节肿痛。近7年来反复出现心悸、气短、夜间阵发性呼吸困难、下肢水肿，按心衰间断服用洋地黄制剂。2年来出现心房纤颤，由阵发性变为持续性，洋地黄制剂改为长期服用并加用普萘洛尔。半个月来因旅途劳累，上述症状加重，食量减小，恶心，频繁呕吐。按"风心病""心衰"收入院。体格检查：一般情况差，精神萎靡，明显消瘦，平卧位颈静脉稍充盈，皮肤不多汗，无发绀。甲状腺不大，无杂音。心界向左扩大，心率142次/min，呈心房纤颤，心尖部2级收缩期杂音及3级舒张期杂音。双肺未闻啰音，腹软，肝缘在肋下0.5 cm，质软，无压痛，脾未扪及，下肢水肿（＋）。经用强心利尿剂治疗，心力衰竭症状基本控制，但心率仍快，达110次/min，为排除风湿热或其他疾病所致的心率增快，查血沉20 mm/h，ASO 400 U，血清T_4 1.52 ng/mL，T_3 12.42 μg/mL，FT_4 44.8 pmol/L，FT_3 7.84 pmol/L，TSH 0.015 μIU/mL，TRAb升高。因甲状腺功

能检查明显不正常，进一步追问病史，发现近 2 年消瘦明显，体重下降 10 kg 左右，眼裂较大。第 2、4、6、24 小时甲状腺摄[131]I 率分别为 60%、78%、81%、78%。此期间患者精神更加萎靡不振，全身间断抽搐，呕吐，大便增加至 6～14 次/d，心率 114 次/min，考虑有甲亢危象前期表现，立即加用丙硫氧嘧啶 450 mg/d，卢戈液静脉滴注 4 mL/d。治疗约 1 个月，恶心、呕吐完全消失，大便 1 次/d，体重 1 个月增加了 4 kg。再复查血清 T_4 正常，2 个月后心电图恢复为窦性心律。停用地高辛一个半月后仍为窦性心律，生活基本能自理。

【误诊分析】

本例甲亢症状不典型，因此在诊断上延误了一段时间。心房纤颤的常见病因有：①风湿性心脏病，二尖瓣狭窄；②动脉硬化性心脏病；③甲亢。患者有风湿性心脏病多年，2 年来出现心房纤颤，心力衰竭症状加重，一般考虑用一种疾病来解释。但本例心力衰竭控制效果不佳，心率持续过速，结合患者有消瘦、大便次数增多和眼裂增大症状，应想到合并甲亢的可能性。在用碘剂及抗甲状腺药物治疗后，随着甲亢的控制，心房纤颤也消失，且停用地高辛一个半月后未再复发，说明本病例甲亢是使心脏病症状加重并诱发心房纤颤的原因，一旦甲亢控制，心脏病症状也会减轻。因此，对于 40 岁以上的患者，当出现不明原因的消瘦和心房纤颤时应想到甲亢的可能性。

七、甲亢误诊为低钾软瘫

【病例简介】

患者，男，46 岁。因肢体发作性软瘫 3 个月，逐渐加重入院。患者 3 个月前，突然下肢无力，活动困难，未经处理 4 h 后自行恢复。以后半个月内又有 2 次类似发作。入院 2 个半月前某夜再次发作，至翌晨仍未好转，送至附近医院。查血钾、钠、氯、血糖等均未见异常。住院 1 个多月共发作 9 次，从下肢发展到上肢，瘫痪时间 3 ~ 10 h 不等，血压一般在（120 ~ 135）/（70 ~ 85）mmHg。每日服枸橼酸钾 30 mL，症状无好转。病后食量变化不大，较以前略瘦、出汗多。因诊断不明确转来我院。体格检查：安静，营养中等，皮肤不潮湿，双眼不突出，无甲状腺眼征，甲状腺不大，无血管杂音，心界不大，心率 84 次/min，律齐，各瓣膜听诊未闻病理性杂音，血压 155/85 mmHg，腹软，肝、脾未及，手平伸无震颤，四肢活动良好，肌力、肌张力正常，腱反射对称、活跃，未引出病理征。实验室检查：血钾 3.6 ~ 4.7 mmol/L，CO_2CP 23 mmol/L，24 h 尿钾 27 ~ 39.7 mmol/L，FT_4 59.8 pmol/L，FT_3 10.84 pmol/L，TSH 降低。甲状腺摄[131]I 率第 2 小时 46.5%、第 4 小时 66%、第 6 小时 76%、第 24 小时 85%。诊断为甲亢性周期性麻痹（TPP）。

患者入院后数次发作双下肢无力，但尚能自行走动。做葡萄糖耐量试验，未能诱发软瘫。曾有一次较重的双下肢软瘫发作，诱因不详，当时右侧腱反射减弱，左侧未引出，查血钾为 2.9 mmol/L。诊断甲亢后对症治疗，初始剂量每日甲巯咪唑 30 mg，2 个半月后开始减量，随诊 1 年 9 个月中未再有软瘫发作。

【误诊分析】

本病例的特点是以周期性瘫痪为突出表现，而甲亢的症状及体征很不明显，因而在来我院前未被确诊。经检查符合甲亢的诊断。此例按甲亢治疗 1 年 9 个月中未再出现软瘫，也有力地证明了患者的周期性瘫痪是甲亢的并发症。甲亢是临床上常见的内分泌疾病，合并周期性瘫痪也并不少见。

甲亢性周期性瘫痪的原理和钾代谢紊乱有关，可能是细胞外液的钾转移至细胞内，故发作时血钾很低，患者在院外查血钾正常可能不是在发作期。

引起周期性瘫痪的原因除甲亢外，还有原发性醛固酮增多症、代谢性酸中毒、先天性肾上腺皮质增生等内分泌疾病。以上原因引起的周期性瘫痪还应和家族性或特发性周期性瘫痪以及药物或食物引起的严重低血钾和肢体软瘫相鉴别。

八、甲亢误诊为周期性瘫痪

【病例简介】

患者，男，27岁。既往曾因晨起肢体软瘫而住院，当时诊断为"周期性瘫痪"，经补钾后缓解。此后每年均有数次发病，且发作常在晨起和劳累后，夏、秋季出汗多常为发病诱因。平时常感心悸、多汗，体重渐下降。每次发病经口服氯化钾治疗，均可使软瘫恢复，在门诊按"周期性瘫痪"治疗了3年多，因发作渐频繁，且后来用氯化钾治疗也常需数天才能逐渐恢复而住院。体格检查：体温37.1℃，脉搏104次/min，呼吸18次/min，血压135/75 mmHg，神志清，体质消瘦。甲状腺轻度肿大，手指可见细震颤，双下肢肌力4级。余未见异常。实验室检查：Hb 110 mg/L，RBC 3.6×10^{12}/L，WBC 5×10^9/L，分类正常。心电图：窦性心律，心率91次/min，高大U波与T波融合，Q-T间期延长。提示低血钾。FT_3 8.4 pmol/L，FT_4 35.2 pmol/L，TSH 0.01 μIU/mL。最后诊断为甲亢性周期性瘫痪。此后用甲巯咪唑和普萘洛尔等药物治疗。随访2年，偶有双下肢软瘫发作（发作和自停药物有关）。

【误诊分析】

甲亢性周期性瘫痪与一般低钾性周期性瘫痪在临床上极为相

似，诱因多为劳累、寒冷、精神紧张、高糖类饮食等，也有未查出原因者。瘫痪部位多见于双下肢，个别出现四肢瘫痪或呼吸肌瘫痪。历时最短仅 10 min 左右，最长可达数日，一般在 12 h 左右，多见于男性。但甲亢性周期性瘫痪在甲亢控制后，周期性瘫痪随之消失，说明甲亢性周期性瘫痪的发病机制与一般性周期性瘫痪可能不同。

有人认为甲亢性周期性瘫痪原理与钾代谢紊乱有关，绝大部分甲亢性周期性瘫痪发作时血钾往往偏低，但亦可发生于血钾正常者。血钾偏低的原因，有人认为可能是葡萄糖转变成糖原过程中，钾由细胞外液转移到细胞内。近年来发现 β 受体拮抗剂可预防周期性瘫痪发作，提示甲亢性周期性瘫痪与 β 受体有关。动物实验证明骨骼肌纤维内有 β 受体，普萘洛尔可阻滞此受体对儿茶酚胺的反应，而 β 受体反应可引起肌肉糖代谢变化。普萘洛尔治疗后虽可防止周期性瘫痪，但低血钾仍然存在，说明普萘洛尔的作用是在控制血钾浓度降低环节之后。周期性瘫痪除可发生于甲亢外，原发性醛固酮增多症、代谢性酸中毒、胸腺疾病等内科疾病均可伴发，所以在临床上凡遇到低血钾、周期性瘫痪的患者一定要认真仔细地检查，以求找出原发病。

本病例以周期性瘫痪为首发症状就医，但仍伴有不同程度的其他甲亢症状和体征，如怕热、多汗、心悸、手颤等，只是周期性瘫痪症状突出时将其他甲亢症状掩盖，被临床医生忽略而误诊。因此，对周期性瘫痪症状就医者需要仔细询问病史，甲状腺功能检查应作为这类患者的常规检测手段，从而降低其误诊率。

甲亢性周期性瘫痪与一般周期性瘫痪病因不同，预后不一，鉴别两者难度不大。以周期性瘫痪就诊者常伴有不同程度的甲亢的其他症状和体征，只要临床重视，不难确诊。对周期性瘫痪患者做常规甲状腺功能测定是必要的。

九、甲亢误诊为格林巴利综合征

【病例简介】

患者，男，42 岁。2 d 来双下肢酸困无力，上楼感吃力，次日夜间突然双下肢瘫痪，上肢抬举亦费力，同时气短，欲咳无力，既往有胃溃疡病史，否认近期感染史。体格检查：体温 37℃，呼吸 24 次/min，心率 100 次/min，血压 105/60 mmHg。神清，消瘦，呼吸表浅，烦躁，无发绀，咳嗽，说话、耸肩均无力，无突眼，颈软，甲状腺不大，未闻血管杂音，心功能无异常，双肺呼吸音减弱，腹部无异常，无感觉障碍，四肢软瘫。肌力：双下肢 0 级，双上肢 3 级，腱反射消失，巴氏征右侧（±），左侧（－）。实验室检查：WBC 6.6×10^9/L，N 0.71，CO_2CP 16 mmol/L。诊为"格林巴利综合征（GBS）并部分呼吸肌瘫痪"，即行吸氧，大剂量地塞米松、能量合剂、青霉素静脉滴注治疗。因心电图示低血钾，血钾 3.2 mmol/L，又静滴钾盐，抢救 8 h 后症状无改善而行气管切开，24 h 后气短消失，四肢运动完全恢复，第 3 天拔除气管插管，第 4 天出现胃痛、柏油样大便隐血（＋＋＋），渐减地塞米松量加用止酸药后隐血转阴，拟修正诊断为"低钾性周期性瘫痪"，但病程中发现患者有多食、多汗、大便次数增多症状。追问得知上述病史已近 1 年。再查甲状腺 1 度肿大，有血管杂音，甲状腺摄[131]I 率第 2、24 小时分别为 36.2% 及 61.5%，FT_4 32.3 pmol/L，FT_3 7.9 pmol/L，TSH 0.01 μIU/mL，TRAb 升高，TGAb 23%，诊为甲亢性周期性瘫痪。改用甲巯咪唑治疗月余，瘫痪再未发作，体重增加 6 kg，1 个月后出院，随访无复发。

【误诊分析】

本例误诊原因：因起病急，病情重，对以往病史问诊欠详细，未能将甲亢症状与肌肉瘫痪联系起来考虑；临床表现不典型，以突发的肌瘫痪为主要表现，其甲亢症状不明显，亦缺乏突眼、甲状腺肿大、血管杂音等重要体征；仅满足于某一诊断，未进一步寻根求源，找出真正的病因；受专业知识限制，对甲亢特点掌握不够，以致难以鉴别。

四肢软瘫可由多种疾病引起，诸如甲亢、原发性醛固酮增多症、家族性周期性瘫痪、流行性低钾肌无力等，这要求临床医生具有一定的经验和鉴别诊断能力。另据文献报道甲亢并周期性瘫痪在日本人和中国人中是十分常见的，而西方较少，更有国人周期性瘫痪以甲亢性为主之说，且多见于男性，年龄也以成年人为多。因此对原因不明的周期性瘫痪患者，尤为成年男性，在鉴别诊断上应把甲亢性周期性瘫痪放在首位，不典型者甲状腺功能检查更为重要，在甲状腺功能未明确前不要轻易放弃甲亢性周期性瘫痪的诊断，因为其甲亢的表现较多是不典型的。诊断的关键是证实甲亢的存在。

十、甲亢误诊为重症肌无力

【病例简介】

患者，女，19 岁。乏力，心悸，消瘦 1 年，双眼睑下垂，咀嚼无力，易呛 4 个月，门诊诊断为"重症肌无力"。体格检查：脉搏 104 次/min，血压 105/70 mmHg，眼球不突出，双眼睑下垂，睁眼无力，以晚间更明显，咽反射稍迟钝，无肌萎缩。双侧甲状腺肿大，甲状腺区均可听到连续性血管杂音。胸部 CT 示胸腺正常。T_3、T_4升高，TSH 降低，TRAb 升高。甲状腺摄[131]I 率

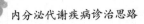

第 2 小时 40.3%，第 4 小时55.2%，第 24 小时 48%，高峰前移。确诊为甲亢并重症肌无力。经抗甲状腺药物和新斯的明联合治疗后，症状缓解，眼睑下垂好转。

【误诊分析】

本例患者甲状腺肿大，又有高代谢症候群，一般不易误诊。主要因患者高代谢症候群较轻，重症肌无力表现明显，医生对甲亢伴重症肌无力认识不足，故忽视了甲状腺检查而漏诊了主症甲亢。本病例主要累及眼部肌群，肌无力都出现在甲亢症状后。有人认为，甲亢和重症肌无力均系与遗传有关的自身免疫疾病，故可并存。因此，当患者以重症肌无力就诊时应想到甲亢，常规检查甲状腺，并做甲状腺功能实验检查及胸部 CT 检查，一般可确诊。

慢性甲亢性肌病包括周期性瘫痪、重症肌无力、慢性肌病和眼外肌麻痹。其中周期性瘫痪占 3.8%，重症肌无力占 3% ~ 5%，慢性肌病占 0.6% ~1.28%，大约5%的甲亢以肌病为首要表现，60% ~80%的甲亢患者肌电图异常。若甲亢性肌病表现早于甲亢的典型症状或同时发病，或缺乏甲亢的典型表现时，则易误诊。

甲亢伴有重症肌无力的特点：①有甲亢的临床表现；②有眼肌等麻痹，但无肌萎缩；③抗甲状腺药物和新斯的明联合治疗有效，而单纯控制甲亢并不一定能使肌无力好转，采用甲状腺手术应十分慎重，有部分病例可致肌病加重。

十一、甲亢误诊为脑血管意外

【病例简介】

患者，女，48 岁。因甲状腺肿 20 年，精神恍惚、嗜睡、吞咽困难20 d，经急诊入院。患者居住在甲状腺肿大流行山区，自己发现甲状腺肿已20年，子女3人也有甲状腺肿大。当地经常食用加碘食盐。近20年来常有心悸、失眠、多汗，但无明显食欲亢进及消瘦，能参加一般农田劳动，劳累后曾有晨起四肢软瘫，休息半天自行恢复。当地医院诊断为"神经症"。1个月来甲状腺较前肿大，颈部憋胀，入院前20 d食量锐减、恶心、时有呕吐。入院前1周病情加重，吞咽困难，饮水易呛，头部不能抬起，四肢软瘫，说话吐字不清。当地医院诊断为"脑血管病"，急转我院。体格检查：一般状况较差，神志恍惚，烦躁不安。甲状腺2度肿大，有结节及杂音，心率100次/min，肝缘在肋下1 cm，双手震颤。实验室检查：FT_4 34.7 pmol/L，FT_3 9.9 pmol/L，TSH 0.001 μIU/mL，TRAb升高。甲状腺摄^{131}I率第2小时67%，第4小时67%，第6小时49%，第24小时65%。诊断为甲亢而收入院。入院后检查除上述体征外，发现全身肌肉明显萎缩，以近端肌萎缩明显。肌力0~1级，明显吞咽困难，口角流涎，构音不清，咽部肌明显受累，双膝腱反射低，未引出病例反射。24 h尿肌酸841 mg，血清磷酸肌酸激酶11 IU/L。入院后按重型甲亢服用甲巯咪唑30 mg/d，观察2 d后病情继续加重，改为鼻饲药物及食物，并静脉用碘化钠液（5%葡萄糖1 000 mL加碘化钠液0.5~1.0）。考虑甲亢性肌病合并急性延髓麻痹，加用普萘洛尔60 mg/d。经上述治疗，1周后病情逐渐好转，吞咽困难、构音不清逐渐恢复。1个月后生活可以自理，FT_4降至正常。

【误诊分析】

本例以急性延髓麻痹为突出表现，外院诊断为"脑血管病"，来我院后由于注意到甲状腺肿大，详细询问了病史，及时进行了有关检查而迅速确诊为甲亢。患者来自地方性甲状腺肿大流行区，长期食用加碘食盐。20多年来常有心悸、多汗，无其他代谢增高的表现，因此按神经症治疗。有些学者认为在地方性甲状腺肿大流行区，某些有潜在自身免疫性甲亢的患者，由于长期处于"碘饥饿状态"，甲亢的临床表现不明显，一旦充分补充碘剂后，甲亢的症状就可显现，本例即属于此种情况。患者来诊时，已属重型甲亢合并急性延髓麻痹，甚易和脑血管病混淆。

本病例的急性延髓麻痹是由甲亢肌病引起的。甲亢时甲状腺素分泌过多，作用于线粒体，有氧化磷酸化解耦联作用，故ATP的生成减少，造成肌无力。甲状腺素又可加强肾上腺素的作用，使细胞膜腺苷酸环化酶激活，促使第二信使cAMP合成增多，使ATP消耗增加，这是甲亢肌病的另一因素。普萘洛尔等β肾上腺能阻断剂通过和细胞膜受体竞争性结合，抑制了儿茶酚胺（主要是肾上腺素）的作用，从而减少了cAMP的合成和ATP的消耗，可使甲亢肌病好转。此外，甲状腺素过多时可抑制磷酸肌酸激酶（CPK），使肌酸磷酸化受阻、血中CPK减少、尿中肌酸排量增多、肌细胞内磷酸肌酸减少而引起无力。本例通过抗甲状腺药物和β受体阻滞剂的应用，短期内使病情得到较好的控制，这也进一步证实了急性延髓麻痹是甲亢肌病所致。

十二、甲亢合并二尖瓣脱垂误诊为围绝经期综合征合并冠心病

【病例简介】

患者，女，45岁。因活动后心悸、乏力、多汗、怕热、手抖5月余来院。体格检查：消瘦，突眼征（-），甲状腺无肿大，血管杂音（+），心率95次/min，心尖区2级收缩晚期杂音非喷射性喀喇音。X线检查正常。ECG：V4-6导联T波低

平，伴有 ST 段压低，偶发室性早搏。初诊为"围绝经期综合征合并冠心病"。经治疗月余，效果不佳，疑诊甲亢。实验室检查：FT_3 7.5 pmol/L，FT_4 40.8 pmol/L，TSH 降低。甲状腺摄[131]I率第 2、4、24 小时分别为 70%、78%、85%。血脂、血糖均正常。超声心动图示 MVP。诊断为甲亢合并 MVP。

【误诊分析】

MVP 是由于二尖瓣叶黏液样变性，腱索过长，腱索断裂乳头功能不全所致。当左心室收缩时，二尖瓣脱垂入左心房。按病因 MVP 可分为两类：①继发性，可见于马方综合征、风湿性瓣膜炎、心肌病、外伤、冠心病、房间隔缺损或其他先天性心脏病，结缔组织病等；②原发性，原因不明确，约占 30%。有报道称一组 Graves 病患者中，MVP 的发病率为 16.5%。MVP 可有焦虑、心动过速、心律不齐等表现，类似甲亢未控制，故需警惕治疗甲亢中可能致药物性甲减。

甲亢患者伴高发 MVP，但目前尚缺乏关于 MVP 的形态学和组织学方面的资料，临床显示：①二者可能都和遗传有关；②二者都属于免疫性疾病；③甲亢时儿茶酚胺增多，引起心脏局灶变性或炎性改变等。临床上甲亢患者若出现胸痛、气短或极度焦虑等神经精神症状，特别是心前区听到非喷射性喀喇音，要高度怀疑 MVP 的存在。甲亢合并 MVP 为良性病程经过，可按常规甲亢治疗，无须特殊处理。

十三、甲亢误诊为巨幼红细胞性贫血

【病例简介】

患者，男，46 岁。因心跳过速、乏力、多汗 2 月余伴每天排稀大便 2~3 次及低热 8 d 入院。体格检查：体温 37.6℃，脉搏 90 次/min。皮肤黏膜较苍白，余无阳性体征。实验室检查：粪常规正常，RBC 2.34×10^{12}/L，Hb 65 g/L，WBC 2.4×10^{9}/L、分类正常，血小板计数 7.8×10^{9}/L，网织红细胞 0.30。骨髓检查示巨幼红细胞性贫血。胃镜检查示慢性浅表性胃炎（轻度）。入院后经用叶酸及维生素 B_{12} 治疗 40 d，查血象恢复正常而出院。出院后，仍心跳过速、乏力、多汗、间歇性不成形大便（2~3 次/d）及低热，近有多食易饥、体重减轻等症状，再次入院。体格检查：体温 37℃，消瘦，皮肤湿润，眼裂增宽。甲状腺轻度肿大，可闻血管杂音，心率 108 次/min，律整，双手细震颤。T_3、T_4 升高，TSH 降低，TRAb 升高。甲状腺摄^{131}I 率第 3 小时 38%，第 24 小时 77%。诊断：①甲亢；②慢性浅表性胃炎。经抗甲状腺药物治疗，体重增加，症状改善。出院后继续治疗，随访 7 个月，血常规正常，症状消失。

【误诊分析】

甲亢合并贫血可有多种临床症状，尤以男性、年龄大者较为常见。开始以巨幼红细胞性贫血为主要表现，但由于对甲亢的这种表现认识不足，加上思维局限，只考虑巨幼红细胞性贫血与胃部疾患的联系，而忽略了心跳过速、多汗、乏力、腹泻这些与甲亢有关的症状。甲亢并发贫血者较少见，合并巨幼红细胞性贫血更少。虽然甲状腺激素可增进造血系统的功能，但也证实甲状腺激素可使叶酸及维生素 B_{12} 的消失率增快，红细胞寿命缩短（或正常），这可能是甲亢合并巨幼红细胞性贫血的原因。甲亢可合并萎缩性胃炎，但两者的关系仍不清楚。许多研究表明甲亢是一种免疫性疾病，部分甲亢可合并胃酸缺乏，注射组胺后未见增多，血中可检出壁细胞抗体。

十四、甲亢误诊为男性乳腺增生

【病例简介】

患者，男，46岁。因乳房增大2个月，心慌、多汗、四肢颤抖1个月而来诊。患者2个月前偶然发现双侧乳房增大、疼痛。曾在外院查蝶鞍区正常，后来我院门诊查尿游离皮质醇、血睾酮，行X线及肝功能检查，均无特殊阳性发现。1个月来四肢颤抖明显，无法提笔写字，并自觉心慌、多汗、乏力，食量变化不大，但1个月内体重下降5 kg，较前健谈，易紧张、急躁、失眠，工作效率降低，转来我院。追问病史，半年前开始大便次数增多，每日5~6次成形便，皮肤奇痒难忍。半年来因工作安排问题精神抑郁。4年前诊断过"肝炎"，但不久治愈。个人及家族中无甲状腺病患者。体格检查：血压100/60 mmHg，稍紧张，皮肤无疹，汗多，眼球不突，甲状腺眼征阴性，甲状腺呈2度弥漫性肿大，可闻血管杂音。双侧乳房增大，不红，乳核直径约2 cm，无压痛，无乳汁挤出。心界不大，律齐，心率108次/min，未闻病理性杂音，肺呼吸音清，腹软，肝缘在肋下一指，脾未扪及，双手平伸颤抖明显，无颈前黏液性水肿及杵状指，睾丸大小正常。实验室检查：T_4 14.8 μg/mL，T_3 2.4 μg/mL，FT_3 7.67 pmol/L，FT_4 30.04 pmol/L，TSH 0.012 μIU/mL，谷丙转氨酶正常，乙型肝炎表面抗原阴性。

患者检查后诊为甲亢，来院后10 d开始甲巯咪唑治疗，剂量为10 mg，8 h/次，约40 d后出汗减少，手抖减轻，心率降至80次/min，2个月后症状基本控制，两个半月乳腺增大已不明显，甲亢控制后用[131]I治疗。

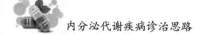

【误诊分析】

本病例为典型的甲亢症，临床症状明显，体征较多，几项甲状腺功能检查均符合甲亢诊断，抗甲状腺治疗后收到了很好的效果。

临床上常见到的男性乳腺增生症，其原因有正常的青春期发育、药物治疗（如女性激素、安替舒通、异烟肼等）、甲亢或甲低、睾丸肿瘤（绒毛膜上皮癌及畸胎瘤等）、肾上腺肿瘤、垂体肿瘤、支气管肺癌、肝脏疾患等。本病例乳腺发育是由甲亢引起，有报道称甲亢患者中，表现有男性乳腺增生的占 10%，其发生机制尚无一致看法。本例皮肤瘙痒可能是甲亢的另一少见症状，文献中也有类似报告。

十五、甲亢误诊为结核病

【病例简介】

患者，男，56 岁。低热、盗汗、乏力、食欲减退、大便次数增多 20 余天。外院诊断为"结核病"。体格检查：体温 37.5℃，脉搏 112 次/min，无突眼，甲状腺轻度肿大，双手轻度震颤，胸腹部无特殊体征。其妻患肺结核。诊断："发热待查""结核病"。入院后双肺 X 线检查无异常，但仍持续低热。FT_3、FT_4 高于正常，TSH 降低。诊断为甲亢。给抗甲状腺药物治疗，症状控制后行 ^{131}I 治疗。

【误诊分析】

甲亢可以长期低热为主诉。过多的甲状腺激素促进能量代谢和生热，需要通过皮肤散去过多的热量，所以皮肤温暖多汗。蛋白质的合成和分解都增强，分解增强尤甚，结果导致组织蛋白分解，呈负氮平衡，体重下降。本病例误诊的原因是忽视患者除持续低热外有盗汗、乏力、食欲减退、大便次数增多的症状，并且对轻度甲状腺肿大及双手震颤重视不够。老年甲亢食欲亢进者甚少，多因胃酸缺乏或慢性萎缩性胃炎致食欲减退。有报道称消瘦在老年组甲亢中占31.1%，非老年组仅8.4%。食欲减退、消瘦、低热、甲状腺不肿大的甲亢患者易被误诊为结核病或消化道肿瘤。结核病患者除了有低热、盗汗、食欲减退等中毒症状外，不同部位的结核还有其特殊的临床表现。常见的淋巴结结核应有浅表淋巴结肿大，尤其是颈侧淋巴结肿大，肺结核应有呼吸道症状，胸部X线检查异常，肠结核可有腹痛、腹泻等消化道症状，钡灌肠造影有异常，结核菌素试验可助诊断。故鉴别时全面的体格检查和辅助检查是必要的。

十六、甲亢误诊为糖尿病

【病例简介】

患者，男，40岁。多食、多饮、消瘦、腹泻、乏力、心慌近2年，外院诊断为"糖尿病"。体格检查：脉搏102次/min，血压135/70 mmHg，无眼球突出。双侧甲状腺轻度肿大，无血管杂音，尿糖（-），甲状腺功能异常，诊断为甲亢。经抗甲状腺药物治疗，症状控制后行^{131}I治疗。

【误诊分析】

甲状腺激素不仅可促进葡萄糖及半乳糖在肠道的吸收，吸收速度超过其代谢速度，而且既增加了周围组织中葡萄糖的消耗，又促进了糖原的异生，故甲亢患者可出现食后血糖升高和糖耐量的减退现象。而甲亢常见的食欲亢进、消瘦症状与糖尿病的多食、消瘦症状相类似，某些甲亢患者还可出现多饮、多尿症状，故有时把有上述临床表现的甲亢误诊为糖尿病。此外，甲亢也可合并糖尿病，故需注意鉴别。但糖尿病患者一旦出现明显的三多一少症状时，其空腹血糖、尿糖均应异常，糖耐量试验可以确诊。另外，单纯的糖尿病患者一般不伴有甲状腺征和高代谢症候群，易与甲亢鉴别，只要熟悉其临床特点，可以避免误诊。

十七、甲亢误诊为肝炎

【病例简介】

患者，男，24 岁。因上腹部间歇性疼痛半年、乏力、ALT 升高入院。体格检查：除肝右叶在肋下 1 cm 外，余无阳性体征。多次检查肝功能，均是 ALT 升高，为 108～132 u。因有肝炎接触史，诊断为"肝炎"。经保肝治疗，ALT 正常而出院。出院 3 个月 ALT 又升高再入院。体格检查无特殊。因 ALT 反复异常，肝脏无触痛及叩击痛，故检查甲状腺功能异常，甲状腺摄^{131}I 率第 4 小时 40.8%，第 24 小时 56.09%。诊断为甲亢。经抗甲状腺药物治疗后好转。

【误诊分析】

患者基础代谢率增高，甲状腺摄^{131}I 率增高，甲状腺功能检查确诊为甲亢。过多的甲状腺激素对肝脏是否有直接的损害还缺乏肯定的证据。但甲亢患者尤其是长期未得到控制者，可间接损害肝脏，原因是：①肝脏相对缺氧，由于甲亢使代谢增强，内脏耗氧增加，而肝血流相对未增加而导致缺氧；②甲亢性心脏病致心力衰竭发生肝静脉瘀血；③分解代谢亢进，肝糖原耗损，必需氨基酸和维生素消耗过多；④并发感染、休克。

甲亢时肝脏损害表现为肝脏肿大、偶有黄疸、ALT 增高，甲亢控制后可恢复。

十八、甲亢误诊为恶性肿瘤

【病例简介】

患者，男，57 岁。因 7 个月来消瘦 20 kg，于 2010 年 4 月就诊。患者于 2009 年 7 月开始咳嗽，咳黄白黏痰，偶痰中有血丝，伴多食，每日主食 600 g，腹泻，水样便，每日 3 ~ 4 次。病后消瘦 20 kg，无发热、多汗和心悸等。2010 年 4 月首次来我院就诊，曾疑"呼吸系统恶性肿瘤"，行 X 线、气管分叉体层像和痰瘤细胞检查，除发现双上肺纤维增殖型结核外无其他异常。继而又疑"胃肠道和肝脏恶性病变"，经胃肠造影、肝扫描、肝超声波和甲胎蛋白等项检查，亦均无特殊发现。此期间患者病情进一步恶化，表现由多食转变为食欲减退，主食每日不足 150 g，消瘦更明显。第五次复诊时仔细检查，方发现甲状腺杂音，疑甲亢转至内分泌科。体格检查：血压 145/80 mmHg，体重 43 kg，明显消瘦，无多汗，表情紧张，左眼稍突出，眼睑后缩，甲状腺不肿大，右侧可闻血管杂音，心率 96 次/min，律齐，肺呼吸音清，肝缘肋下 2 cm，脾未扪及。肩胛肌、臀大肌及双手大小鱼际肌均萎缩。双手轻度震颤。实验室检查：FT_4 25.1 pmol/L，TSH 0.001 μIU/mL，TRAb 升高。诊断为甲亢。予口服甲巯咪唑治疗，剂量为 15 mg/次，每日 3 次，1 个月后 FT_4 下降至 11.2 pmol/L，心率减慢并稳定在 80 次/min 左右，律齐，一般状况显著改善，食欲增加，大便正常，体重增加 1.6 kg。

【误诊分析】

本例是以消瘦为突出表现的甲亢，其延误诊断主要原因是病史采集和体格检查不全面，只注意了消瘦，忽略了有关甲状腺的症状和体征。老年消瘦而甲亢症状不典型的患者，较易误诊为恶性肿瘤或其他慢性消耗性疾病，但老年甲亢者消瘦也常为突出表现。根据我院近年来对老年甲亢患者的统计，消瘦者占95.6%。因此对消瘦原因不明的老年患者，除考虑恶性肿瘤外，应进一步检查是否为甲亢。此外，老年甲亢往往表现淡漠、食欲减退、心率增快不明显，甲亢症状不典型，有的则以心房纤颤为主要表现。本病例消瘦伴有食欲亢进、饭量增加，这一点与恶性肿瘤很不相符。多食伴消瘦，主要应考虑糖尿病和甲亢。本例糖尿病可以排除。经仔细检查后发现甲状腺有杂音、心率快、手抖，再辅之以实验室检查，甲亢诊断可以成立。

甲状腺素有氧化生热作用，又可直接作用于消化道黏膜，增进磷酸激酶的活性，促进葡萄糖磷酸化，使葡萄糖吸收增加。甲状腺素还影响胃肠道平滑肌对神经介质的敏感性，使胃肠蠕动增强而腹泻，大便稀薄，常含不消化食物。总之，甲亢时代谢亢进，营养过度消耗，患者虽多食，但不能补偿，故体重下降。而老年甲亢患者，胃肠道对过高甲状腺素的反应反而迟钝，表现为食欲减退、腹泻、消瘦，这些较其他甲亢表现更为突出。

十九、甲亢误诊为慢性结肠炎

【病例简介】

患者，男，31岁。腹胀，大便次数增多，体重减轻已6个多月，大便每日3~7次，黄色稀糊状便，病后体重下降6.5 kg，感明显乏力，但食欲正常，多次检验粪常规正常，潜血试验阴性，5次大便培养均无致病菌生长。X线钡剂灌肠检查未见器质性病变，诊断为"慢性结肠炎""肠易激综合征"。用过多种抗生素及钙阻滞剂、中药等治疗，无效。体格检查：消瘦，轻度突眼，甲状腺肿大2度，无血管杂音，心率100次/min，余正常。实验室检查：T_3 4.35 ng/mL, T_4 38.7 μg/mL, TSH 0.047 μIU/

mL，确诊为甲亢。给予甲巯咪唑正规治疗，体重比病前增加 3 kg，症状消失，随访 2 年未复发。

【误诊分析】

本病例突出表现为大便频繁、消瘦，大便培养无致病菌生长，说明非感染性肠病。体格检查中发现甲亢体征明显，T_3、T_4增高，给予甲巯咪唑治疗后好转，诊为甲亢无疑。

甲状腺激素可使胃肠蠕动加快，大便次数增加，部分患者腹泻特点常为含不消化食物、脂肪增多、无脓血、细菌培养阴性，用抗生素治疗无效，甲亢控制后腹泻即好转。应注意的是腹泻伴食欲减退、恶心呕吐，表示甲亢严重，为危象先兆。单纯腹泻胃肠道检查正常且一般治疗无效时应常规检查甲状腺功能，避免误诊。

二十、甲亢危象误诊为肝炎、胃肠炎、糖尿病酮症酸中毒

【病例简介】

患者 1，女，30 岁。入院前 20 d 曾行人工流产术，入院前 8 d 因咽痛、发热，按"急性咽喉炎"给予抗炎治疗无效。持续高热、黄疸、恶心呕吐、腹痛、大汗、烦躁。拟诊"急性黄疸型肝炎"转来我院。半年前曾诊断为甲亢，服甲巯咪唑至人工流产术前停药。体格检查：体温 39.3 ℃，心率 140 次/min，精神萎靡，巩膜黄染，扁桃腺 2 度肿大伴有脓性分泌物。甲状腺不大，但血管杂音明显，肝左肋下 2 cm，轻叩痛，肝功能轻度损害，血胆红素 51.3 μmol/L，ALT 45 u，尿胆原（＋＋）。按甲亢抢救，4 d 后病情平稳。

患者 2，女，16 岁。发热、恶心、呕吐 3 d，伴腹泻、上腹

痛，大便为稀水样。按"急性肠胃炎"治疗 3 d 无效转本院。半年前曾患甲亢，经常中断治疗。体格检查：体温 40 ℃，心率 130 次/min，大汗，甲状腺 2 度肿大，闻及血管杂音，轻度突眼，上腹部压痛明显，按甲亢抢救，3 d 后渐趋平稳。

患者 3，女，60 岁。食欲减退 1 d，1 周来出现恶心呕吐，脐旁可触及一 4 cm×5cm 肿块，拟诊"腹腔肿块"收入院。体格检查：体温 38 ℃，心率 90 次/min，精神抑郁，呈恶病质，甲状腺 1 度肿大，闻及血管杂音。B 超检查提示腹部包块为脊柱侧凹，FT_3 3.08 pmol/L，FT_4 29.85 pmol/L，TSH 0.001 2 μIU/mL，TRAb 升高。诊断为淡漠型甲亢，按甲亢常规治疗。2 d 后体温 39.2 ℃，心率 150 次/min，恶心呕吐，嗜睡，腹泻，按甲亢危象积极救治无效，于入院后第 6 天死亡。

患者 4，女，27 岁。自妊娠中期起自觉心悸，并双下肢水肿，且逐渐加重。以"妊娠，围产期心肌病，心衰 2 度"在某院治疗 1 个月无效，转本院。无甲亢史。体格检查：体温 36.4 ℃，心率 125 次/min，呼吸 30 次/min，血压 90/65 mmHg，精神紧张，消瘦，甲状腺 1 度肿大，闻及血管杂音，巩膜轻度黄染，心向两侧扩大，尤以右侧为著，肝缘左肋下 4 cm，中度压痛，质软，肝颈静脉回流征阳性。FT_3 2.045 pmol/L，FT_4 100.5 pmol/L，TSH 0.001 μIU/mL，TRAb 升高。2 d 后病情迅速加重，体温 40 ℃，心率 164 次/min，呼吸 39 次/min，血压 70/50 mmHg，烦躁不安、恶心呕吐、腹泻、大汗淋漓，迅速转入昏迷。诊断为甲亢危象，经抢救 2 d 无效死亡。

患者 5，女，29 岁。黄染、发热、嗜睡 3 d 伴心悸、尿黄，拟诊为"亚急性重型肝炎"收住传染病院，经治疗无效，会诊后收我院。有甲亢病史 2 年及不规则甲巯咪唑治疗史。体格检查：体温 40.2 ℃，心率 159 次/min，血压 80/50 mmHg，巩膜深度黄染，大汗淋漓，呈嗜睡状态，甲状腺中度肿大，闻及明显血管杂音，入院后频繁呕吐伴腹泻。诊断为甲状腺危象，经积极抢救，3 d 后病情平稳，查 FT_3 2.049 pmol/L，FT_4 112.6 pmol/L，TSH 0.0015 μIU/mL，胆红素 85.5 μmol/L，ALT 80 u。

患者 6，女，40 岁。受寒后发热、乏力、多尿、口渴 3 d，查尿糖（＋＋＋＋）、尿酮体强阳性，以"糖尿病酮症酸中毒"（DKA）急诊收入院。按 DKA 抢救 2 d 后，病情好转。改用肌注胰岛素后又很快出现 DKA，伴高热、呕吐、烦躁不安，体温 40.3 ℃，心率 160 次/min，血压 80/50 mmHg。继续按 DKA 治疗，无效并出现大汗、嗜睡等症状，追问病史，有甲亢 2 年，曾用甲巯咪唑治疗 3 个月。按甲亢危象及 DKA 治疗，4 d 后病情平稳。

【误诊分析】

甲亢危象（甲危）是甲亢恶化时的严重症候群。临床虽不多见，但病情危重且进展迅速，如不早期确诊和及时抢救，死亡率极高。

甲亢危象常因感染、精神创伤、手术、妊娠、突然停药等应激因素诱发，无明确完整的实验室诊断数据。只有通过详细的病史、症状和体征才能做出及时的诊断。某些患者甲亢病史不详，症状不典型，常以某一系统的症状表现突出，或伴并发症，如果医生对甲亢缺乏足够的认识，更易误诊。

目前甲危的诊断国内外尚无具体统一的标准。综合文献和实际情况，甲危的诊断标准：①甲亢是必需条件，故检查甲状腺大小、血管杂音、突眼及询问病史极为重要；②发热，体温 38 ~ 41 ℃；③心率＞130 次/min；④多汗；⑤消化系统出现食欲减退、恶心呕吐、腹泻加重、腹痛、黄疸、肝功能损害症状；⑥中枢神经出现躁动、嗜睡、谵妄昏迷症状；⑦心血管系统出现心律紊乱、心衰、休克症状。

患者 1 有恶心呕吐、腹痛、黄疸、发热、肝大、肝功能受损症状，误诊为"急性黄疸型肝炎"；患者 2 出现明显的急性胃肠炎症状而误诊；患者 3 有上消化道梗阻症状和进行性消瘦伴腹部包块，误诊为"腹腔肿瘤"；患者 4 因出现明显的心衰表现，且在妊娠期间又无甲亢病史误诊为"妊娠中毒症""围产期心肌病""心衰"；患者 5 有高热、深度黄染、呕吐、嗜睡误诊为"亚急性重型肝炎"；患者 6 误诊的原因在于糖尿病酮症酸中毒与甲危并存，同时治疗两病后，病情很快平稳。本组患者 4 例有甲亢病史，2 例无甲亢病史，如能认真询问病史和检查甲状腺大小及血管杂音，都可及时确诊甲亢。本组 6 患者中有 2 例患者合并黄疸，据报道黄疸及肝功受损在甲危时经常发生；有 2 例患者伴有腹痛，此症状在甲危中更为少见，但有人认为腹痛往往是甲危的早期表现，因此在甲危诊断时须注意黄疸和腹痛 2 个症状。

总之，甲亢患者如病情加重应考虑甲危的存在；对原因不明的发热、心动过速、多汗，伴有消化道、心血管、神经系统症状者均应想到甲危的可能；应重视甲状腺大小、血管杂音及突眼的检查，以提高甲危的早期诊断。

二十一、甲亢误诊为假性延髓麻痹

【病例简介】

患者，男，45 岁。于 5 个月前渐感易饥饿、多食、疲乏无力、易出汗、性情急躁、甲状腺明显增大、突眼、视力模糊、复视。3 个月来声音嘶哑、进食呛咳、舌运动障碍、咀嚼无力、吞咽困难、胸闷、呼吸困难、烦躁不安、四肢无力、手颤、体重急剧下降。以"吞咽困难待查"入院。体格检查：心率 108 次/min，呼吸 26 次/min，血压 135/90 mmHg，神清，恶病质，烦躁，消瘦，多汗，甲状腺中度肿大，突眼，眼外肌麻痹，眼裂增大，球结膜充血，咀嚼肌无力，咽反射消失，伸舌困难，四肢肌力 4 级，肩、骨盆带肌萎缩，腱反射弱。实验室检查：脑脊液正常，FT_3 3.07 pmol/L，FT_4 100.6 pmol/L，TSH 0.001 1 μIU/mL，TSH 降低，TRAb 升高。EEG 低到中波幅 7~8 C/S 为基本节律，两侧大致对称，调幅差，两半球各区较多 4~8 C/S 中高波幅 Q 波及少量 2~3 C/S 中高波幅 & 波，HV 慢波增多，ECG 窦性心动过速，心肌缺血，左室高电压。肌肉活检：肌纤维萎缩，肌核增多，部分肌纤维横纹不清，钡餐透视钡剂进入肺支气管。新斯的明试验阳性。诊断为甲状腺毒性肌病。经甲巯咪唑 30 mg/d、地塞米松 20 mg/d 等治疗，病情稍稳定。

【误诊分析】

本病又称急性甲亢性肌病或甲亢伴急性延髓麻痹，可因心力衰竭、肺水肿、呼吸骤停、肺部感染、甲亢危象、休克、昏迷、精神障碍及全身衰竭导致死亡。

甲亢患者如出现声嘶、反呛、肌无力加重，应警惕本病的发生，尤其是间断服药者。

本病需与甲亢并重症肌无力和周期性瘫痪相鉴别。前者注射新斯的明有效，而后者补钾治疗有效。此外，还应与肌营养不良、肌萎缩侧束硬化症、假性延髓麻痹、皮肌炎等相鉴别。

本病横纹肌纤维普遍变细，肌膜核增生内移，横纹存在，部分肌纤维肿胀横纹消失，肌浆红染，心肌细胞伴核两端有脂褐素形成，间质内纤维组织增多，为非特异性改变，有别于慢性甲状腺毒性肌病的特异性病理改变。

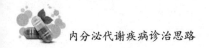

二十二、甲亢误诊为亚甲炎

【病例简介】

　　患者，女，60 岁。因"怕热、消瘦 13 年，水肿 1 个月，发热 2 d"为主诉入院。患者 13 年前出现怕热、多汗、消瘦症状，未治疗。1 个月前出现全身水肿在当地医院住院对症治疗后，症状好转。2 d 前患者出现发热，伴颈部疼痛，体温 38.5 ℃，无寒战症状，当地诊所给予退热药物治疗后，仍有发热，今为进一步治疗遂来我院。门诊以"亚急性甲状腺炎"收住。体格检查：体温 36.7 ℃，呼吸 20 次/min，血压 150/80 mmHg。甲状腺 1 度肿大、质韧、无压痛，心率 90 次/min，律齐，各瓣膜听诊区未闻及病理性杂音。腹部平坦，未见胃肠型及胃肠蠕动波，未见腹壁静脉曲张，双下肢中度水肿。诊断为"亚急性甲状腺炎"，给予抗感染治疗后症状好转，未再发热，仍存在心悸症状。实验室检查：WBC 0.99×10^9/L，N 0.717，RBC 2.63×10^{12}/L，Hb 80 g/L，PLT 26×10^9/L，ALT 28 IU/L，AST 42 IU/L，TC 1.17 mmol/L，TG 0.60 mmol/L，葡萄糖 9.26 mmol/L，总胆红素 87 μmol/L，直接胆红素 32.5 μmol/L，钙 1.88 mmol/L，凝血酶时间 35.6 s，凝血酶原活动度 23%，INR 2.60，纤维蛋白原 0.63 g/L，凝血酶时间 22.8 s，BUN 10.35 mmol/L，Cr 20.80 mmol/L。甲状腺功能：FT_3 10.64 ng/mL，FT_4 94.43 nmol/L，TSH 0.074 μIU/mL。甲状腺扫描示甲状腺重量 44.046 g。24 h 甲状腺摄^{131}I 率测定：第 2 小时 24%，第 6 小时 38.2%，第 24 小时 39.9%，提示甲状腺摄^{131}I 率增高。粪常规正常，尿常规示白细胞（++），免疫功能正常，风湿免疫抗体阴性。诊断：①Graves病；②粒细胞减少症。给予^{131}I、升白细胞药物治疗后好转出院。

【误诊分析】

由于甲亢患者体内产生了针对白细胞的抗体、抗中性粒细胞浆抗体，导致白细胞破坏增多而致白细胞减少。此外，体内产生大量甲状腺激素抑制骨髓正常的造血功能，导致白细胞的异常，造成外周血白细胞减少。在甲亢治疗引起的副作用中又以抗甲状腺药物引起的粒细胞减少为多见，常出现于用药后的2~3个月，个别病例用药后期发生，也可见于全程的任何时间，严重时可出现粒细胞缺乏症。突发的粒细胞缺乏症主要是由于抗甲状腺药物的过敏反应导致，常伴有咽痛、发热、乏力、关节酸痛等表现。甲亢患者一旦合并粒细胞缺乏常病情危重，进展迅速，病死率较高，而预后则取决于早期发现与及时治疗。

【本章讨论】

甲亢是内分泌系统的常见病，其临床表现复杂多样，典型的甲亢有突眼、甲状腺肿大和代谢亢进的表现，只要注意到该症状的存在，诊断一般无困难。一些不典型的患者，没有突眼和甲状腺肿大，或只有轻度突眼或甲状腺肿大而未被注意，代谢亢进表现也不重，则易误诊。询问病史及体格检查不细致，对甲亢的特殊临床表现认识不足，也易造成误诊。当某一系统症状突出时，常掩盖甲亢其他症状，只满足于一个诊断而忽视了甲亢的存在，常误诊为神经症、心脏病、胃肠炎、周期性瘫痪、肿瘤等疾病。为减少误诊，应注意以下几点：①加强临床医生的基本功训练，拓宽知识面，熟悉甲亢的多种表现；②详细询问病史及进行体格检查，才能由某一系统的症状引导出甲亢的正确诊断；③及时行甲状腺功能检查，并综合分析实验室检查结果，必要时随访观察，定期复查；④全面系统分析临床资料，从复杂的表现中寻找甲亢的表现，提高警惕，减少误诊。

一些非甲亢病必须与甲亢相鉴别，首先是神经症，其甲状腺功能测定正常；其次是低热，应积极搜寻感染灶或行抗菌治疗，甲状腺检查也可排除；甲亢以心血管系统表现为主时常误诊为普通心脏病，对于病因不明的心脏疾病必须考虑甲亢的可能，反之一些甲亢患者也应注意原来是否有心脏疾病。临床上甲亢还容易与其他疾病相混淆，但是注意甲状腺功能的检查是完全可以减少误诊的。

第七章 甲状腺功能减退症

甲状腺功能减退症（甲减）是由于甲状腺激素分泌不足或周围靶组织对甲状腺激素效应降低而引起的代谢率减低性疾病。

【病因】

按病因可分为原发性甲减、继发性甲减以及周围性甲减。原发性甲减的病因：甲状腺本身疾病，如慢性淋巴细胞性甲状腺炎（桥本氏病）；甲状腺手术、甲状腺同位素治疗、颈部放射性治疗及甲状腺癌等致甲状腺组织破坏过多；应用抗甲状腺药物时间过长、剂量过大；长期应用致甲状腺肿物质；碘缺乏；甲状腺发育不全或合成甲状腺激素的酶缺陷等。继发性甲减是由于下丘脑、垂体的疾病致 TSH 分泌不足，甲状腺缺乏 TSH 的生理刺激所致。周围性甲减又称甲状腺激素不敏感综合征，是垂体和周围组织对甲状腺激素效应降低所致。

【临床表现】

甲减因发病年龄不同，临床表现也不同，临床可分为克汀病、幼年性甲减及成人甲减。

克汀病又称呆小症，是指甲减始于胎儿期及新生儿期，此期因甲状腺激素缺乏，造成胎儿及新生儿生长发育受到一系列障碍，尤其是中枢神经系统的发育分化障碍，引起患儿不同程度的智力、听力、语言及运动神经障碍，因身体发育障碍，患儿表现出特殊的容貌，如傻相、口唇厚、舌大常外伸、面宽、眼间距宽、鼻深塌、皮肤苍白且干冷、毛发干燥、身体矮小、四肢短粗、腹部膨隆、多脐疝等，X 线示骨龄落后和骨骼愈合延迟。

幼年性甲减是指甲减发生于发育前儿童期，临床表现随年龄而异，幼儿发病者除体格发育迟缓和面容改变不如克汀病显著外，余均和克汀病相似，较大儿童及青春期发病者大多似成年人甲减，但伴有不同程度的生长阻滞，青春期延迟。

成人甲减发生于成人，根据其临床表现分为临床性甲减和亚临床性甲减，前者具有不同程度的临床表现及血清 T_3、T_4 的降低，尤其是 T_4 的降低；后者临床无明显表现，血清 T_3、T_4 正常，而 TSH 升高或对 TRH 反应增强。甲减时因甲状腺激素分泌减少，物质代谢水平下降，可引起周身各系统的异常，其典型的临床表现为畏寒怕冷，无汗，低体温，面部水肿，声音低哑，少言懒语，动作缓慢，唇厚舌大、常有齿痕，皮肤苍白、蜡黄、干粗、脱屑及非指凹性水肿，指甲脆而裂纹，毛发稀疏，男性常无胡须，心血管系统常有心动过缓、心律失常、心音低钝、心界扩大、心包积液，可并发甲减性心脏病、冠心病、心衰及心绞痛。精神神经系统常有智力、理解力、记忆力低下，可出现抑郁、嗜睡、眩晕、耳鸣、听力减退，甚至出现幻觉、妄想、木僵、昏睡、偏执狂及癫痫样抽搐。消化系统常有食欲减退、腹胀便秘，可出现麻痹性肠梗阻及腹水，可伴胃酸缺乏及消化不良。运动系统可有肌肉疼痛、肌张力减弱松弛、关节腔积液及强直。内分泌系统可有性欲减退、生育力差、男性阳痿、女性月经过多，病久重者可有闭经，可出现溢乳—闭经，可并发垂体增大而出现类似垂体瘤的症状，可作为多发性内分泌功能减退综合征的一部分，可与其他自身免疫性疾病并存。重症患者可因寒冷、感染、创伤、手术、麻醉及镇静剂使用不当而诱发甲减危象，常可危及生命，此时患者表现为体温不升，呼吸浅慢，心动过缓，血压降低，四肢肌肉松弛，反射消失，休克及心、肾功能衰竭。此外本病可并发甲减性心脏病、甲减性精神病、甲减性肝病，可合并硬皮病及雷诺氏现象，可合并胡萝卜素血症等。

【诊断要点】

（1）有甲状腺功能减退的典型临床表现。

（2）甲状腺功能检查示 TSH 升高，T_3、T_4、FT_3、FT_4、反三碘甲状腺原氨酸（rT_3）均下降，对甲状腺功能减退症的诊断灵敏性依次为 $TSH > FT_4 > FT_3 > T_4$。

（3）甲状腺摄^{131}I 率降低或正常。

（4）病因与自身免疫有关者可测出抗甲状腺球蛋白抗体和抗甲状腺过氧化物酶抗体。

【诊断流程】

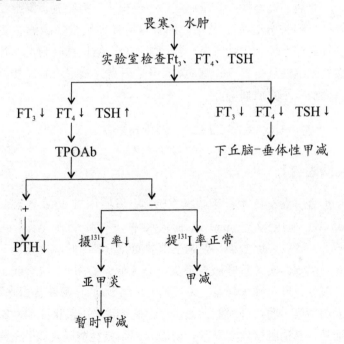

【误诊疾病】

因甲减的程度不同、个体对甲状腺激素减少的反应差异、起病的快慢、累及的系统广泛等，本病的临床表现复杂多变，加之临床医生对其重视不足，极易造成误诊漏诊，其误诊率可高达50%。克汀病患者常因诊治过晚而造成患儿严重的永久性智力低下等中枢神经系统功能障碍，使患儿丧失生活能力，给社会及家庭造成严重的负担。本病因长期误诊误治可危及生命，部分患者可被误诊为外科、妇科疾病而误行手术治疗等。

甲减常见的误诊疾病为肥胖病、侏儒症、先天愚型、特发性水肿、消化不良、慢性胃炎、慢性肝炎、肝硬化腹水、心律失常、心肌病、冠心病、高脂血症、心包积液、神经症、围绝经期综合征、精神分裂症、老年性痴呆、精神性厌食、癫痫、关节炎、肾病综合征、慢性肾炎、肾功能不全、结核性胸膜炎、各种贫血、系统性红斑狼疮、脑动脉硬化、耳聋、梅尼埃病、功能性子宫出血、子宫肌瘤等。

一、甲减误诊为结核性胸膜炎

【病例简介】

患者，女，45岁。因咳嗽、胸闷、呼吸困难20d入院。体温35℃，血压90/55 mmHg。面色水肿、苍黄，呼吸急促，甲状腺不大，气管轻度右移。左胸下部肋间隙饱满，呼吸度减弱，左第6肋以下叩实音且呼吸音消失。心音低，心率64次/min，律整。腹软，肝、脾未触及。X线胸片示左肺下叶密度普遍增高，上缘约平第7肋。肝功能，血、尿常规正常。B超除提示左胸腔积液外，其他脏器均无异常。初诊为"结核性胸膜炎""左胸腔积液"。应用抗结核药物、维生素、糖皮质激素、利尿剂等治疗，24 d 无明显好转。进一步询问病史，患者 2 年来怕冷，食欲、记忆力减退，毛发脱落，大便干燥。无结核接触史，血沉不快。查血清 FT$_3$ 1.62 pmol/L，FT$_4$ 8.6 pmol/L，TSH 46 μIU/mL。临床诊断：甲减性胸腔积液。服用左甲状腺素 100 μg/d，35 d 症状好转。1 个月后来院复查，胸水消失，能从事一般家务劳动，改为替代疗法，剂量 50~62.5 μg/d，长期服用。

【误诊分析】

甲减时因钠水潴留，淋巴代谢迟缓，毛细血管通透性增强，白蛋白和黏蛋白从毛细血管漏出的速度超过了淋巴管对其消除的速度，于是大量的黏蛋白聚集于胸膜腔，引起浆膜腔积液。胸腔积液为甲减性多浆膜腔积液的表现之一。本例无低热、盗汗等结核中毒症状，而且有低体温、心率慢、面黄、水肿等典型的甲减症状，造成误诊的主要原因是对甲减重视不够，对甲减性胸腔积液认识不足。

二、甲减误诊为再生障碍性贫血

【病例简介】

患者，女，62 岁。1993 年因乏力、面黄、水肿，诊断为"营养不良性贫血"，2008 年以来先后 5 次骨髓检查均诊断为"再生障碍性贫血"。曾行输血、糖皮质激素等治疗，病情无明显好转。2013 年 5 月诊断为甲减。经甲状腺素治疗两月余，血红蛋白由 65 g/L 上升至 105 g/L，RBC 由 2.4 ×10^{12}/L 上升至 4.0×10^{12}/L，骨髓检查正常。继续服药至今，恢复工作。

【误诊分析】

贫血是甲减的常见症状，甲减患者可有26%～84%出现不同程度和类型的贫血。甲减时，因甲状腺激素缺乏，骨髓受到抑制，促红细胞生成素生成减少，导致不同程度的骨髓增生不良性贫血。若贫血作为甲减的主要症状或忽视了其他甲减症状可能导致误诊。本例曾被误诊为"再生障碍性贫血"，其误诊时间长达20年之久，其误诊原因：以贫血为主要临床表现；对甲减与贫血的关系认识不足，在诊断贫血时忽视了甲减这一病因。故在临床中对难治的贫血患者应注意甲减的存在。

三、甲减误诊为肝硬化腹水

【病例简介】

患者，女，60岁。2012年8月6日入院，因腹部膨隆、双下肢反复水肿7年、畏寒、记忆力减退及行动迟缓，曾多次在外院就诊，诊断为"肝硬化腹水"，给予保肝、利尿等治疗，症状无明显好转。体格检查：一般情况尚可，表情呆板，精神较萎靡，面色苍白，两眼睑水肿，血压120/80 mmHg，心率80次/min，律齐，无杂音。两肺（－），腹部明显隆起，移动性浊音（＋），腹围110 cm，腹软，无压痛，肝脾未触及，双下肢非指凹性水肿。实验室检查：Hb 74 g/L，RBC 2.2×10^{12}/L，尿常规、肝功能、肾功能、血浆总蛋白、白蛋白球蛋白比、蛋白电泳及免疫球蛋白均正常，静脉血胆固醇4.7 mmol/L，FT_3 2.71 pmol/L，FT_4 5.29 pmol/L，TSH 80 μIU/mL。腹水示漏出液，超声波示大量腹水，肝、脾大小正常，心电图示窦性心律、低电压、不完全性右束支传导阻滞，胸片正常。入院后经利尿、保肝等治疗，2周后未见明显疗效，待甲减诊断明确后，口服左甲状腺素并逐渐增加剂量，1个月后临床症状明显好转，面部、双下肢水肿及腹水明显消退，腹围缩小为83 cm，体重由66 kg减至48 kg，复查FT_3、FT_4均正常。

【误诊分析】

甲减时因甲状腺激素缺乏，可致肝间质水肿，小叶充血纤维化，造成肝功能异常。因大量黏蛋白聚集于腹腔引起腹腔积液，高胆红素血症可致皮肤发黄，患者常有食欲减退、乏力、腹胀等，若不注意其他的代谢表现，可被误诊为"肝硬化腹水"。有些病例可因免疫机制同时影响甲状腺和肝脏，使甲减与肝病共存，故临床上应注意二者的关系，以防误诊漏诊。本例除腹水外，伴有畏寒、记忆力减退及行动迟钝等甲减的症状，无肝病史，肝功能、血浆蛋白正常，脾脏不大，无白球倒置，不符合一般的肝硬化腹水。其误诊原因：对甲减及甲减性腹腔积液认识不足，忽视了畏寒、记忆力减退及动作迟缓和非指凹性水肿的症状体征；思路狭窄，对腹水患者未做认真分析，草率地做出了肝硬化腹水的诊断。

四、甲减误诊为肾病综合征

【病例简介】

患者，女，36岁。因胸痛、气短5 d入院。患者2年前曾出现腹胀、畏寒、面部水肿等症状，多次诊断为"肾病综合征"。体格检查：体温36.2 ℃，血压100/65 mmHg，慢性病容，表情淡漠，面部水肿，皮肤干燥、弹性差。颈软，气管稍左移，肺部叩第8肋间以下实音，呼吸音下降，心音低钝，心率70 次/min，律齐。腹软，肝、脾未触及，双下肢非指凹性水肿。实验室检查：尿蛋白（＋），白细胞少许；Hb 80 g/L，RBC 2.5×10^{12}/L，WBC 8.4×10^9/L，N 0.76，L 0.22。胸片示右胸腔积液。初诊为"肾病综合征并右胸腔积液"。应用利尿剂等治疗半个月症状未缓解。追问病史，患者于 8 年前因心悸、头晕、多汗及食欲亢进在本院诊为"甲亢"，服甲巯咪唑 30 mg/d，8 个月后症状减轻，减量应用 4 个月后自觉乏力，复诊为"甲状腺功能低下"，给予甲状腺素片口服，半个月后症状减轻未继续服药。查膝腱反射迟钝，化验 FT_3 1.54 pmol/L，FT_4 50 pmol/L，TSH 45 μIU/mL。结合病史、体征，符合甲减性右胸腔积液症状，经用左甲状腺素 100 μg/d，1 个月自觉症状消失，胸片示右肋膈角模糊，带药出院。2 个月后来院查愈。

【误诊分析】

甲减时因肾小球基膜增厚，大量体液进入组织间隙，有效血容量减少，肾血流量减少，肾小球滤过率降低，可导致轻度肾功能异常，出现蛋白尿及氮质血症；因抗利尿激素分泌增多，导致水钠潴留可引起非指凹性水肿；因胆固醇合成与排泄异常而出现高脂血症。故甲减患者常因有蛋白尿、水肿、高脂血症被误诊为"肾病综合征"。但甲减患者尿常规变化多较轻微，仅出现少量蛋白尿，很少出现细胞管型，且常具有怕冷，无汗，行动迟缓，记忆力减退，皮肤干燥、脱屑，心动过缓等代谢减低的表现，易与肾病综合征相鉴别。本例患者既往有甲亢病史、抗甲亢治疗导致甲减病史，病史中有腹胀、畏寒等甲减的表现。误诊原因为对甲减认识不足，忽视了有关甲减症状体征，询问病史不详，漏掉了甲状腺疾病史。

五、甲减误诊为冠心病

【病例简介】

患者，男，44 岁。于 2013 年初开始头昏、头痛、胸闷，偶有心悸，继而有乏力、食欲减退，下肢水肿，并发现血压偏高、血清胆固醇 8.29 mmol/L、心电图运动试验阳性，在某院诊断为"冠心病"，经服用中西药降压、利尿等无效，且症状日益加重，来我院就诊。既往身体健康，未患过特殊疾病。病前无受冷、发热现象。体格检查：慢性病容，面色蜡黄，水肿，毛发稀疏，皮肤粗糙、干而脱屑，行动迟滞，唇厚舌大，言语不清，两侧甲状腺不肿大，血压 135/100 mmHg，心率 56 次/min、律齐、无病理性杂音，肺、腹部无异常，下肢明显水肿，血清胆固醇两次测定分别为 9.12 mmol/L 及 9.71 mmol/L，T_3、T_4 降低，TSH 升高。甲状腺摄[131]I 率第 2、6、24 小时均小于 5%。X 线检查示左心室轻度肥大。心电图检查：窦性心动过缓，低电压，右束支传导阻滞，心肌劳损。诊断为甲减。停服中药和利尿剂，改服左甲状腺素 50 μg/d，逐渐加量至 75 μg/d，1 个月后水肿减轻，头昏、胸闷好转，食欲增加，2 个月后水肿消失，不再怕冷，大便恢复正常，血胆固醇降至 4.77 mmol/L。左甲状腺素 50~75 μg/d 维持，随访 7 年，情况良好，已恢复正常工作。

【误诊分析】

甲减并心血管异常者近 54.3%。甲减时因脂代谢紊乱、高脂血症易致动脉硬化，尤其冠状动脉硬化而并发冠心病；因心肌纤维黏液性水肿、变性坏死、纤维化，可致心律失常、心脏扩大、心脏杂音、心搏无力、心排血量减少等，心电图多表现为心动过缓、低电压，可伴有多种心律失常。甲减致心血管异常的特点为多表现心动过缓，很少出现心绞痛，一般不发生充血性心力衰竭，可有心包积液，但心包填塞症状多不明显，并伴有水肿。因甲减多起病缓慢，症状无特异性，一些症状易被看作衰老的表现而被忽略，故出现心血管异常时易被误诊为"冠心病"。本例误诊原因为病初症状不典型，按冠心病治疗无效时不注意寻找原因，随病情进展出现典型甲减表现时仍未考虑本病。临床上应将本病作为致心血管异常的原因之一加以重视，尤其对按冠心病治疗无效，伴有心动过缓、水肿、心脏扩大而心衰症状不明显及心包积液者应高度怀疑本病，必要时需行甲状腺功能检查，以防误诊漏诊。

甲减性心脏病者心脏扩大的发生率为44%，其中窦性心动过缓发生率占32.1%。已有人指出，对于有心脏扩大、心动过缓而无心绞痛发作或者心衰的患者应考虑甲减，对于无心脏扩大和心动过缓，心电图却有冠状动脉供血不足的表现，但无心绞痛发作的患者，用扩张冠脉药疗效不佳时，也应考虑到甲减性心脏病，并全面检查甲状腺功能。甲减患者心电图有冠状动脉供血不足的改变，并不一定合并冠心病，因为大多数患者通过控制甲减，心电图改变可以恢复正常。只有年龄较大者，用甲状腺激素治疗后甲减症状消失，而心电图 ST - T 改变迟迟不恢复，应考虑到合并冠心病的可能，两者兼治才能收到较好的效果。

六、甲减误诊为精神分裂症

【病例简介】

患者1，男，15岁。进行性贫血2年，畏寒、食欲减退、记忆力减退伴精神障碍1年，曾诊断为"钩虫性贫血""缺铁性贫血""精神分裂症",治疗无效。体格检查:表情淡漠,反应迟钝,傻笑,计算力差,全身皮肤干燥、脱屑、增厚及非指凹性水肿。眼球轻度突出,甲状腺不肿大。心、肺、肝、脾和神经系统检查未见异常。实验室检查:Hb 41 g/L,WBC 8×10^9/L,N 0.60,PLT 104×10^9/L,血胆固醇6.4 mol/L,肝、肾功能正常,FT_3 0.54 pmol/L,FT_4 35 pmol/L,TSH 89 μIU/mL。左手腕摄X线片示骨龄相当于9~10岁男性,蝶鞍与胸部X线片无异常发现。治疗经过:入院后每日给予左甲状腺素50 μg,15 d后食欲明显增加,皮肤变薄、变软,精神症状控制。Hb上升至59 g/L,带药出院治疗,半年后随访如常人。

患者2,女,26岁。半年前面部水肿、行动懒散、感情淡漠,不能坚持劳动,甚至不能料理个人生活,终日发呆,故被送至某精神病院,拟诊"精神分裂症",给予氯丙嗪等镇静药物,病情日渐严重,终至卧床不起,水肿加剧而来院。已婚5年,3年前生育1次,自行哺乳,半年来月经量少。体格检查:发育正常,营养较差,表情淡漠,少言,但能正确对答,皮肤苍白、粗糙,眼睑水肿,甲状腺不肿大,心率58次/min,律齐,心音低钝,下肢轻度指凹性水肿,血清胆固醇5.18 mmol/L,T_3、T_4降低,TSH升高。诊断为甲减。停镇静药,改用左甲状腺素50 μg/d,后增至100~150 μg/d,半年已完全恢复常态。

患者3,女,62岁。2009年因夏季不知减衣、外出乱走、发呆发愣以"精神分裂症"住某精神病院半年,疗效不佳且出现面部、下肢水肿,尿蛋白(+)。2010年11月28日转我院。体格检查:面色苍白,表情淡漠迟钝,毛发干燥稀疏,皮肤有脱屑,面部及下肢水肿。双肺无异常,心界大,心音低,心率68次/min。腹软,肝、脾未触及。Hb 96 g/L,尿蛋白(+),心电图示标肢导联低电压,多导联T波低平,超声心动图示中等量心包积液，追问病史，患者 6 年来怕冷，食欲减退但体重不减，腹胀、便秘。查血 FT_3 1.76 pmol/L，FT_4 5.7 pmol/L，TSH 94 μIU/mL，诊为甲减。以左甲状腺素治疗，半年后神经精神症状基本消失，余症明显好转，心包积液消失。血 FT_3、FT_4、TSH 恢复正常。

【误诊分析】

甲减时因黏液性水肿，机体代谢率降低，精神活动亦降低，患者可出现表情淡漠、抑郁、妄想、幻觉、呆坐不语、自言自语、拒绝进食、服药，甚至外出乱走、胡言乱语等一系列精神症状，易被误诊为"精神分裂症"。以上 3 例虽发病年龄不同，均表现为一系列精神症状，但除精神症状外，同时都有不同程度的其他甲减表现。造成误诊的原因：对甲减认识不足，尤其是对甲减的精神症状重视不够；不注意全面综合分析，忽视了其他症状，仅据精神症状草率地做出错误诊断，在诊断精神分裂症时不注意排除致精神异常的器质性病变。甲减作为致精神异常的原因之一，临床上应予以重视。

七、甲减误诊为神经症

【病例简介】

患者，女，42 岁。自 2010 年年初开始出现头昏、眼花、失眠、记忆力减退、水肿、喉部紧迫感、气急、怕冷、食欲减退、腹胀及便秘，当地医院诊断为"神经症"。经多方治疗无效入住我院，过去身体健康，否认有特殊疾患，平时月经正常，近一年多不规律，曾顺产 3 儿，皆自行哺乳。体格检查：发育正常，营养欠佳，慢性病容，面色苍白，唇厚舌大，皮肤粗糙而干冷，颜面虚肿，甲状腺不肿大，心率 60 次/min，律齐，血清胆固醇 6.84 mmol/L。心电图示窦性心动过缓，心肌劳损，T_3、T_4 升高，TSH 降低。诊断为甲减，口服左甲状腺素治疗 1 个月症状明显减轻，水肿消失，继续维持治疗情况良好。

【误诊分析】

甲减早期，患者往往临床症状多，阳性体征少，有些阳性体征如皮肤粗糙、干冷、易脱屑，轻度非指凹形水肿，舌大唇厚等易被忽视，且常有失眠、乏力、记忆理解力减退、头昏等神经功能紊乱的表现，若临床医师对本病重视不够，很容易误诊为神经症、神经衰弱等。本例误诊原因：对甲减的临床特点认识不足，忽视了怕冷、记忆力减退、食欲减退、腹胀、便秘、皮肤干燥无汗、唇厚舌大、心率慢等甲减的症状体征；在诊断功能性疾病时不注意排除器质性病变。在临床中应重视甲减所致的神经功能紊乱，以防误诊误治。

八、甲减误诊为神经性食欲减退和消瘦待查

【病例简介】

患者，男，46 岁。因食欲减退、腹胀、消瘦 1 年，在某医院诊为"神经性厌食"和"消瘦待查"，治疗无效来我院门诊求治。体格检查：较清瘦，甲状腺无肿大，下肢无水肿。查甲状腺功能拟诊甲减。予以甲状腺素治疗，约 1 个月后症状好转，维持治疗及随访 1 年，一切良好。

【误诊分析】

甲减患者一般有非指凹性水肿，面容少有消瘦外貌。但黏液

样水肿、恶病质患者因进食极少，体脂消耗，若水肿不明显时，可出现消瘦，属于甲减的较少见类型，易造成误诊。本例误诊原因：属于少见的甲减类型；临床表现不典型。在临床中对于无因可查的厌食、消瘦，尤其伴有腹胀、便秘者应警惕本病的可能。

九、甲减误诊为围绝经期综合征

【病例简介】

患者，女，48 岁。因头痛、头晕伴精神萎靡不振半年入院。半年来血压波动，困倦嗜睡，体重增加，颜面水肿，月经不规律。门诊多次诊为"围绝经期综合征"，服更年安、谷维素症状无改善。体格检查：血压 140/90 mmHg，毛发稀，反应迟钝，表情淡漠，面部水肿、暗黄，皮肤粗糙脱屑。双肺（－），心率 55 次/min，心音弱。腹软，肝、脾未及，下肢水肿（±）。胸片示心脏向双侧扩大。心电图 V3 T 波正负双向，肢导低电压。超声心动图中等量心包积液。追问病史，患者 3 年来畏寒，食欲、记忆力下降、腹胀、便秘。疑为甲减，遂查 FT_3 1.77 pmol/L，FT_4 7.4 pmol/L，TSH 39.5 μIU/mL。按甲减治疗 3 个月症状改善，心包积液减至小量，FT_3、FT_4、TSH 正常。

【误诊分析】

中年女性甲减患者，因月经紊乱，甚至闭经，同时伴有精神不振、嗜睡、面部水肿等症状，可被误诊为围绝经期综合征。本例患者有典型的甲减症状和体征，造成误诊的原因为对本病认识不足、警惕不够，在诊断围绝经期综合征时不注意排除器质性病变。在临床中对于月经前提、月经量多、闭经者要注意本病的可能。

十、甲减误诊为癫痫

【病例简介】

患者，男，20岁。反复四肢抽搐1年余，按癫痫治疗效果不佳。门诊按"抽搐待查"收住入院。入院体格检查：体温36℃，血压120/83 mmHg，神清，反应迟钝，皮肤苍黄、干燥脱屑，面部水肿，头发稀少，舌大、有齿痕，两肺（－），心率60次/min，律齐，各瓣膜无病理性杂音，腹部（－），双下肢非指凹性水肿，从手腕以下感觉减退，双跟腱反射减退，余无神经系统阳性体征。怀疑甲减，详询病史，患者近2年来怕冷、少汗、食欲减退、记忆力减退、动作迟缓、腹胀、便秘、乏力。实验室检查：FT_3 0.36 pmol/L，FT_4 3.4 pmol/L，TSH 80 μIU/mL。诊断为甲减，给予甲状腺素治疗3个月，症状消失，随访3年未再出现抽搐。

【误诊分析】

甲减时因脑细胞呼吸率下降、脑缺氧、低钠血症，可发生脑细胞水肿、退行性变，而引起癫痫样发作。有报道称长期甲减患者中，可有20%～25%出现癫痫发作。甲减时因代谢降低，可有末梢神经轴索变性和脱髓鞘现象，肢体远端可发生感觉异常，如手足麻木、刺痛、烧灼感及感觉迟钝，若忽视了甲减的其他症状，可被误诊为"癫痫"及"多发性神经炎"。本例患者具有典型的甲减的症状和体征，造成误诊的原因为缺乏对本病的认识，尤其对本病引起的神经系统的病变认识不足，而忽视了对甲减症状的询问。故对无原因的癫痫样发作及末梢神经炎患者应注意排除本病。

十一、甲减误诊为慢性肾炎

【病例简介】

患者，女，23 岁。4 年前出现怕冷、乏力、胃纳不佳、眼睑水肿。当地医院多次检查尿蛋白（＋）～（＋＋），诊断为"慢性肾炎"。按肾炎治疗效果差，否认急性肾炎史。体格检查：血压 90/60 mmHg，无贫血面容，毛发干燥，皮肤粗糙，反应略迟钝，声音嘶哑，眼睑水肿。双肺无异常，心率 70 次/min，腹软，肝、脾未及，下肢不肿。入院后发现患者嗜睡、腹胀便秘、夜尿多，尿常规蛋白（＋）～（＋＋），RBC 0～1/HP，心电图示标肢导联低电压。胸片示心脏稍向双侧扩大。肾功能正常。血胆固醇 7.84 mmol/L。怀疑为甲减。查甲状腺摄[131]I 率明显低于正常，甲状腺功能检查确诊为甲减。以左甲状腺素治疗两月余，症状消失，尿蛋白转阴出院。

【误诊分析】

甲减患者常伴有轻度肾功能损害，临床表现为蛋白尿、氮质血症，加之本病常伴有贫血、食欲减退及水肿，可有高血压，故易被误诊为"慢性肾炎"及"慢性肾功能不全"。但一般甲减患者除肾功能损害外，常伴有全身低代谢的表现，多缺乏急性肾炎病史，肾功能损害多较轻，不出现代谢性酸中毒表现，易与慢性肾炎及肾功能不全相鉴别。如本例除蛋白尿外具有怕冷，食欲减退，乏力，嗜睡，腹胀，便秘，毛发、皮肤干燥，反应迟钝等甲减的表现。造成本例误诊的根本原因为对本病缺乏认识，尤其是对甲减引起的肾功能损害认识不足。因此遇到显著低代谢表现而伴有蛋白尿者应注意甲减与肾脏疾患的鉴别。

十二、甲减误诊为心肌炎

【病例简介】

患者，女，5 岁。于 2012 年 11 月 3 日入院。1 个月来心前区不适、胸闷、食欲减退，心电图 T 波改变，院外诊断为"病毒性心肌炎"治疗无效，出现全身水肿，以"水肿原因待查、病毒性心肌炎"收入院。同年 4 月因颈中部有一蚕豆大包块，拟诊为"甲状舌骨囊肿"，行手术治疗。体格检查：体温 37℃，心率 84 次/min，呼吸 20 次/min，血压 90/60 mmHg，身高 104 cm，体重 19 kg，表情呆滞，贫血外貌，皮肤萎黄，全身非凹陷性水肿，颈正中有手术疤痕。肺呼吸音低。心尖有 2 级收缩期杂音，律齐。肝、脾不肿大。入院后做详细实验室检查，排除肝、肾、心问题和营养不良性及神经血管性水肿。考虑到颈部有小包块切除史，故做甲状腺功能检查，TC 11.8 mmol/L，FT_3 1.59 pmol/L，FT_4 4.19 pmol/L，TSH 84.1 μIU/mL。最后确诊为甲减。治疗左甲状腺素 50 μg/d，以后每 7 d 增加 12.5 μg，当剂量增至 100 μg/d，症状消失，出院后继续服用维持剂量治疗。2014 年 5 月因家人怀疑甲减的诊断，自动停药 1 个月，又出现明显黏液性水肿，化验符合甲减改变。服药后症状又消失，至今一直服维持剂量，智力、生长发育正常。

【误诊分析】

甲减时因甲状腺激素缺乏、心肌代谢障碍，可引起一系列心血管系统异常：患者可出现心悸、气短、低血压、心脏扩大、心音低钝、心脏杂音等；心电图常有心动过缓、低电压、ST-T 改变、传导阻滞、早搏，少数可出现室上性心动过速；心肌酶可有中等程度的升高。故易被误诊为"心肌炎"。但甲减除心血管系统的异常改变外，常伴有全身低代谢的表现，缺乏明确的细菌、病毒感染史，以及血清 FT_3、FT_4 低，TSH 升高，不难与心肌炎鉴别。本例因水肿与心电图改变而误诊为"心肌炎"，其原因为对甲减及甲减引起的心血管异常认识不足，未详细地分析病史、体检与化验资料。本例甲减发生在颈部肿块切除术后，术后切片误认为"甲状舌骨囊肿"，直到再次发生甲减时做切片会诊，确诊为异位甲状腺，所以本例甲减为异位甲状腺摘除所致。对于颈部正中部肿块要考虑到有异位甲状腺可能，要做相关的检查排除异位甲状腺。如手术前无法确诊，则手术时要做活检，而且术后应随访观察，及时发现甲减并治疗，避免影响小儿生长发育。

十三、甲减误诊为窦房结功能不全

【病例简介】

患者，男，52 岁。面黄、乏力 11 年，心动过缓 9 年，反复水肿 3 年，曾 3 次住院，诊断为"慢性再生障碍性贫血""窦房结功能不全（病因不明）"。近半年来因上述症状加重伴听力减退第 4 次住院。体格检查：慢性病容，面部水肿，皮肤苍白呈蜡样，巩膜不黄，甲状腺不肿大，肺无异常，心界不扩大，心律齐，心率 42 ~ 58 次/min，各瓣膜无杂音，肝、脾不大，两下肢凹陷性水肿。实验室检查：Hb 79 g/L，WBC 3.5×10^9/L，PLT 86×10^9/L，尿蛋白（-），肝功能正常，BUN 2.85 mmol/L，TC 5.7 mmol/L，心电图示窦性心动过缓、低电压。入院后用丙酸睾酮、升血细胞药物、山莨菪碱、利尿剂等治疗，病情无好转。考虑甲减，做甲状腺功能测定，结果为 FT_4 5.48 pmol/L，FT_3 0.89 pmol/L，TSH > 100 μIU/mL。甲状腺摄[131]I 率第 2 小时 3.9%，第 6 小时 4.0%，第 24 小时 7.1%。确诊为原发性甲减，经用左甲状腺素治疗 2 个月，水肿消失，心率 68 ~ 72 次/min，Hb 105 g/L，随访两年余，患者能从事一般工作。

【误诊分析】

贫血和心动过缓是甲减最常见的临床表现，本例以贫血为首发症状，误诊长达11年之久，多次误诊为"慢性再生障碍性贫血""窦房结功能不全"，其误诊原因：以贫血为首发症，缺乏其他低代谢的表现，使临床表现不典型；对甲减的临床特点认识不足，当患者出现心动过缓及水肿时候未考虑本病；不注意全面综合分析，违背了首先用一种疾病解释全部临床表现原则；不重视病因检查，甲减可致贫血及心动过缓，临床医生应予重视。

十四、甲减误诊为心肌病

【病例简介】

患者，女，50岁。因心慌、胸闷8 d入院。患者于2年前出现腹胀、畏寒、面黄、精神萎靡，活动后胸闷，多次诊为"心肌病"。体格检查：血压124/60 mmHg，面部水肿，反应迟钝，毛发稀疏、无光泽，眉毛脱落。心界向双侧增大，心率56次/min，律齐，心音低钝。双下肢呈非凹陷性水肿。心电图示窦性心动过缓，QRS低电压，T波平坦。胸片显示心脏向两侧扩大，诊为"扩张型心肌病"。给予改善心肌代谢的药物、利尿剂及扩血管剂等治疗无效。追问病史，2年前曾因甲亢行放射性[131] I治疗，测血清 FT_3 0.71 pmol/L，FT_4 6.7 pmol/L，TSH 58 μIU/L，修正诊断为甲减性心肌病。改用左甲状腺素治疗，临床症状消失，各种检查均基本正常。

【误诊分析】

甲减性心肌病常以心脏损害为首发表现。甲减时，甲状腺激素不足，心肌细胞间质黏蛋白沉积及心肌腺苷环化酶减少，使心肌细胞黏液性水肿，肌原纤维变性坏死，导致心肌代谢力降低，收缩力减弱和心排出量降低，且可引起心脏扩大和心肌假性肥大。心脏扩大以左心室增大明显，也可右心室增大或双心室增大，易与心肌病混淆。本病心脏表现多为心悸、血压低、心动过缓、心音低钝、心输出量减低，且劳累后病情加重。由于组织耗氧量和心输出量相平行，故很少发生心绞痛和心力衰竭，此点可与其他病因引起的心脏增大相鉴别。本病例误诊原因为忽视了病史询问和全面查体，对临床症状缺乏全面、细致的分析，对甲减的临床特点和基于心脏病的内在关系认识不足。

十五、甲减误诊为结核性心包炎

【病例简介】

患者，女，64 岁。2010 年 5 月开始全身水肿、头昏、头痛、胸闷，继而乏力、食欲减退。于外院就诊查胆固醇 8.45 nmol/L，诊为"冠心病"，经中西医治疗无效，症状日益加重，于 2010 年 12 月来院就诊。体格检查：体温 35.8 ℃，心率 50 次/min，血压 80/100 mmHg，胸片、B 超显示大量心包积液（估计量约 900 mL），考虑"结核性心包炎"。给予抗结核、激素等治疗 50 d，患者自觉症状有所好转，B 超提示积液稍有减少，故出院继续抗结核治疗。出院后全身水肿逐渐加重，行动懒散，感情淡漠，体力大减，曾多次于外院诊为"冠心病""结核性心包炎"，给予相应的药物治疗无明显好转。于 2013 年年初出现双侧髋关节疼痛、功能障碍，给予泼尼松 10 mg，每日 3 次，口服 30 d，疗效不显著，再次来院拍片提示双侧股骨头缺血坏死。2014 年 2 月 9 日因心慌气促、全身水肿加重，以"心包积液原因待查"收入院。入院体格检查：体温 35.6 ℃，血压 180/92 mmHg，全身水肿，表情呆滞，头发干燥，皮肤粗糙、无汗、弹性差、皮温低，舌体肥胖，两侧甲状腺不大，两侧颈静脉怒张，两肺呼吸音清晰；心界向两侧扩大，心音遥远，心率 50 次/min，律齐，各瓣膜区无杂音，无心包摩擦音；腹部膨隆，肝缘在右肋下 2 cm、剑突下 4 cm，质地中等，边缘钝，有压痛，肝颈静脉回流征阳性；腹部有移动性浊音，双下肢呈非凹陷性水肿。心电图示窦性心律，QRS 波低电压，3 度房室传导阻滞。B 超示右心室前壁之后有 17 cm、左心室后壁之后有 8 cm 液性暗区，符合大量心包积液诊断。实验室检查：Hb 90 g/L，RBC 2.78×10^{12}/L，血清胆固醇 8.0 mmol/L，FT_3 2.7 pmol/L，FT_4 9.2 pmol/L，TSH 27 μIU/mL。心包穿刺液检查：黄，混，黏蛋白阳性，蛋白定量 50 g/L。入院诊断：原发性甲减性心包积液。口服左甲状腺素，自每天 25 μg 逐渐增至 100 μg 时，症状逐渐消失，血清胆固醇、胸片及心电图均恢复正常。超声示心包积液完全吸收。FT_3、FT_4 及基础代谢率均在正常范围，继续维持用药。

【误诊分析】

甲减时因毛细血管通透性增加，淋巴回流缓慢及局部黏多糖特别是透明质酸的堆积，导致浆膜腔积液，其发生率占本病的 30%～80%，具体可表现为某一浆膜腔积液或多浆膜腔积液。本病多起病缓慢，不伴发热及其他中毒症状，局部压迫症状多不明显，常伴有其他低代谢症状，浆膜腔穿刺液富含蛋白，故易与其他原因所致的浆膜腔积液相鉴别。本例表现为大量心包积液，无低热、盗汗等结核中毒症状，无明显的心包填塞症状，在大量心包积液的情况下，心率不增快，显然不符合结核性心包炎及其他一般原因所致的心包积液的临床表现。除心包积液外，伴有水肿、食欲减退、低体温、心率缓慢、表情淡漠等典型甲减的表现。造成本例长期误诊的原因为：对本病的临床特点，尤其是本病与心包积液的关系认识不足；缺乏全面综合分析，只注意心包积液，而忽视了其他伴随症状；思路狭窄，不注意有关心包积液的鉴别诊断。对于有大量心包积液而无明显的心包填塞症状、心率缓慢、低体温的患者应考虑甲减的可能，需行有关甲状腺功能的检查，以防误诊。

十六、甲减误诊为系统性红斑狼疮

【病例简介】

患者，男，62 岁。因乏力、间断性双下肢水肿 6 年、脾肿大 4 年，症状加重伴精神萎靡、嗜睡、贫血 2 年入院。该患者于 6 年前不明原因出现双下肢水肿并乏力、少尿，服利尿药可缓解。2 年后自觉腹胀，体检中 B 超示脾大。尿蛋白（＋＋）。近 2 年乏力症状加重，并出现精神不振、嗜睡、食欲减退、面色不佳。查 Hb 100 g/L。腹部 B 超示脾大伴腹水。胸片示心脏阴影扩大。曾多次就诊于市内几家大医院并住院检查，先后疑诊为"慢性肾炎""慢性肾功能不全""系统性红斑狼疮""心包积液性质待查（疑似化脓性心包炎或结核性心包炎）""班替（Banti）综合征""肝硬化"等，但终因诊断依据不足没有予以确诊，故一直采取支持对症治疗，患者病情逐渐加重。此次入院体格检查：体温 35.5℃，心率 70 次/min，血压 182/95 mmHg。发育正常，营养中等。精神萎靡，面部表情呆板，面色苍黄。皮肤干燥、粗糙，皮肤巩膜无黄染，未见蜘蛛痣。全身浅表淋巴结无肿大。鼻宽大，舌胖大、活动不灵，言语不清，发音粗低。心界明显扩大，心音低钝。腹部膨隆，腹壁无静脉曲张，腹水征（＋），脾在左肋缘下 4 指。双下肢水肿，腱反射减弱。实验室检查：Hb 70 g/L，肝功能正常，BUN 5.8 mmol/L，Cr 169 μmol/L。骨髓检查排除血液系统疾病且未见狼疮细胞，5 次外周血查狼疮细胞（－），血清抗核抗体（－），血清抗脱氧核糖核酸抗体（－）。FT$_3$ 2.77 pmol/L，FT$_4$ 8.5 pmol/L，TSH 81 μIU/mL。B超：脾在左肋下 4 cm，肝形态结构正常，腹水大量。心电图：P波小，QRS波低电压，T波低平。胸片：心影扩大呈倒三角形。彩色多普勒超声检查：心包大量积液。最后确诊为原发性甲减。用左甲状腺素及泼尼松口服治疗，2 个月后病情开始好转，治疗 4 个月后症状、体征明显改善，精神好，无嗜睡。双下肢水肿消退，腹水明显减少，腹围较治疗前缩小 8 cm，脾缩小 3 cm。胸片：心脏阴影缩小，彩色多普勒检查心包积液少量。四肢腱反射正常。Hb 上升至 110 g/L，尿蛋白（±），FT$_3$ 3.56 pmol/L，FT$_4$ 18.80 pmol/L，TSH 5.46 μIU/mL。病情好转出院。

【误诊分析】

　　甲减时，甲状腺激素缺乏导致机体各组织代谢活动低下，临床表现出多系统、多脏器的病变，若患者同时出现多浆膜腔积液、水肿、关节腔积液、肾功能损害、心肌损害、血液系统等异常时，易与系统性红斑狼疮相混淆，但本病多无发热、典型的皮损，血抗核抗体、抗 DNA 抗体阴性，而多伴低体温等低代谢表现，甲状腺功能测定低下，易与系统性红斑狼疮相鉴别。慢性淋巴细胞性甲状腺炎所致的甲减已被证实为自身免疫性疾病，有与其他自身免疫性疾病并存的可能，所以甲减可能与系统性红斑狼疮同时存在，临床应予重视。本例患者除心包积液、腹水、贫血、肾功能损害、脾大外，伴有乏力、精神萎靡、嗜睡、食欲减退、腹胀、表情呆板、皮肤干燥粗糙、鼻宽、舌大、言语不清、声音低粗、低体温、腱反射减弱等典型甲减的症状特征。造成长期错误诊断的原因是缺乏甲减的知识，对甲减的临床症状特点缺乏认识。对多系统损害的病例的诊断除考虑常见的病因外，也不能忽视少见的内分泌疾病。

十七、甲减误诊为关节炎

【病例简介】

患者，女，54 岁。以双膝关节胀痛 4 年加重伴水肿 2 年，门诊按"风湿性关节炎"收住院。患者于 4 年前无诱因渐出现双膝关节胀痛，伴乏力、怕冷、食欲减退、腹胀、便秘、记忆力减退。曾在多家医院诊为"风湿性关节炎"，给予抗风湿治疗无效，近 2 年来双膝关节痛加重伴肿胀。既往体健。入院体格检查：体温 36.5 ℃，血压 156/95 mmHg，发育正常，反应迟钝，表情淡漠，皮肤苍黄、干燥、脱屑，甲状腺无肿大。两肺无异常，心率 66 次/min，心音低钝。腹软，肝、脾未及。双膝关节肿胀，有压痛，无红肿，上下肢非凹陷性水肿。神经系统：双跟、膝腱反射减弱，余无异常。实验室检查：Hb 76 g/L，WBC 4.9×10^9/L，N 0.72，L 0.28，ESR 10 mm/h，ASO 400 u，RF（－），尿蛋白（＋）。心电图窦性心律，1 度房室传导阻滞，QRS 波低电压。因患者血沉、ASO、RF 正常，且抗风湿治疗无效，除关节症状外伴有怕冷，反应迟钝，皮肤干燥、脱屑及非凹陷性水肿，贫血，心电图异常，怀疑甲减。查甲状腺功能：FT_3 2.64 pmol/L，FT_4 7.5 pmol/L，TSH 86 μIU/mL。确诊为原发性甲减，给予左甲状腺素替代治疗，2 个月后症状减轻，继续用药 1 年后，关节症状完全消失，Hb 升至 110 g/L，心电图正常，FT_3 3.8 pmol/L，FT_4 14 pmol/L，TSH 3 μIU/mL。

【误诊分析】

甲减时关节病变可引起关节疼痛、僵直、肿胀及关节腔积液等，骨骼肌病变致肌肉松弛、强直性痉挛也可引起相应关节的疼痛，易被误诊为"风湿""类风湿性关节炎"。但本病除关节症状外，一般常伴有怕冷、低体温、食欲减退、腹胀、便秘、反应迟钝、记忆力减退、心动过缓等低代谢的表现，且血清甲状腺激素低于正常，ASO、RF、ESR 正常等，不难与风湿、类风湿性关节炎相鉴别。慢性淋巴细胞性甲状腺炎所致的甲减与具有多发性关节炎的结缔组织病均属于自身免疫性疾病，二者有并存的可能，临床应予重视。本例误诊原因为对甲减的临床表现，尤其是甲减与关节病变的关系认识不足；不注意综合分析，仅注意关节病变而忽视了其他伴随症状。

十八、甲减误诊为慢性肝炎

【病例简介】

患者，男，60 岁。食欲减退、乏力、腹胀、怕冷、水肿、便秘 3 年，诊为"慢性肝炎"，经中西医治疗，症状未见缓解。既往体健。体格检查：体温 36 ℃，血压 142/78 mmHg，发育正常，面色苍黄，皮肤干燥、脱屑，毛发稀疏，甲状腺无肿大。两肺无异常，心率 56 次/min，律齐，心音低。腹平软，肝肋下 1cm，有压痛，脾右肋下未及，下肢轻度水肿。实验室检查：血清胆红素正常，ALT 80 μIU/mL，血清胆固醇 7.3 mmol/L，TSH 67 μIU/mL。甲状腺摄[131]I 率在第 2、6、24 小时均小于 7%，诊断为甲减。给予左甲状腺素口服，1 个月症状减轻，水肿消失，继续用药 3 个月，肝脏肿大消失，肝功能恢复正常。

【误诊分析】

甲减时因胃酸缺乏、肠蠕动减弱、肝脏间质水肿、肝中央小叶充血纤维化等，患者可出现食欲减退、腹胀、肝大、肝功能异常，有时易与慢性肝炎相混淆。但本病除肝功能损害外，常伴有其他甲减的表现，缺乏肝炎病毒感染的证据，血清 FT_3、FT_4 及甲状腺摄^{131}I率低于正常，不难与慢性病毒性肝炎相鉴别。本例误诊原因：对甲减、甲减与肝损害的关系认识不足；不注意综合分析，只注意肝损害而忽视了其他伴随症状；思路狭窄，对肝损害患者只想到了慢性肝炎，而不注意与其他疾病所致的肝损害相鉴别。故在临床中应注意本病所致的肝损害，以防误诊漏诊。

十九、甲减误诊为垂体肿瘤

【病例简介】

患者，女，36岁。闭经、溢乳1年，伴食欲减退、腹胀、乏力、怕冷、嗜睡。门诊按"垂体泌乳素瘤"收住院。既往体键，无产后大出血史。体格检查：体温35.6℃，血压135/78 mmHg，神志清楚，精神淡漠，面部虚肿，眉毛稀疏，结膜苍白，皮肤干燥、脱屑，唇厚，舌大、有齿痕，声音嘶哑，甲状腺无肿大，双乳房自发性溢乳。两肺无异常，心率54次/min，律齐。腹部平软，肝、脾肋下未触及，双下肢非指凹性水肿。血PRL 4.5 nmol/L，FT$_3$ 2.78 pmol/L，FT$_4$ 8 pmol/L，TSH 82 μIU/mL。头颅MRI示垂体增生。诊断为原发性甲减。给予左甲状腺素治疗3个月，月经恢复，溢乳停止，继续用药半年后复查FT$_3$、FT$_4$、TSH、PRL正常。

【误诊分析】

原发甲减时，由于周围循环血中甲状腺激素缺乏，反馈作用于垂体前叶分泌TSH细胞，使其代偿性增生肥大，TRH持续分泌增高，使垂体细胞过度增生，致垂体进一步增大，并促进PRL的分泌，患者可出现闭经、溢乳、头痛、视野缺损等垂体肿瘤的表现，头颅MRI可显示垂体增大。若对其认识不足，易误诊为"垂体肿瘤"，甚至误行手术治疗。因本病除甲减表现外无性功能减低，且血中 TSH 明显升高及 TRH 兴奋试验呈高反应，易与垂体肿瘤引起的继发性甲减相鉴别。造成本病误诊的原因为对原发性甲减可致闭经、泌乳认识不清，忽视了有关甲减的症状体征。

二十、甲减误诊为功能性子宫出血

【病例简介】

患者，女，32 岁。月经量多、周期缩短 1 年，曾在多个医院诊断为"功能性子宫出血"，治疗无效。近半年来出现乏力、怕冷、水肿，门诊多次查尿常规正常，按"水肿待查"收住院。体格检查：体温 35.6 ℃，慢性病容，神清，反应迟钝。面色蜡黄、水肿，皮肤干燥，结膜苍白，舌大，甲状腺无肿大。两肺无异常，心率 60 次/min。腹平软，肝、脾未触及。双下肢指凹性水肿。神经系统：双膝腱反射减弱，病理反射阴性。实验室检查：Hb 70 g/L，WBC 5.6×10^9/L，L 0.25，N 0.75，PLT 220×10^9/L，网织红细胞 0.008，尿常规无异常。心电图：窦性心率过缓，QRS 波低电压。FT_3 1.86 pmol/L，FT_4 7.4 pmol/L，TSH 50 μIU/mL。确诊为原发性甲减。给予左甲状腺素治疗 3 个月后，乏力、水肿消失，精神好转，月经基本正常，血色素升至 100 g/L。

【误诊分析】

甲减时可能存在凝血因子合成缺陷，患者易出现牙龈出血、皮肤瘀斑、月经过多，尚有少数严重甲减患者可有血尿、鼻出血、呕血、黑便甚至脑出血等；因甲状腺激素缺乏，活性较大的雌二醇转变为活性很低的代谢产物雌三醇的过程加速，雌二醇减少，导致性发育及功能障碍，女性表现为月经过多、周期不准，甚至闭经、不孕等，且出血及月经异常可成为本病的首发症状，易造成误诊。本例误诊的根本原因是对甲减可导致月经异常认识不足，在诊断功能性子宫出血时不注意排除本病。故在临床中对无明确原因的月经过多和出血患者应警惕本病，需及时行有关甲状腺功能检查或功能试验，以防误诊。

二十一、甲减误诊为冠心病、心衰

【病例简介】

患者，女，74岁。于2002年9月起腹部逐渐胀大，伴呼吸困难，在我院门诊检查：两肺底可闻散在湿性啰音，心率100次/min，腹部膨隆，腹水征明显，肝、脾叩诊不满意，下肢有指凹性水肿，实验室检查肝功能、尿常规均正常。初步排除了肝、肾疾病，按"动脉硬化性心脏病""心力衰竭"治疗。服洋地黄毒苷半年并长期服用利尿剂。初起似有好转，但以后未见明显好转。近1个月来腹胀加重，不思饮食，消瘦明显，卧床不起。于2003年12月7日入院。体格检查：体温37 ℃，呼吸20次/min，心率88次/min，血压100/68 mmHg，慢性重病容，表情淡漠，嗜睡，神志尚清。头发稀疏，面色稍苍白，平卧位。颈静脉不怒张，甲状腺不肿大。膈肌因腹胀压迫明显上移，呼吸运动受限。心尖搏动明显向上、向左移位，心律齐，心尖可听到2级收缩期吹风样杂音。两肺底散在湿啰音。腹部高度膨隆，有脐疝，腹壁静脉明显可见，但不怒张，腹水征（＋），肝、脾未能触及，下肢轻度指凹性水肿。实验室检查：Hb 93 g/L，ESR 11 mm/h，BUN 8 mmol/L，Cr 186 μmol/L，FBG 3.5 mmol/L，CO_2CP 22 mmol/L，胆固醇10 mmol/L，血浆白蛋白33.1 g/L，球蛋白29.7 g/L。血浆蛋白电泳：白蛋白54.2%；球蛋白 α_1 5.2%，球蛋白 α_2 13.5%，球蛋白 β 10.4%，球蛋白 r 16.7%。腹水外观黄色稍混，细胞总数 302×10^9/L，白细胞 34×10^9/L。黎氏试验（－），比重 1. 024。腹水蛋白总量 45. 2 g/L，白蛋白 28. 4 g/L，球蛋白 16. 8 g/L。腹水蛋白电泳：白蛋白 68. 2%；球蛋白 α_1 2. 4%，球蛋白 α_2 5. 6%，球蛋白 β 7. 9%，球蛋白 γ 15. 9%。查腹水瘤细胞 2 次阴性，直接涂片抗酸杆菌阴性，结核菌培养阴性。临床怀疑卵巢囊肿，多次妇产科会诊均未见异常。患者的一般状况提示有甲减的可能，做了有关甲状腺功能的检查：FT_4 4. 2 pmol/L，FT_3 2. 75 pmol/L，TSH 48 μIU/mL。结果符合甲减。血浆总皮质醇 75. 5 nmol/L。进一步追问病史，10 多年来食量减少、嗜睡、便秘，近三四年来怕冷、不出汗、明显脱发。于是确诊为甲减合并大量腹水。此时患者一般情况已极差，神志淡漠，不思饮食，极度乏力，因病情危重，未等全部化验回报即给予左甲状腺素 12. 5 μg，每日 1 次，当天在输液过程中肌内注射异丙嗪 25 mg，不久即陷入昏迷，经呼吸兴奋剂治疗后缓解。予以 T_3 10 μg，每日 1 次口服，剂量逐渐增至 20 μg，每 8 h 1 次，同时应用氢化可的松 50 mg 静脉滴注，每日 1 次。因发热，两肺底有湿啰音，白细胞计数一度达 $23. 5 \times 10^9$/L（N 0. 91）。用抗生素治疗肺部感染。病情曾有所缓解，但时有谵妄或昏睡，于入院后第 26 天衰竭死亡。

【误诊分析】

甲减一般起病缓慢，症状不突出，尤其是老年人易被误诊。本病可分原发和继发两种，后者较少见，继发于垂体前叶疾病，TSH 一般正常或低于正常。原发性甲减多见于中年女性，一部分病例可由甲状腺自身免疫性疾病，如慢性淋巴细胞性甲状腺炎所致，血中 TSH 增高。自应用 [131]I 治疗甲亢以来造成甲减的亦不少见。本例符合原发性甲减。

患者的代谢率降低是本病临床症状的病理生理基础。典型的甲减症状如乏力、嗜睡、怕冷、脱发、思维和动作缓慢等，常被患者自己及其家属误以为是年老所致，未予注意。临床医生如警惕性不高，易误诊为功能性疾病。

本病主要误诊原因有 3 个。

第一，把黏液性水肿视为单纯性肥胖。本患者的主要临床症状是胸闷、心悸、气短，心电图示冠状动脉供血不足，又有肥胖，再加上血脂增高而误诊为"冠心病""心肌炎"等。当给予扩张冠脉药及降血脂药疗效不佳时，检查甲状腺功能而确诊。黏液性水肿患者的皮肤干燥，皮下组织质地较韧；而单纯性肥胖患者的皮肤有弹性，皮下组织质地较软，仔细检查是可以鉴别的。

第二，询问病史不详细，只注意心血管系统表现，而未问及甲减的特点。

第三，缺乏甲减性心脏病的诊断意识，体检时漏查甲状腺。患者有甲状腺疾病史或已查出甲状腺异常，但未与心脏的改变联系起来思考。

本病例就诊时，突出症状是大量腹水和气短，门诊医生的注意力集中在大量腹水常见原因的鉴别诊断方面，没有考虑甲减的可能性，延误诊断 15 个月之久。入院后细问病史才发现甲减症状已长达 10 余年，结合甲状腺功能测定才确诊。因治疗太晚，患者最后死于甲减危象，即甲减性或黏液水肿性昏迷。

甲减合并大量腹水较少，机制不详，可能与毛细血管通透性增加和淋巴管回流不畅有关，用甲状腺激素治疗，腹水可以很快消失。甲减有腹水时甲减症状可以尚不明显，因而易被漏诊。腹水的特点与一般漏出液不同，蛋白含量可高达 $4.0 \sim 5.0 \, g/L$，腹水蛋白电泳与血浆蛋白相似，腹水胶体渗透压明显增高。

甲减合并昏迷比较少见，多发生在冬季，昏迷诱因以严重感染为多见，其他诱因有外伤、骨折和使用某些常用的一般剂量镇静药物。在临床有典型甲减症状和体征时诊断并不困难，但是约半数的患者表现为昏迷原因不明，不少报道强调冬季遇到原因不明的昏迷患者应考虑此病的可能性。甲减昏迷时一般体温低，心率和呼吸缓慢，但有心力衰竭时心率和呼吸可以增快。有的报道强调体温低是甲减昏迷的临床特征，甲减昏迷患者中体温过低者占半数以上，如体温不低应高度警惕感染的存在。本例患者有大量腹水，影响心肺功能，使心率、呼吸稍增快，又因有严重肺部感染，死前体温达 38 ℃。目前在甲减昏迷时大多采用综合性治疗方案：常规昏迷护理，保持呼吸道通畅，需要时气管切开；呼吸监护，纠正呼吸衰竭；人工保暖，保持体温在 35 ℃以上；静脉滴注高渗葡萄糖，迅速补充起效快的甲状腺激素，应用肾上腺皮质激素，有效地应用抗生素防治感染，尤其是呼吸道感染。

二十二、甲减误诊为肾炎、心包炎

【病例简介】

患者，男，12 岁。2 年来智力下降，在学校连年降级。食欲低下，体重不减，寡言少动，腹胀，便秘。近 1 年来面色苍白，水肿，且逐渐加重，走路稍气急。曾按"心包炎""肾炎"诊治无效。体格检查：身高 152 cm，体重 56 kg，体温 36℃，心率 54 次/min，呼吸 22 次/min。发育正常，表情呆板。面部及眼睑水肿，眼睑为著。甲状腺不大，无压痛、触痛。触诊与视诊心尖搏动均不清。心左缘位于第 5 肋间锁骨中线外 3 cm。心音低钝，无杂音及心包摩擦音，心律齐。腹膨隆，叩诊呈鼓，移动性浊音（±），肝、脾未触及，肠鸣音弱。双下肢轻度指凹性水肿。Hb 90 g/L。尿常规：蛋白（+），红细胞 0~2 个，白细胞 3~4 个，管型 0~1 个。胆固醇 9.05 mmol/L，β 脂蛋白 8.5 g/L，三酰甘油 2.32 mmol/L。肝功能：ALT 正常。ESR 28 mm/h，ASO 200 u，FT_4 7.08 pmol/L，FT_3 1.12 pmol/L，TSH 60 μIU/mL。甲状腺摄[131]I率试验：第 2 小时 5.6%，第 6 小时 8.4%，第 24 小时 10.1%。胸片心脏呈普大型，心胸比例 0.75。ECG：窦性心律，心率 52 次/min，低电压，ST 段下降，T 波低平。左腕部 X 线片正常。诊断：幼年型黏液性水肿。

【误诊分析】

幼年型黏液性水肿，也叫儿童期甲状腺功能减低症。本病临床特点是起病隐匿，病情发展缓慢。早期症状缺乏特征性，常见有表情呆滞，反应迟钝，寡言少语，面部水肿，以眼眶周围及面颊部为甚，呈非凹陷性，皮肤干燥、粗糙，皮温凉，理解力、记忆力下降，智力减退，常有食欲减退、腹胀、便秘等。心脏增大，心率缓慢，心音低钝，血压偏低。ECG 常有窦性心动过缓，T 波低平，ST 段下移等。实验室检查：FT_3、FT_4降低，TSH 升高，甲状腺摄[131]I 率降低，血胆固醇、三酰甘油、β 脂蛋白升高等。

幼年型黏液性水肿临床上常被误诊为"慢性肾炎""心肌炎""心包炎""低蛋白水肿""慢性迁延性肝炎""贫血"等疾病。本病例延误诊断治疗 1～2 年之久。我们认为有下列表现之一者即应考虑有本病之可能：食欲减退、进食少，体重反而增加；水肿显著而指压痕不明显，尿蛋白轻微或缺如；全心增大或心包积液而心力衰竭症状不明显，心包填塞症状轻或者缺如。对可疑本病者查 FT_3、FT_4 和 TSH，行甲状腺摄[131]I 率试验等，及早确诊，及时系统治疗，常取得满意的效果。

二十三、甲减误诊为席汉综合征

【病例简介】

患者，女，60 岁。因泌乳及水肿 16 年，加重伴昏睡 1 年，于 2008 年 3 月住院。患者 44 岁时分娩一足月男婴，因胎盘滞留出血1 000 mL，当时未休克，未输血。产后即闭经，但仍有少量乳汁分泌，哺乳约1年。以后渐出现下肢水肿，毛发脱落，近五六年全身水肿，皮肤干燥、脱屑，怕冷，反应迟钝，动作缓慢，每周大便1次。住院前1年病情加重，生活不能自理。夏季仍穿棉衣。在某医院求治，诊断为"肾炎""肝病"，中西医治疗无显著效果。体格检查：血压90/60 mmHg，体温36 ℃，慢性重病面容，平卧位，嗜睡，呼之能应。耳聋，声音低粗，皮肤干燥、脱屑，全身明显指凹性水肿，毛发稀少，阴毛、腋毛缺如，口唇肥厚。甲状腺不大，无结节，无杂音。肺部未见异常。心界明显向两侧扩大，心率64次/min，第一心音低钝，无杂音。肝肋下3 cm，中等硬度，光滑，无压痛。脾不大，腹水征阳性。双侧乳房可挤出少量乳汁。入院诊断：垂体前叶功能减退症（席汉综合征）。实验室检查：肝功能正常，空腹血糖3.8 mmol/L，血清钾3.8 mmol/L，血沉45～60 mm/h，促黄体生成素2.3 IU/L，生长激素基础值4.2 μg/L，24 h尿游离皮质醇30 nmol/L，促甲状腺激素50 μIU/mL，抗甲状腺抗体阴性。甲状腺摄^{131}I率第2小时2.47%，第4小时2.1%，第24小时1.16%。垂体MRI检查示垂体稍大。眼科检查：视野正常。最后诊断为原发性甲减。用左甲状腺素12.5 μg/d治疗，以后逐渐加至62.5 μg/d，2周后水肿明显消失，对外界反应也恢复正常。心影明显缩小，腹水消失。1个月后生活基本自理，T_4恢复至101 nmol/L，24 h尿游离皮质醇22 nmol/L。

【误诊分析】

本病例因有全身水肿和腹水，在外院曾多年被诊为"肾炎""肝病"，而忽略了患者典型的甲减症状，如迟钝、嗜睡、耳聋、怕冷、皮肤干燥、声粗、心脏扩大等。对于原因不明的长期严重水肿，应该检查甲状腺功能，以排除甲减的可能性。当确诊患者有甲减后，未经深入具体分析，就简单地做出席汉综合征的诊断。本病例发病于产后大出血之后，因此临床上很容易想到席汉综合征，但也有下列数点与之不尽符合：44 岁近于围绝经期，产后闭经不一定就是垂体前叶功能减退；产后虽然乳汁少，但仍哺乳一年余，并持续泌乳 16 年；甲减症状严重，已有心脏改变及腹水，T_4 低而促甲状腺激素明显高，其他靶腺功能均正常；垂体体积大，难以用席汉综合征来解释。综上所述，原发性甲减可以确诊，由于 T_4 低，通过负反馈作用引起下丘脑促甲状腺激素释放，激素分泌过多，兴奋垂体前叶，使催乳素分泌增多而引起泌乳，垂体是代偿性增大。

【本章讨论】

甲减患者常因病因、发病年龄、起病缓急及甲减的程度不同，致使本病临床表现变化多端、错综复杂，可引起全身多系统症状，也可以某一系统或某些不常见的症状为突出表现或缺乏临床症状而表现为亚临床甲减，故本病可被误诊为临床各科疾病，亚临床甲减者易被漏诊。造成本病误诊的原因大体可分为以下几种。

（1）对本病缺乏足够的认识，一些病例虽有典型的症状、体征，因临床医师缺乏有关本病的知识，对其视而不见，造成误诊。

（2）甲减的特殊类型，患者以某单一症状为首发或突出表现就诊，如以贫血、出血、月经过多、闭经、不孕、闭经溢乳、头痛、视野缺损、关节肌肉病变、浆膜腔积液、精神失常、癫痫样抽搐等就诊，临床医师往往因对此缺乏认识，造成误诊。

（3）甲减早期，往往因患者自觉症状多，而缺乏客观体征，易被误诊为功能性疾病。

（4）老年患者出现怕冷、乏力、行动迟缓、记忆力减退时，常被视为老年期的变化而造成误诊。

（5）询问病史不详，不注意综合分析，甲减患者常起病隐匿，病程长，临床症状复杂，可先后或同时出现全身多个系统的损害，或仅以某一系统的改变为主，若不详细询问病史及进行体格检查，漏掉了有关的症状、体征，或仅满足于某些症状、体征及某一项化验单，不注意全面综合分析，易造成误诊。

（6）非专科医师因对本病认识不足，重视不够，常仅凭本系统的症状、体征，做出片面错误的诊断。

为了减少对本病的误诊，首先应提高临床各科医生对本病的认识，重视特殊类型甲减的临床表现。对行甲状腺手术、^{131}I 治疗、抗甲状腺药物治疗及颈部放射性治疗的患者应加强随诊，以及时发现甲减；提高慢性淋巴细胞性甲状腺炎的早期诊断率；对慢性淋巴细胞性甲状腺炎的患者及甲状腺肿患者长期随访，以早期发现甲减；对发育迟缓伴智力低下或聋哑或有特殊容貌的婴幼儿，尤其是生于或居住于地方性甲状腺肿流行区者，应警惕呆小症的可能；对无明确原因的生长阻滞、青春期延迟者应注意幼年性甲减。以上均应及时行有关甲状腺功能检查。对颈部肿块，在术前应行有关检查以排除异位甲状腺，若无法确定，术中应做活检，术后随访观察，及时发现甲减。对原因不明的水肿、食欲减退、腹胀、便秘、乏力、怕冷、少汗、体重增加者，对懒言少语、表情淡漠、记忆力减退、精神错乱、癫痫样抽搐，且按精神病、神经症及抗癫痫治疗无效者，对不明原因的心动过缓、传导阻滞、心肌缺血严重而心绞痛不明显、心包积液（尤其大量心包积液，而心包填塞症状不明显）、心脏明显扩大而心衰不明显，且按相应治疗效果不明显者，对无明确原因的肝及（或）肾功能损害者，对严重高胆固醇血症者，对月经量多、周期缩短甚至闭经不孕者，对闭经、溢乳、蝶鞍扩大不伴性功能低下者，对无明确原因的声音嘶哑、眩晕耳聋者，对浆膜腔积液比重大、蛋白含量高、呈蛋白细胞分离者，对难以纠正的顽固性贫血者，对昏迷伴低体温及伴休克时心率缓慢者，对难以解释的关节肌肉病变者等，应高度警惕本病的可能。甲减作为多发性内分泌功能减退综合征的一部分，在出现其他内分泌腺体功能低下时，应注意常规化验甲状腺功能。在诊断功能性子宫出血、再生障碍性贫血、神经症、精神性厌食、精神病等疾病时，应注意排除本病。

要重视 T_3、T_4、TSH 的检查，诊断甲减时 T_4 比 T_3 更为敏感，因甲状腺激素不足时，更多的 T_4 脱碘成生物活性较强的 T_3，以维持生理功能。TSH 可作为原发性甲减诊断的最敏感指标。垂体性甲减时 TSH 降低，注射 TRH 兴奋试验也不能刺激 TSH 分泌，下丘脑性甲减 TRH 兴奋试验仍可有反应，而原发性甲减注射 TRH 后 TSH 呈持续性过度反应，可用以鉴别诊断。超声心动图对诊断心包有无积液很灵敏。甲减所致心脏改变在治疗后可消失，有助于与其他心脏病区别。先天性甲状腺功能减退症可进行婴儿血和脐带血的 T_3、TSH 筛查，以达到早期诊断的目的。在地方性甲状腺肿流行地区更为必要，不能单靠临床表现，特别是当母亲甲状腺功能正常时，乳汁中甲状腺激素可进入患儿体内，掩盖了部分症状，甲减症状常需数月、数年才明显化，易致延误治疗。

第八章　甲状旁腺疾病

甲状旁腺一般有 4 个腺体，每个重 10～25 mg，外有纤维包膜，内有小血管和无髓鞘神经纤维。甲状旁腺主要由两种细胞构成：主细胞占大多数，分泌甲状旁腺激素（PTH）；嗜酸细胞占少数，无分泌功能。电镜下可见主细胞内的细胞器在不同生理状态下有明显的动态变化，功能活跃期其内质网排列成行，合成甲状旁腺素原（Pro－PTH），后进入高尔基体转变为 PTH 并浓缩成分泌颗粒排出胞外。

PTH 分泌调节受血钙浓度影响：血钙正常时 PTH 基础分泌；血钙升高时，PTH 下降；血钙下降时，PTH 上升，当血钙降至 4 mg/dL（1 mmol/L）时，PTH 分泌达高峰。1，25－（OH)$_2$－D$_3$ 上升抑制 PTH 分泌。降钙素（CT）对 PTH 分泌有兴奋作用，一方面通过降低血钙间接促进分泌，另一方面直接刺激分泌。因此，正常时 CT、PTH 和 1，25－（OH)$_2$－D$_3$ 之间互相平衡以维持血钙水平的稳定。

第一节　甲状旁腺功能减退症

甲状旁腺功能减退症（甲旁减）是指 PTH 分泌减少和（或）功能障碍引起的一种临床综合征。在临床上常见的主要有特发性甲旁减、继发性甲旁减、低血镁性甲旁减和新生儿甲旁减，其他少见的包括假性甲旁减、假性特发性甲旁减等。

【病因】

引起甲状旁腺功能减退的原因可有以下几种。

（1）甲状旁腺腺体破坏。如自身免疫、手术、放射线等。

（2）甲状旁腺发育不良。

（3）PTH 分泌障碍。镁离子缺乏、钙离子感受受体活性亢进。

（4）PTH 作用障碍。假性甲状旁腺功能减退症、慢性肾衰、遗传性甲旁减等。

【临床表现】

本病的临床表现为低钙血症引起的肌肉兴奋性增加，如手足搐搦、肌肉痉挛、由于咽喉痉挛致声音刺耳、癫痫发作等。

【诊断要点】

（1）手足搐搦或麻木感。

（2）低钙血症（血钙 < 2 mmol/L，但人血白蛋白 > 35 g/L）。

（3）血清磷上升或正常上限。肾小管磷重吸收率增高（TRP > 95%），磷廓清率减退（< 6 mL/min）。

（4）PTH 正常或降低。

（5）肾功能正常。

（6）尿钙降低（< 50 mg/dL）。尿磷降低。

（7）血 ALP 正常。

【诊断流程】

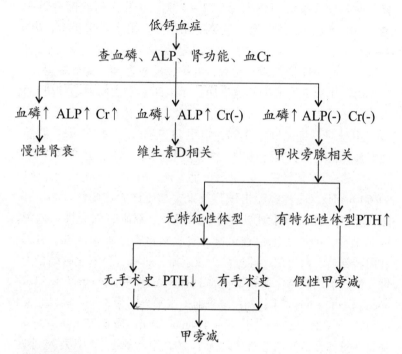

【误诊疾病】

本病因临床表现不同可误诊为其他疾病，如癫痫、巨细胞瘤、精神分裂症等。

一、假性甲旁减性甲亢误诊为癫痫

【病例简介】

患者，女，13岁。因癫痫样发作于2014年3月入院。患儿自2011年来常无明显诱因突发全身搐搦，发作时神志不清、两眼上翻、牙关紧闭、口角流涎、面唇青紫、四肢抽动，有时伴尿失禁，每次历时数分钟至几小时，每年发作 3～4 次。2014 年后发作频繁，近 1 个月来甚至每天发作 2～3 次。在发作间歇期常诉手、足、小腿麻痛及抽筋。患儿系第一胎顺产，出生体重正常，出生 4～5 个月后开始发胖。1 岁半时才学会说话和走路。8 岁入学，智力低下。自幼性情孤僻，发呆，好哭，反应迟钝，食欲减退，怕冷。幼年除麻疹外未患其他疾病，无颈部手术或放射治疗史。父母非近亲结婚，两弟，发育及智力均正常。体格检查：身高 124 cm，上身与下身比例为 0.94，指距 11.9 cm，体重 31 kg。圆脸，面部及鼻根略宽。矮胖体型，两乳头稍分离。轻度肘外翻。手指粗短。第 4、5 掌骨短，双足第 4 足趾短小畸形。皮肤稍干，血压 80/60 mmHg，面神经叩击试验及束臂加压试验均阳性。心、肺、腹无异常。乳房有小乳核，外阴未发育。双眼有先天性白内障，眼底正常。神经系统检查正常。实验室检查：血尿常规、血糖、谷丙转氨酶、白蛋白、球蛋白、尿素氮、肌酐、二氧化碳结合力、钾、钠、氯均正常。多次复查血钙水平分别为 1.2 mmol/L、1.24 mmol/L、1.5 mmol/L，两次复查血磷水平分别为 3.0 mmol/L、3.1 mmol/L。ALP 415 u/L。尿钙 4.1 mmol/24 h，尿磷 75 mmol/24 h。血抗核抗体及抗平滑肌抗体均为 1：20，甲状腺摄[131]I 率第 24 小时 51.4%，24 h 尿游离皮质醇 91 nmol/24 h。PTH 水平升高。染色体核型为 46XX，头颅及蝶鞍 MRI 检查正常，未见基底节钙化。骨盆平片正常。右手及左足均有骨质稀疏，掌骨及跖骨呈不对称性缩短，以第 4、5 掌骨及第 4 跖骨最明显，掌骨征阳性，第 2、5 中指骨骨骺提前愈合。心电图 QT 间期延长至 0.46 s，符合低钙血症表现。

诊断为假性甲旁减性甲旁亢。检查期间有癫痫样发作 3 次，给予维生素 D 10 万 u/d，1 周后减为 4 万 u/d，葡萄糖酸钙 4 g/d，服药 2 个月后未再有癫痫样发作，但仍有手脚麻痛。服药

1 年半后随查，身高 130 cm，体重 35.5 kg，血钙 1.61 mmol/L，血磷 2.65 mmol/L，心电图 QT 间期 0.40 s，已恢复正常。

【误诊分析】

本病例的特点是临床表现为手足麻痛及抽搐，并有癫痫样搐搦发作，面神经叩击试验及束臂加压试验均阳性，血钙低，故癫痫样搐搦为低血钙引起。由于患儿没有肾脏疾患，所以血磷高、血钙低是因甲状旁腺功能减退所致。患儿无颈部手术或放射治疗等甲状旁腺损伤史，虽不能测血甲状旁腺激素抗体，但抗核抗体及抗平滑肌抗体均不高，不支持自身免疫性疾病，故本病例无肯定的甲状旁腺激素减低之病因。

患儿矮胖体型，圆脸，智力低下，指跖骨及掌骨短等是假性甲状旁腺功能减退症躯体发育畸形表现。假性甲状旁腺功能减退症是性连锁显性遗传病，它并不是甲状旁腺激素低下，而是由于靶组织及骨及（或）肾对甲状旁腺激素抵抗而表现为甲状旁腺功能减低所得疾病。患者血钙低，甲状旁腺代偿性增生，血甲状旁腺激素增高。本病例手足均有骨质疏松、血碱性磷酸酶增高，说明骨组织对增高的甲状旁腺激素仍有溶骨反应，即骨对甲状旁腺激素并不抵抗。另一方面，患儿 24 h 尿环磷酸腺苷低于正常，支持肾脏对甲状旁腺激素抵抗。故本例是以肾脏对甲状旁腺激素抵抗为主要表现，并有继发性甲旁亢的假性甲旁减性甲旁亢，即假性甲旁减伴纤维性骨炎。

二、甲旁减误诊为癫痫

【病例简介】

患者，女，61 岁。以发作性抽搐 8 年、手足搐搦 2 年、加重半年为主诉入院。8 年前患者无明显诱因出现发作性意识不清、四肢强直、牙关紧闭、口吐白沫等症状，持续半小时后清醒，醒后不能回忆，一直按"癫痫"治疗，平时服用丙戊酸钠 1 片，每日 3 次，托吡酯片 1 片，每日 3 次，症状控制尚可，共大发作 4~5 次。3 年前自行停用抗癫痫药物，再次出现上述症状。半年前逐渐出现双手搐搦，发作频繁，多于劳累、受凉后发作，持续数秒钟至 1 min 不等，可自行缓解，伴明显视力下降，仍按"癫痫"治疗。20 d 前因视力急剧下降，检查示双眼白内障，右眼较重，并行右眼白内障切除术，请内分泌科会诊后转入。体格检查：体温 36.5 ℃，心率 84 次/min，呼吸 20 次/min，血压 126/77 mmHg，神志清，精神可，颈部可见长约 6 cm 手术瘢痕，Chvostek 征和 Trousseau 征阳性，双侧 Babinski 征阴性。进一步检查示头颅 CT 示双侧基底节区多发钙化，PTH 2.0 pg/mL，24 h 尿钙 3.93 mmol/L，血钙 1.75 mmol/L，诊断为甲状旁腺功能减退症，予罗盖全 0.5 μg，每日 1 次，口服，钙尔奇 D 600 mg，每日 1 次，监测血钙、尿钙。既往史：13 年前因"甲状腺癌"，行全甲状腺切除术。出院后逐渐停用抗癫痫药，未再出现癫痫样发作。

【误诊分析】

本病例的特点是临床表现为癫痫大发作，无手足搐搦表现，症状不典型，一直按癫痫治疗，症状能控制，但仍有发作，2 年前出现手足搐搦。该患者有明确的甲状腺切除病史，当出现上述症状时应及时联想到甲状旁腺功能减退的可能。专科医生应详细询问病史，诊断癫痫时应排除低血糖、高血糖、甲旁减等相关内分泌疾病，非本专业医生应对相关专业的疾病有一定的了解，避免误诊漏诊。

【本节讨论】

特发性甲旁减是甲状旁腺的自身免疫性疾病，由甲状旁腺激素分泌减少，血钙降低引起。低血钙使神经肌肉应激性增加，这是由于血钙离子低时，感觉、运动及自主神经可有神经冲动的自发性释放，使肌肉静止膜电位改变，引起发作。因此患者可有：①感觉异常，如四肢麻木。②运动异常。总血钙低于 2 mmol/L 时，随意肌张力性收缩，发作部位肌肉僵直，随意动作受限，不随意动作增强，有手足搐搦发作，严重者全身随意肌收缩而有癫痫样发作。③自主神经功能障碍，如出汗、排尿不畅等。

癫痫是一种症状，在诊断确立后，更为重要的是寻找病因，应逐次排除以下器质性癫痫：各种脑部疾患；全身性疾患影响脑功能，如影响脑细胞能量代谢，引起脑水肿，使神经细胞兴奋性增高；药物引起。以上病例均有明显的低血钙症状和体征，若医生考虑甲旁减的可能，则在询问病史及体格检查后即可初步诊断，再查血钙即得到证实。

第二节　甲状旁腺功能亢进症

甲状旁腺功能亢进症（甲旁亢）是由 PTH 分泌过多而产生的一系列临床表现。据病因可分为原发性甲旁亢、继发性甲旁亢、三发性甲旁亢及假性甲旁亢几类。

【病因】

原发性甲旁亢是由无明确原因的甲状旁腺增生或肿瘤所致，本病可发生于任何年龄，但以 20～50 岁者较多，女性多于男性，多数起病缓慢，早期可无典型表现，仅有高血钙和血清免疫活性甲状旁腺激素升高。

【临床表现】

临床上主要表现为骨骼、泌尿、消化、神经、肌肉系统与异位钙化的症状体征；骨骼系统常表现为骨痛、腰痛、骨骼畸形、骨囊肿、病理性骨折等；泌尿系统可有多尿、烦渴、泌尿系统结石、泌尿系统感染，晚期可出现肾衰竭；消化系统可有食欲减退、腹胀、便秘、恶心、呕吐、顽固性消化性溃疡或反复发作的胰腺炎；神经肌肉系统可表现为无力、易疲乏、骨骼肌松弛、消瘦、失眠健忘、感觉异常、精神淡漠或烦躁不安、嗜睡以及昏迷；异位钙化可表现为关节疼痛、皮肤瘙痒、带状角膜炎等。若为多发性内分泌腺瘤，除以上表现外，还可伴有其他腺体病变所致的临床表现。

【诊断要点】

(1) 口渴、多饮、多尿、尿浓缩功能减退、食欲减退、恶心、呕吐等症状。

(2) 血清钙经常 >2.5 mmol/L，且血清蛋白无显著变化。

(3) 血清无机磷低下或正常下限 (<1.13 mmol/L)。

(4) 血氯上升或正常上限 (>106 mmol/L)。

(5) 血 ALP 升高或正常上限。

(6) 尿钙排泄增加或正常上限 (>200 mg/d)。

(7) 复发性两侧尿路结石，骨吸收加速 (广泛的纤维囊性骨炎，骨膜下骨吸收，牙槽骨硬线消失，病理性骨折，弥漫性骨量减少)。

(8) 血 PTH 增高 (>0.6 ng/mL) 或正常上限。

(9) 无恶性肿瘤。若偶然合并恶性肿瘤，则手术切除后上述症状依然存在。

【诊断流程】

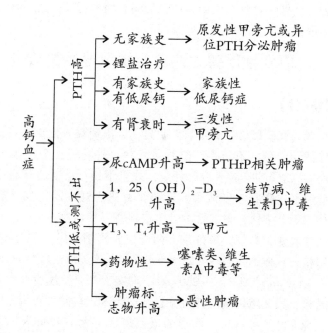

【误诊疾病】

　　由于本病多数起病缓慢，早期症状不典型，在病程的某一阶段可以某一系统的症状为突出表现，致使多数病例临床表现复杂多样，加之临床医师对其重视不够，认识不足，极易造成误诊。国外本病发病率为 0.1% ~ 0.5%，国内报告不多。患者常误诊多年，国内有关文献报道的本病误诊率达 66.7% ~ 100%。本病常因消化道症状而被误诊为消化不良、消化性溃疡、急性胃肠炎、慢性胃炎、习惯性便秘、胰腺炎、神经性呕吐等；因骨关节症状被误诊为风湿、类风湿性关节炎、骨质疏松症、佝偻病、软骨病、先天性骨骼畸形、骨肿瘤、多发性骨髓瘤等;因泌尿系统症状被误诊为泌尿系统结石、泌尿系统感染、慢性肾功能不全等;因神经精神症状被误诊为神经衰弱、精神病等;因烦渴、多饮、多尿被误诊为尿崩症、糖尿病等。

一、原发性甲旁亢误诊为类风湿性关节炎

【病例简介】

患者,女,15 岁。2 年前无明显诱因出现双下肢及腕关节疼痛,伴活动受限,不伴关节红肿及发热,外院拟诊为"风湿性关节炎",给予吲哚美辛治疗月余,效果不佳,自动放弃治疗出院。此后上述症状一度改善。近 2 个月来上述症状复发,渐跛行,伴口干、多饮,来院就诊。体格检查:甲状腺 (-),肋骨呈串珠样改变,右膝关节外翻,两侧桡骨头稍突出,余无异常。实验室检查:血钙 2.59~3.22 mmol/L,血磷 0.37~1.2 mmol/L,PTH 2.3 ng/mL,ALP 72~230 u/L,TRP 75%。X 线检查示全身骨质疏松,第 2 掌骨基底部可见囊性透光区,右髂骨骨折。B 超示甲状腺左叶下极有一类圆形的低回声区,大小 1 cm × 1.1 cm × 1.5 cm,边缘规整,有包膜。诊断为原发性甲旁亢,转外科手术探查,在甲状腺左叶下极摘除一有包膜肿块,病理诊断为甲状旁腺腺瘤,术后上述症状渐消失,血生化指标恢复正常。

【误诊分析】

甲旁亢时,因甲状旁腺分泌 PTH 增多,导致骨质脱钙使血钙升高,高血钙时有钙质沉着于关节囊、肌腱及关节软骨内引起关节炎及软骨和关节周围钙化,可出现关节疼痛、活动受限甚至可伴有全身低热,易被误诊为"风湿及类风湿性关节炎",甚至误用糖皮质激素治疗而加重病情。本病除关节症状外伴有全身骨

质疏松，易发生病理性骨折、骨囊肿、纤维囊性骨炎、泌尿系统结石，并有食欲减退、恶心呕吐、腹胀便秘、疲倦乏力等症状，且 ASO 类风湿因子常阴性，血钙、尿钙、尿磷增高，血磷低等，易与风湿、类风湿性关节炎相鉴别。因 PTH 可呈间歇性分泌增多，所以有些病例症状可有一度自行减轻或缓解。本病例患者第 2 次住院时已有肋骨串珠、膝关节外翻、桡骨头稍突出等骨骼畸形的症状。实验室检查示高血钙，低血磷，ALP 升高，TRP 降低，骨质疏松，骨质破坏，发现甲状旁腺肿瘤，经手术证实。本病例误诊原因：早期症状不典型，除关节症状外，缺乏泌尿、消化及神经肌肉系统的异常症状；缺乏对本病的认识，不了解本病也是引起关节炎的病因之一，尤其按风湿性关节炎治疗无效时，未再进一步追究原因。今后若有诊断为关节炎时，应注意与本病相鉴别，必要时应行血钙、血磷、尿钙、尿磷等检查。

二、原发性甲旁亢误诊为急性胃肠炎及神经性呕吐

【病例简介】

患者，女，29 岁。恶心呕吐 20 余天，加重 4 d，入当地医院，诊断为"急性胰腺炎"，经补液、止吐及抗生素等治疗无效，因呕吐加重、一般情况不佳而转院。体格检查：营养极差，双眼球凹陷（＋），左侧颈部可扪及一 1 cm×2 cm×2 cm 圆形肿块，质较硬，心肺无异常，舟状腹，肝、脾不大，腹部无压痛，诊断为"急性胃肠炎"和"神经性呕吐"。治疗不见好转，进一步追问病史，患者于 4 年前因关节酸痛、病理性骨折，发现左甲状旁腺瘤，切除后即愈。化验多次血清钙均高，血磷下降，PTH 升高，ALP 升高。X 线片示腹部胀气，左股骨和髂骨翼可见广泛骨质脱钙，骨皮质疏松，骨小梁增粗，并有大小不等的囊性变。

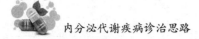

考虑为甲状旁腺瘤复发，手术切除肿块，病理证实甲状旁腺瘤。术后恶心呕吐消失，血清钙、磷恢复正常。

【误诊分析】

由于甲旁亢引起高血钙，胃肠黏膜下血管内发生钙盐沉积，患者可有食欲减退，剧烈恶心呕吐及不同程度的腹痛，可被误诊为"急性胃肠炎"，按"急性胃肠炎"治疗无效时常考虑"神经性呕吐"。此例误诊原因：临床表现不典型，仅以恶心呕吐起病，余无明显的骨骼、泌尿系统的症状体征；对本病认识不足，不了解甲旁亢可致严重恶心呕吐，当发现左颈部肿块时，未能把二者联系起来；思路狭窄，对于恶心呕吐，仅考虑到了消化道疾病，未能与全身性疾病联系起来，在诊断神经性呕吐时，未真正排除其他器质性病变；询问病史不详细，漏掉了甲状旁腺瘤的重要病史。今后对于不明原因的恶心呕吐，尤其伴有腹胀、便秘的患者，在诊断上应排除本病。

三、原发性甲旁亢误诊为骨质疏松症

【病例简介】

患者，女，54岁。于5年前绝经后出现两足跟痛，诊断为"绝经期骨质疏松症"，长期用钙及维生素D治疗，效果不佳，逐渐出现腰椎畸形及肢体缩短。腰椎正侧位片示腰椎骨质疏松。入院体格检查：腰椎侧弯活动受限。血钙 2.68～2.98 mmol/L，血磷 0.81～1.12 mmol/L，PTH 2.1 ng/mL，ALP 51～83.5 u/L，24 h 尿钙 7.0 mmol/L，TRP 79.6%。X线示广泛骨质疏松，指骨骨膜下骨质吸收，骨盆骨有小囊性透光区，B超示甲状腺右下极有 1 cm×1.5 cm×1.5 cm 低回声区。诊断为原发性甲旁亢，行手术切除，病理报告示甲状旁腺瘤。

【误诊分析】

原发性甲旁亢由于过量的 PTH 促进骨的转化，使骨钙释出入血液，导致全身性骨质脱钙，从而表现为全身性骨质疏松，易同原发性及其他继发性骨质疏松相混淆。本病除骨质疏松外，有高血钙、高尿钙、高尿磷、低血磷"三高一低"的特点，而原发性骨质疏松，血、尿钙、磷正常，易与本病相鉴别。其他继发性骨质疏松多伴有相应疾病的症状体征，如甲亢的表现、肾上腺皮质功能亢进症的表现、性功能低下的表现、糖尿病的表现、肢端肥大症的表现，可有胃肠切除的病史，有吸收不良综合征、严重营养不良、原发性胆汁性肝硬化、多发性骨髓瘤等相应的临床表现，可有制动的病史，若认真询问病史及行细致的体格检查，易与本病相鉴别。原发性甲旁亢发生在绝经期的女性时，易被误诊为"绝经期骨质疏松症"，本病例即是如此，其误诊的主要原因是对本病重视不够，在绝经期出现骨质疏松时只想到了绝经期骨质疏松症，忽视了本病，其次是思路狭窄，不注意疾病的鉴别诊断。

四、原发性甲旁亢误诊为神经衰弱症及消化性溃疡

【病例简介】

患者，女，38 岁。曾失眠、健忘、乏力、厌食、便秘 10 年，神经内科诊为"神经衰弱症"；其间有上腹部饥饿痛 6 年，钡餐透视为十二指肠溃疡；伴四肢及腰、背骨关节酸痛 4 年，骨科诊断为"风湿及类风湿性关节炎"。按上述诊断治疗后效果均不佳。近半年因骨关节疼痛加剧而入院。体格检查：上腹中部及四肢骨骼压痛，血钙 3.07 mmol/L，血磷 1.16 mmol/L，尿钙

10. 10 mmol/L，尿磷 27. 10 mmol/L，PTH 3. 2 ng/mL，ALP 37 u/L，TRP 69%，X 线示指骨骨膜下骨皮质吸收，牙槽骨硬板吸收。诊断为甲旁亢，经手术治疗后，上述症状消失。

【误诊分析】

原发性甲旁亢为慢性疾病，早期仅有高血钙引起的肌肉神经应激性减退及胃酸增高和溃疡病等非特异性症状，此时易被误诊为"神经衰弱症""消化不良""神经性呕吐""消化性溃疡""习惯性便秘"等，所以在诊断以上疾病时应注意排除本病。本病所致的消化性溃疡，一般较为顽固，常见内科治疗效果较差，本病可合并胃泌乳素瘤（多发性内分泌腺瘤），故对于内科治疗效果差的顽固性消化性溃疡，应考虑本病。随病情的进展出现骨骼及泌尿系统症状时，常因专科医生缺乏整体观念，不注意全面分析而草率诊为本专业的某一疾病。如本例医生仅凭腰、背骨关节酸痛诊为"风湿性及类风湿性关节炎"，致使本病长期误诊误治。本例误诊原因：对甲旁亢认识不足，不了解甲旁亢引起的消化、神经肌肉及骨骼系统的症状，而将本病独立诊断为 3 个系统疾病；片面的专科观念，缺乏整体的综合分析，本例出现神经、消化及骨骼系统症状时，医生仅凭骨关节症状，做出了错误的诊断。

五、原发性甲旁亢误诊为佝偻病及先天性胸廓畸形

【病例简介】

患者，女，19 岁。3 年来身高缩短 6 cm，胸廓及脊柱变形，四肢酸痛。X 线片示腰椎侧突，椎体扁平，呈双凹性变形。骨科、内科和放射科均诊断为"佝偻病""先天性胸廓畸形"。久

服维生素 D 和钙剂治疗无效而入院。体格检查：患者呈佝偻病样胸廓，脊柱侧弯，四肢肌肉萎缩。血钙 3.13 mmol/L，血磷 0.7 mmol/L，尿钙 10.23 mmol/24 h，尿磷 27.34 mmol/24 h，ALP 76 u/L，TRP 52.8%，PTH 升高。X 线片示多骨性均匀性密度减低，多发性骨囊肿，指骨及耻骨软骨下骨吸收。诊断为甲旁亢。

【误诊分析】

青少年型原发性甲旁亢的血钙水平较高，病情重者由于类骨组织钙化不良，可出现佝偻病样表现，如"手镯"、串珠肋、股骨头滑脱及四肢弯曲变形等，易误诊为"佝偻病"。但甲旁亢无慢性营养吸收不良，无长期不见阳光，无慢性肾脏病史，且血钙、尿钙高，易与佝偻病相鉴别。本例误诊原因：症状不典型，仅以骨骼系统症状为突出表现；对甲旁亢重视不够，本病例无长期不见阳光、严重营养障碍、消化道及肾脏病等致佝偻病的病因，且按佝偻病治疗无效，在诊断佝偻病时未认真分析病因及与甲旁亢相鉴别。

六、原发性甲旁亢误诊为尿崩症

【病例简介】

患者，女，23 岁。口渴、多饮、多尿 2 年，尿量 4 L/d，半年来两次发作肾绞痛。肾区平片示两肾多发性结石，肾图示右侧梗阻性改变。初诊为"肾性尿崩症"。查尿比重不低，疑溶质性利尿。测血钙 2.97 mmol/L，血磷 0.88 mmol/L，尿钙为 9.15 mmol/d，尿磷 26.04 mmol/d，PTH 升高。骨骼 X 线片无异常。纠正诊断为甲旁亢，经手术后多尿消失。

【误诊分析】

原发性甲旁亢患者，因过多 PTH 使骨质脱钙，仅血钙升高，高血钙致大量的钙自尿中排出，形成溶质性利尿，患者表现出多尿、口渴、多饮，若进水不足，可出现脱水或循环衰竭，易被误诊为"尿崩症"。但本病尿比重不低，易与尿崩症相鉴别。以后对于口渴、多饮、多尿的患者在诊断上也应考虑本病。本病例在出现肾绞痛，发现两肾多发性结石时仍未能考虑本病，其误诊原因为对本病引起的泌尿系统结石及溶质性利尿认识不足，对疾病的诊断尚未注意综合分析，未能把泌尿系统结石同口渴、多饮、多尿联系起来考虑。

七、原发性甲旁亢误诊为多发性骨髓瘤

【病例简介】

患者，女，35 岁。4 年来四肢及髋部持续性疼痛，活动时加重，以致卧床不起，身高缩短约 4 cm，且伴牙齿松动、嗜睡、腹胀、泛酸、便秘、烦渴、多饮。诊断为"类风湿性关节炎"，服泼尼松半年反见病情加重而入院。体格检查：骨骼部位广泛压痛，两下肢肌力 3 级。血钙 2.67 mmol/L，血磷 1.54 mmol/L，尿钙 5.30 mmol/d，尿磷 26.45 mmol/d，ALP 89 u/L。疑为"多发性骨髓瘤"。经骨髓细胞学检查 2 次，第 1 次发现浆细胞占 3%，第 2 次浆细胞达 20%。骨扫描示骨盆局限性放射密度增高。诊为"多发性骨髓瘤"，最后行髂骨环钻活检为纤维囊性骨炎，X 线拍片示指骨吸收，CT 示甲状旁腺肿瘤，PTH 明显升高。确诊为甲旁亢，经手术治愈。

【误诊分析】

晚期原发性甲旁亢患者因出现较典型的全身或局部骨骼疼痛、弥漫性骨质疏松、病理性骨折，有时可与多发性骨髓瘤相混淆。但本病无溶质病变，无高球蛋白血症，骨髓象无骨髓瘤细胞，而血 PTH 升高，X 线表现指或趾骨有骨外膜下骨吸收，软骨下骨吸收及纤维囊性骨炎，据此可将二者区别开。本例有骨骼、消化、神经肌肉系统的症状，血钙正常可能与严重骨病致钙库耗竭、长期卧床不见阳光及厌食致钙剂维生素 D 摄入不足有关。其误诊原因：对甲旁亢认识不足，未考虑到甲旁亢；有反应性浆细胞增多，此种情况临床少见，值得注意。

八、原发性甲旁亢误诊为软骨病

【病例简介】

患者，男，40 岁。近 6 年来腰及髋部持续性疼痛，活动时加重，近 2 年卧床不起，身高缩短 3 cm，伴腹胀、食欲减退、恶心、呕吐、反酸、便秘，按"风湿病"服泼尼松 3 个月病情加重而入院。体格检查：全身骨骼广泛压痛，心、肺无异常，上中腹有压痛，肝、脾肋下未及。血钙 2.60 mmol/L，血磷 0.90 mmol/L，尿钙 5.20 mmol/d，尿磷 27.3 mmol/d，ALP 86 u/L，PTH 升高。X 线呈广泛骨质疏松，诊断为"软骨病"，给予维生素 D 及钙剂治疗无效。再次拍 X 线片示指骨及耻骨软骨下骨吸收，牙槽骨硬板骨吸收，CT 发现甲状旁腺肿瘤，诊断为甲状旁腺瘤，手术后治愈。病理诊断为甲状旁腺瘤。

【误诊分析】

甲旁亢骨病早期表现为骨痛，广泛骨密度降低时可与软骨病相混淆，但甲旁亢起病前多无引起维生素 D 缺乏的病因。甲旁亢易伴骨软化，而且血钙不高，如本例。其原因可能是甲旁亢时对维生素 D 需求增加，血磷降低影响了钙盐的沉积，加之长期卧床，不见阳光及厌食均使维生素 D 的来源减少，严重骨病时致钙库耗竭。临床上若不注意患者的病史，未行血、尿钙、磷检查及未注意骨膜下、软骨下骨吸收和纤维囊性骨炎，极易将本病误诊为“软骨病”。本例误诊原因为：缺乏对甲旁亢的认识，本例有典型的消化道及骨骼系统异常却未考虑甲旁亢，不了解甲旁亢并佝偻病或软骨病时会造成血钙正常；在诊断软骨病时未仔细分析是否有致软骨病的因素，本病例发病前无营养吸收不良、肾脏病及光照不足等病史。故在诊断佝偻病及软骨病时，尤其给予维生素 D 及钙剂治疗无效者，应警惕本病，注意原发性甲旁亢易同佝偻病及软骨病并存。

九、原发性甲旁亢误诊为肾性骨病继发甲旁亢

【病例简介】

患者，女，28 岁。反复发作性肾绞痛，血尿 5 年，肾区 X 线片示左肾有结石 3 块，1 个月前摔倒后右髋部持续疼痛，X 线拍片示骨质疏松，左股骨骨折。入院体格检查：左肾区叩痛，四肢骨骼广泛压痛，血肌酐 186 nmol/L，血钙 3. 22 mmol/L，血磷 0. 81 mmol/L，尿钙 5. 71 mmol/d，尿磷 13. 12 mmol/d，PTH 升高。尿蛋白（+ +），酚红排泄试验及莫森氏试验示肾小管浓缩功能减退。X 线拍片示多骨性骨质疏松、多发性骨囊肿及指骨吸收。肾盂造影示左肾不显影，下端有结石，因患者肾病史较长，且肾功能受损、ALP 增高、有纤维囊性骨炎，故初诊为“肾性骨病继发甲旁亢”。后经分析发现，患者无肾病引起的酸中毒，血和尿的钾、钠、氯离子正常，无血钙降低、骨软化、骨硬化及

软组织钙化等表现，不符合肾骨型的甲旁亢，后经手术证实。

【误诊分析】

　　肾性骨病又称为肾性骨营养不良，是由于慢性肾小球或肾小管长期病变，引起肾功能减退或肾衰竭，导致钙、磷代谢紊乱及继发性甲旁亢，从而引起骨骼系统的病变。病变早期仅有原发肾脏病的临床表现，随病情进展，患者可表现与一般维生素 D 缺乏性佝偻病相似的症状。成人可表现出骨痛、腰痛、病理性骨折、骨骼畸形、身高缩短、关节活动障碍，X 线表现为佝偻病、骨软化、纤维囊性骨炎等。继发甲旁亢时可有明显骨膜下及软骨下骨吸收，但骨囊肿改变较少见，临床上可与原发性甲旁亢相混淆，尤其病程长的原发性肾骨型甲旁亢，因有较长的肾结石或慢性肾盂肾炎病史，多可有肾功能异常，但一般原发性甲旁亢有高血钙、高尿钙、高尿磷及低血磷，据此可与肾性骨病伴继发性甲旁亢相鉴别。对于多发性肾结石引起的肾功能不全伴骨病时应高度警惕原发性甲旁亢，同时对于肾性骨病伴甲旁亢时应注意三发性甲旁亢的存在。对于难以确诊的病例需进一步行甲状旁腺超声、CT 及双侧颈静脉和无名静脉分段取血测 iPTH 检查。本例误诊原因主要是对本病认识不足，患者有肾结石病史，伴骨骼病变，有高血钙、低血磷应首先考虑原发性甲旁亢。

十、原发性甲旁亢误诊为精神分裂症

【病例简介】

　　患者，男，19 岁。足跟痛 2 年，下肢 X 形畸形 1 年余，半年前出现幻听 5~6 d，之后出现嬉笑、胡言乱语症状，持续 4~5 d，经某市精神病院诊断为"精神分裂症"，服氯丙嗪及舒必利。半年后因膝关节畸形来院，要求做矫正手术。体格检查：颈部未发现肿物，轻度"鸡胸"，脊柱无畸形，双膝关节 X 形畸形，行走呈鸭步，肌力正常，无肌萎缩，全身骨无压痛。实验室检查：血钙（14 次）平均 2.7 mmol/L，血磷（15 次）平均 1.0 mmol/L，ALP 145 ~ 275 u/L，尿钙 9.4 ~ 10.8 mmol/24 h，TRP 为 84%，PTH 升高。钙快速滴注抑制试验，尿磷/尿肌酐比值不下降。肾功能正常。X 线片示双手、头颅、双足跟、脊椎、骨盆呈弥漫性骨质稀疏，骨小梁模糊，双手指骨皮质模糊呈锯齿样改变。骨髓检查无骨髓瘤细胞。左髋骨活检示纤维囊性骨炎。颈部 CT 检查发现右甲状腺下极一 3 cm×2 cm×1 cm 肿块，行手术切除，病理诊断甲状旁腺瘤。术后随访半年未再出现精神症状，骨痛消失，可以跑步，膝关节畸形不明显。

【误诊分析】

甲旁亢患者因长期高血钙引起抑郁、倦怠、急躁、健忘、注意力不集中、人格改变甚至精神失常，易被误诊为精神病与神经系统疾病。本病例在出现精神症状前 1 年已存在骨骼病变，可能因患者、家属及医生对其不重视，或医生缺乏对甲旁亢的认识致使长期误诊，当出现精神症状时，未注意其他系统症状体征，导致误诊。部分原发性甲旁亢患者，精神、神经系统的症状可能出现在骨骼、泌尿系统之前，或成为患者就医的主诉，在诊断精神、神经系统疾病时应注意与甲旁亢相鉴别，以防误诊。

十一、原发性甲旁亢误诊为类风湿性关节炎

【病例简介】

患者，女，39 岁。腰骶部髋关节疼痛 2 年余，按"类风湿性关节炎"长期治疗未见好转。因疼痛加剧双下肢进行性无力，行走困难 2 个月，按"类风湿性关节炎"住院治疗，症状逐日

加重，疑"肾性佝偻病"，行 X 线检查示全身骨质疏松，右手指桡侧骨皮质吸收，血钙2.75 mmol/L，血磷为 0.8 mmol/L，考虑甲旁亢，行手术探查发现甲状腺左上极有一蚕豆大小之肿块，病理证实为甲状旁腺瘤。术后随诊，上述症状渐消失，能从事一般体力劳动。

【误诊分析】

原发性甲旁亢患者，高钙血症导致软组织的钙盐沉积，引起钙化性肌腱炎、关节软骨及关节周围钙化，引起关节疼痛及活动障碍，易被误诊为类风湿性关节炎，尤其在基层医院，缺乏实验室检查条件，仅凭症状更易致本病误诊。一般本病无关节红肿、周围软组织肿胀，血沉不快，类风湿因子阴性，糖皮质激素治疗无效，易与类风湿性关节炎相鉴别。本例误诊原因为对甲旁亢认识不足，重视不够；起初未考虑本病，思路狭窄，缺乏必要的实验室检查。今后对于骨关节痛的患者应首先考虑甲旁亢。

十二、原发性甲旁亢误诊为骨肿瘤

【病例简介】

患者，女，37 岁。伴进行性骨痛 5 年，曾进行膀胱结石摘除术。近 2 个月因左胫前出现一鸡蛋大小之肿块，诊断为"左胫骨肿瘤"，经手术诊断为骨囊肿。术后症状逐渐加重伴行走困难，不能进食，实验室检查血钙 3.50 mmol/L，血磷为 0.8 mmol/L，方考虑原发性甲旁亢，进一步化验尿钙 7.90 mmol/24 h，尿磷41.20 mmol/24 h，ALP 86 u/L，PTH 升高。X 线示全身骨质疏松、多发性骨囊肿及指骨吸收。诊断为原发性甲旁亢，行手术探查，发现甲状腺左下极花生大小之肿物，手术切除，病理诊断甲状旁腺瘤，术后症状消失。

【误诊分析】

原发性甲旁亢患者，纤维性骨炎的骨囊肿可引起骨骼局部包块，加之血钙及 ALP 升高，可有病理性骨折，有时可被误诊为骨肿瘤，误行手术治疗，本例即是。一般出现纤维性骨炎时已是病变晚期，此时已有全身严重的骨质疏松，据此易与骨肿瘤相鉴别。本例病初即有泌尿系统及骨骼系统的症状，直到出现严重消化系统症状时，实验室检查电解质发现高血钙、低血磷时方考虑本病。其误诊原因主要是缺乏对甲旁亢的认识，其次为在诊疗疾病时不注意综合分析，未把泌尿系统、骨骼系统及消化系统症状综合起来分析。

十三、原发性甲旁亢误诊为单纯泌尿系统结石

【病例简介】

患者，女，34 岁。2 年前突发血尿，后反复发生左肾绞痛。X 线摄片示左输尿管结石，曾排出小结石数块。1 年来无腰痛、血尿加重，每日饮水及排尿量均在 4 000 mL 以上，夜尿多，伴恶心、食欲减退，无关节疼痛，体格检查无异常。尿常规：蛋白（＋），红、白细胞皆为（＋＋），比重 1.004 ~ 1.008，2 h 酚红排出 30%，血浆蛋白 A/G 为 2.6/2.4，非蛋白氮正常。诊断为"左侧输尿管结石"，合并肾功能减退。用中、西药治疗效果差，且出现食欲减退、恶心、呕吐等症状。进一步查血清钙高，血清磷低，PTH 升高，24 h 尿钙、磷均升高，ALP 20 u/L。X 线摄片示骨骼无异常，腹平片见左肾结石 4 块。先后做肾结石取出术和甲状旁腺探查术，发现右下甲状旁腺腺瘤，约 0.5 cm × 0.6 cm × 0.6 cm。术后未再出现新的结石，肾功能及尿比重恢复正常。

【误诊分析】

原发性甲旁亢因高血钙、高尿磷，使钙盐在泌尿系统析出，形成结石或肾脏钙化。部分病例以泌尿系统结石为本病的首发症状被误诊为泌尿系统结石，本例即是。因泌尿系统结石可致反复难治的泌尿系统感染，而被误诊为"慢性泌尿系统感染"，甚至引起慢性肾功能不全而危及生命。本病所致的泌尿系统结石以多发、难治、易复发为特点，对于具有以上特征的泌尿系统结石应高度警惕本病。对于泌尿系统结石、难治性泌尿系统感染（无其他原因引起）、肾结石并肾功能不全及甲旁亢者应常规查血钙、血磷、尿钙、尿磷、血 ALP 及拍骨骼片以防本病误诊。本例误诊原因：症状不典型，缺乏骨骼系统的损害；对本病重视不够、认识不足，在诊断泌尿系统结石时未排除本病，在排出结石后又出现腰痛，血尿时未想到本病。

十四、甲亢合并甲旁亢误诊为单纯甲亢

【病例简介】

患者，女，67 岁。8 年前出现怕热、心悸、多汗、易饥、多食、消瘦、烦躁、手抖伴乏力，大便 2 次/d，至当地医院化验甲状腺功能示 T_3、T_4 升高，TSH 降低，按"甲亢"予口服抗甲状腺药物治疗，症状减轻后自行停药，一直未监测甲状腺功能。入院前 20 余天上述症状再发，逐渐加重，伴腹胀、食欲减退、恶心、呕吐，呕吐物为胃内容物，夜间烦渴明显，腰背部及双下肢疼痛，无多饮、多尿、发热、腹泻，至当地医院行腰椎 MRI 平扫示腰椎间盘突出，并行阑尾切除术，术后以上症状缓解不明显，不进食，周身疼痛加重。以"甲亢，肝功异常，腰椎间盘突出"收住院。否认服用维生素 D 史，否认肾脏

疾病史，否认家族相关遗传病史。入院体格检查：体温 36.5
℃，呼吸 24 次/min，血压 166/88 mmHg，BMI 18.96 kg/m²。
神清，精神萎靡，体型消瘦，脱水貌，被扶入病房，自主体
位，体格检查合作。全身皮肤无黄染、皮疹及出血点，浅表淋
巴结无明显肿大。颈软，双侧甲状腺 2 度肿大，质中，无压
痛，可闻及血管杂音。双肺呼吸音清，无干湿性啰音，心率
112 次/min，律齐，各瓣膜听诊区未闻及病理性杂音；腹部平
坦，上腹部轻压痛。双下肢无水肿，手颤阳性，双侧巴氏征阴
性。实验室检查：血、尿常规未见异常，电解质示血钠 135.6
mmol/L，血钙 3.05 mmol/L，血磷 1.06 mmol/L。肝功能：ALT
55 u/L，AST 62 u/L，γ - GGT 31 u/L。肾功能、血淀粉酶正
常，肝炎系列、自免肝系列、ENA、ANA、抗 ds - DNA 均未见
异常，尿本周蛋白阴性。进一步化验甲状旁腺素 57.0 pg/mL，
复查两次分别为 80.5 pg/mL、96.8 pg/mL，同步尿钙 7.47
mmol/24 h，尿磷 10.93 mmol/24 h。甲状腺功能：FT_3 37.36
pmol/L，FT_4 100.0 pmol/L，TSH 0.01 $\mu IU/mL$，TRAb 12.86
IU/L，TPOAb 16.03 IU/mL。查生长激素、血糖、胰岛素均正
常，8 am 血皮质醇 658 nmol/L，轻度升高，ACTH 正常。性激
素 6 项：PRL（2014.6.7）5 287 $\mu IU/mL$（2014.6.3 曾肌内注
射甲氧氯普胺 10 mg，后未再应用），余 FSH、LH、P、E_2、T
均正常。甲状腺 24 h 摄^{131}I 率：第 2 小时 46%，第 6 小时
58.8%，第 24 小时 53.7%，示摄^{131}I 率能力增强。甲状腺扫描
示甲状腺重量 81.616 g。甲状腺超声检查：甲状腺体积增大并
弥漫性回声改变伴血流丰富，甲状腺双侧叶多发实性及囊性结
节，甲状腺左侧叶中下部实性小结节（疑似甲状旁腺增生）。
颈胸部 CT 示弥漫性甲状腺肿伴右侧叶结节性甲状腺肿可能。
甲状旁腺 MIBI 示双时相甲状旁腺显像阴性，甲状腺两叶代谢
活跃，符合甲亢改变，甲状腺右叶中下极低密度结节显像阳

性，不排除恶性。头颅 CT 平扫未见异常，肾上腺 CT 平扫示左侧肾上腺增生可能，肝右叶及左肾下极小囊肿，十二指肠憩室，腰 3 椎体高密度结节影。垂体 MRI 增强示垂体右侧异常信号，考虑垂体微腺瘤。患者入院后恶心、呕吐、多尿、烦渴、进食困难及脱水症状明显，血钙水平在 3.05 mmol/L，肾功能正常。考虑为高钙血症，予以大量补液、呋塞米、补钾、降钙素加速尿钙排出，对症处理高钙血症，降低心率。经过数天积极治疗，患者症状改善，复查血钙仍 2.7~3.23 mmol/L，心悸明显。予甲巯咪唑片 10 mg，每日 3 次，口服。于 2014 年 6 月 28 日全麻下行双侧甲状腺叶切除术并双喉返神经探查术并左侧甲状旁腺腺瘤切除术，术中见左侧甲状腺深部实性肿物约 2 cm×1 cm×1 cm。术后病理示双侧甲状腺符合治疗后毒性甲状腺肿（左侧），符合治疗后毒性腺瘤性甲状腺肿（右侧）。左甲状旁腺组织符合甲状旁腺瘤，局部包膜欠完整。免疫组化检查：降钙素（−），甲状腺球蛋白（−），PTH（＋），CJ19（＋），HBME−1（−）。术后予优甲乐 50 μg，每日 1 次；碳酸钙 D。术后 1 个月实验室检查甲状腺功能、PTH、血电解质（包括钙、磷）均在正常范围内，患者体重增加，无关节疼痛，偶有抽搐麻木，精神状态良好。

【误诊分析】

高钙血症是内分泌临床较常见的电解质代谢紊乱之一。血钙大于 2.75 mmol/L 称为高钙血症，其病因较为复杂。高钙血症也可以发生在甲亢患者，会出现便秘、恶心等症状，但多数都被甲状腺毒症掩盖，表现不明显，而且血钙升高水平不会太高，通常小于 2.7 mmol/L，这和甲状腺激素具有加快骨转移、促进骨吸收的作用有关。有 5%~8% 的甲亢患者可伴有高钙血症。而甲亢合并甲旁亢病例则罕见。该患者从临床症状、体征、实验室检查到术后病理，证实了甲亢合并甲旁亢。甲亢合并原发性甲旁亢较为罕见，同时需警惕多发内分泌腺瘤的可能。结合该患者血糖、胰岛素、降钙素、性激素、肾上腺 CT、垂体 MRI 等检查不能排除多发内分泌腺瘤的可能。患者血钙升高，甲状腺肿大明显，术前甲状旁腺 MIBI 检查阴性，故选择外科手术切除甲状旁腺及大部分甲状腺组织为最佳方案，且可以使甲旁亢和甲亢同时得到临床治愈，术后病理证实为甲状旁腺腺瘤，腺瘤切除后血钙、磷即恢复正常。本例患者血钙高，PTH 正常或轻度升高，如不认真检查，很易造成漏诊，或在甲亢治疗后再发现甲旁亢，造成延误诊治，也可能给患者带来不必要的痛苦和麻烦。更要求我们综合评价患者的情况，认真对每一项异常的指标进行鉴别诊断，尽可能降低漏诊、误诊率。

十五、原发性甲旁亢误诊为结缔组织病

【病例简介】

患者，女，44 岁。全身肌肉及骨骼疼痛半年，伴多饮、多尿、夜尿增多、食欲减退、腹痛、消瘦，曾以"关节炎""糖尿病""垂体前叶功能紊乱"治疗无好转，并逐渐出现乏力、失眠、行走困难、肌肉萎缩、左肾绞痛、血尿等表现。2011 年 2 月因被车撞伤，X 线片显示为多发性肋骨骨折，并感全身疼痛加重，以结缔组织病入院。体格检查：体温 36.5 ℃，心率 80 次/min，血压 146/90 mmHg。甲状腺左下极可触及 2 cm×2 cm 大小结节，边缘光滑、质硬，可随吞咽上下移动。全身骨骼压痛明显，双下肢肌张力降低，余无阳性体征。实验室检查：尿糖阴性，血钙2.75 mmol/L，初诊为"多发性肌炎""多发性皮炎""类风湿性关节炎""甲状腺腺瘤""高血压病""原发性醛固酮增多症"。经治疗症状无缓解，后经拍片证实全身骨质疏松，双手指桡侧骨皮质吸收，牙槽骨硬板吸收，并复查血尿钙、磷、血 PTH、ALP，最后诊断为原发性甲旁亢。手术探查切除肿瘤，病理诊断为甲状旁腺癌。

【误诊分析】

原发性甲旁亢时因高血钙致神经－肌肉兴奋性降低及异位钙化，可引起关节疼痛、肌肉松弛无力，甚至肌肉萎缩，如对本病认识不足，可将本病误诊为"风湿、类风湿性关节炎""肌炎"及"皮肌炎"等结缔组织病。但本病除以上症状外常可伴有骨骼、泌尿系统症状，常有高血钙、低血磷、高尿钙、高尿磷，一般 ASO、类风湿因子阴性，无明显肌酶学的改变，而易与结缔组织病相鉴别。本病例在确诊本病前曾被误诊为"关节炎""多发性肌炎""多发性皮炎""类风湿性关节炎""甲状腺腺瘤""高血压""原发性醛固酮增多症"等 9 种疾病，其误诊原因为以下几种。

1. 缺乏对本病的认识 本例病初即有骨骼、神经－肌肉及消化系统症状，直到出现泌尿系统结石及甲状腺结节时仍未考虑本病，在按其他疾病治疗无效，拍片发现全身骨质疏松时，方才想到本病。

2. 不注意综合分析 仅凭某些症状而做出片面乃至错误的诊断：本例因有多饮、多尿、消瘦而诊为糖尿病，凭高血压、多饮、多尿、夜尿增多诊为原发性醛固酮增多症，凭肌痛、肌张力低诊为肌炎、皮炎等，在诊断以上疾病时均忽略了其他症状。

3. 缺乏必要的辅助检查 诊断糖尿病时未行血尿糖的检查；诊断关节炎时未查血沉，ASO 及类风湿因子，未拍关节片；诊断垂体前叶功能紊乱时未行垂体前叶及靶腺激素检查；诊断原发性醛固酮增多症时未查血钾、血钠、尿钾、尿钠，无肾素、血管紧张素、醛固酮的检查，缺少肾上腺影像学检查；诊断甲状腺腺瘤时缺乏肌酶学及甲状腺的病理学检查等。

4. 诊断功能性疾病时不注意排除器质性病变 诊断高血压

病时不注意排除继发性高血压，甲旁亢也是引起继发性高血压的因素之一，故在高血压的病因学诊断上也应注意本病。

除以上列举的误诊病例外，还有将本病误诊为"消化不良""习惯性便秘""反流性食管炎""慢性胃炎""慢性胰腺炎""胃癌""结节病""骨纤维异常增殖症""嗜酸性肉芽肿""骨网状细胞肉瘤"等疾病的报道，所以在以上疾病的诊断上应注意同本病相鉴别。同时也应注意原发性甲旁亢同继发性、三发性及假性甲旁亢相鉴别。

十六、甲状旁腺瘤致骨骼改变误诊为巨细胞瘤

【病例简介】

患者，女，40 岁。孕 4 个月左右时出现右下肢疼痛，无放射痛，当地按"孕后神经压迫"对症治疗，孕 5 个月时早产一死婴，患肢疼痛有增无减，渐出现行走困难，影响日常生活而住院治疗。X 线示右胫骨中上段可见一囊性中心性透亮区，无骨膜反应。按"右胫骨巨细胞瘤"行瘤体切除及植骨术，病理切片证实巨细胞瘤 3 期。术后骨痂生长缓慢，8 个月拍片复查，见原胫骨瘤体 3 cm 处又有 2 cm×1.5 cm 椭圆形透明区，该院诊为"巨细胞瘤复发疑恶变"，患者拒行截肢术，来我院求治。体格检查：体温 37℃，心率 84 次/min，血压 130/80 mmHg，发育正常，营养可，无消瘦，颈软，甲状腺不大，心、肺、腹无异常。右小腿中上段前外侧有 12 cm 长手术疤痕，胫骨上段局限性压痛，无红肿及静脉怒张，X 线检查发现左胫骨上端有一 3 cm×2.5 cm 椭圆形透亮区，无肥皂泡样典型改变，全身骨骼疏松呈脱钙征象。拟诊为甲状旁腺瘤，巨细胞瘤恶变。后发生股骨上段病理性骨折，瘤体处取活检，病理报告为巨细胞瘤 3 期。颈部 B 超检查：甲状腺下内侧有一 2.5 cm×2 cm 肿块，界线清，实验

室检查：第 1 次血钙 3.25 mmol/L，血磷 0.81 mmol/L；第 2 次血钙 3.62 mmol/L，血磷 0.72 mmol/L，PTH 升高。术前诊断为甲状旁腺瘤，顺利将腺体切除，术后病理证实上述诊断。切口 1 期愈合，4 个月拍片复查，左股骨上端骨折处有大量骨痂生长，瘤体消失。因患者双下肢固定时间较长，膝踝关节活动稍受限，但能胜任日常工作。

【误诊分析】

本病临床较少见，加之甲状旁腺瘤所致骨骼改变早期与骨囊肿、骨巨细胞瘤容易混淆，易致误诊，应提高警惕；过分依赖病理切片，在第二次发现骨骼病变时未进一步拍片及进行其他检查；临床上先入为主，习惯依从原诊断，造成一误再误；临床上遇到骨骼普遍疏松及多发骨骼囊性病变时应想到此病。

甲状旁腺腺瘤可致甲状旁腺功能亢进，分泌过多的 PTH 导致全身骨骼脱钙，引起骨痛，致全身性纤维囊性骨炎，并表现为高血钙、低血磷。

【本节讨论】

原发性甲旁亢是由甲状旁腺肿瘤或增生引起的一种钙磷代谢障碍性疾病。在本病中甲状旁腺良性肿瘤占 80%～97%，增生占 2.5%～20%，甲状旁腺癌仅占 2%，所以本病若能早期诊断、及时手术，多数患者可以治愈，但若延误诊治，常可导致残废，甚至造成死亡。本病常被误诊为骨科、泌尿科、肾内科、消化科、神经精神科、内分泌科及心血管科的其他疾病。其误诊原因如下。

1. 普遍对本病认识不足　有些典型病例分别可被误诊为多种专科疾病多年，如可同时诊为消化系统溃疡、泌尿系统结石、骨质疏松、关节炎等。

2. 对本病重视不够　出现顽固消化系溃疡、多发性泌尿系结石、习惯性便秘、食欲减退、恶心、呕吐、肾钙化、骨痛、病理性骨折、骨质疏松等症状时，未考虑本病。

3. 本病临床表现复杂　部分病例早期无典型症状，多系统症状常不同时出现，有些病例在某一系统症状出现数年后方可出现另一系统的症状，若询问病史不细、体格检查不详，易致误诊。此外尚存在正常血清钙的原发性甲旁亢，家族性甲旁亢，多发性内分泌腺瘤，婴幼儿型、青少年型原发性甲旁亢，原发性甲旁亢伴马方综合征，结节病，高血钙危象等特殊类型的原发性甲旁亢。

4. 不注意综合分析　片面的专科观念，仅凭患者某些症状做出片面乃至错误的诊断。

5. 思路狭窄，不注意鉴别诊断。

6. 在确定功能性疾病诊断时不注意排除器质性疾病。

7. 缺乏必要的辅助检查。

为了减少本病的误诊，首先应普遍提高对本病的认识和重视，各科医生都应注意从具有高血钙非特异性症状中发现本病，如食欲减退、恶心、呕吐、便秘、肌无力、失眠、抑郁、性格异常、高血压、心率缓慢、骨骼畸形、溃疡病、胰腺炎、佝偻病、软骨病、泌尿系统结石、肾脏钙化、难治性肾盂肾炎、肾结石致慢性肾功能不全等症状。如怀疑本病时，应多次、联合检查血钙、磷、PTH、ALP，常规检查双手、骨盆的正位 X 线片、腰椎及颅骨侧位片和肾区平片。如结果仍不肯定，可做 TRP、高钙及皮质醇抑制试验。X 线无异常时，髂骨活检有助于本病的早期诊断，B 超、CT 是主要的定位诊断手段。其次在诊断疾病时，一定要综合分析，尽可能用一个疾病解释患者所有的症状体征，不能轻易做出神经衰弱、精神性厌食、精神性多饮、精神病等功能性疾病的诊断，在确定以上诊断前应尽可能排除一切器质性病变。

第九章　皮质醇增多症

【病因】

皮质醇增多症（又称库欣综合征，简称 CS）主要是由于肾上腺皮质分泌过量糖皮质激素（主要是皮质醇）导致人体多种物质代谢明显紊乱，也可伴有其他皮质激素分泌过多的表现，如性征的改变是由于雄激素增多导致女性男性化，个别病例伴皮质雌激素增多则导致男性女性化或女孩性早熟。

【临床表现】

本症主要临床表现有：向心性肥胖，高血压，满月脸，多血质，糖尿病，骨质疏松，月经失调，紫纹，痤疮，体（甲）癣等。有资料显示肾上腺皮质双侧增生最多见（占 55.3%），腺瘤次之（26.6%），肿瘤少见（7.4%）。本病男女之比为 1:2.5，成人较儿童多见，发病年龄以 20~40 岁最多（73%）。

皮质醇增多症的病因可分为以下 4 类。

1. 下丘脑垂体性皮质醇增多症　占本病的 60%~70%，其中部分可伴有垂体瘤，约 80% 的病例 ACTH 分泌功能紊乱，ACTH 基础分泌量高于正常且失去昼夜规律。ACTH 分泌不被小剂量（2 mg）地塞米松试验所抑制，但可被大剂量（8 mg）部分抑制。

2. 肾上腺肿瘤　包括肾上腺皮质腺瘤和癌。原发病变在肾上腺，其功能亢进系肿瘤本身分泌肾上腺皮质激素过多所致，而不依赖垂体分泌 ACTH。

3. 异位 ACTH 综合征　由于垂体、肾上腺皮质以外的肿瘤产生具有 ACTH 活性的物质（少数产生具有 CRF 活性的物质），引起肾上腺皮质增生,产生过量的皮质醇。

4. 医源性皮质醇增多症　长期服用糖皮质激素引起的皮质醇增多症,为暂时性,停药后症状缓解。

【诊断要点】

1. 特征性体征　多血质、向心性肥胖、皮肤有宽大紫纹、皮肤变薄、高血压等。

2. 实验室检查　血浆皮质醇水平增高,且昼夜节律消失;24 h 尿 17 - OH 和 24 h UFC 水平升高。

3. 地塞米松抑制试验　过夜（1 mg）或小剂量（2 mg）地塞米松抑制试验不被抑制。

【诊断流程】

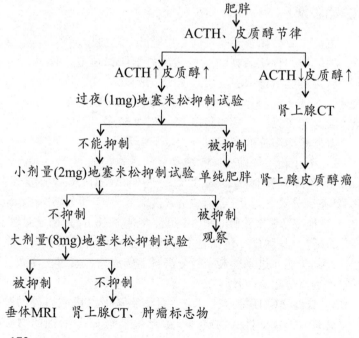

【误诊疾病】

本病需与单纯性肥胖、2 型糖尿病、多囊卵巢综合征、抑郁症等相鉴别，临床上易存在误诊，需提高警惕。

一、皮质醇增多症误诊为精神分裂症

【病例简介】

患者，女，16 岁。2011 年下半年始出现食量大增，日渐肥胖，夜眠差。2012 年秋冬常感胸闷、易怒、毁物、哭笑无常，精神病院医生诊为"精神分裂症（青春型）"。给予氯丙嗪、氯普噻吨治疗，精神症状控制不佳，而肥胖更甚。2013 年 6 月起停经伴乳房胀大而来我院，疑闭经溢乳综合征（库欣综合征）收住院。体格检查：血压 100/60 mmHg，神清，兴奋，嘻嘻自笑，定向力差，体型肥胖，两颊及四肢体毛增多，乳腺增大，挤之有多量白色乳汁流出，心、肺、肝、脾检查均未见异常。住院期间常无故大哭，无目的漫游。24 h 尿 17 - OH 48.5 μmol，尿 17 - KS 58.7 μmol，小剂量地塞米松不能抑制。B 超显像示左侧肾上腺肿瘤，CT 证实左侧肾上腺占位。垂体 MRI 检查无异常。后行左肾上腺次全切除术。病理报告为左肾上腺结节状增生。遂后再次行右肾上腺次全切除术，病理报告为右肾上腺皮质弥漫性增生。术后双侧乳房明显缩小，泌乳减少。复查尿 17 - OH 38.8 μmol/24 h，尿 17 - KS 24.6 μmol/24 h，精神基本正常。

【误诊分析】

皮质醇增多症合并精神症状以忧郁症多见。患者可见精神活动迟缓，也可出现欣快感、易激怒、情绪不稳定、妄想，甚至攻击及躁狂等，故早期易被误诊为"精神分裂症"。但引起这些精神紊乱的原因不甚明确，激素对高级神经系统有直接影响，也可以并发高血压、动脉硬化和失钾等；在周期性精神病的内分泌研究中，也可发现肾上腺皮质功能亢进和不稳定的表现。本病例为双侧肾上腺皮质增生，病因可能在下丘脑或垂体。本病例同时伴有溢乳、PRL 分泌增多，皮质醇增多症合并闭经溢乳综合征国内报道尚少，其机制可能与下丘脑功能紊乱有关，也可能由于血中皮质醇增多，加速了脑内 5 - 羟色胺（5 - HT）的更新，从而促进催乳素的分泌。另外，部分皮质醇增多症是由于垂体嗜碱性或嫌色细胞瘤所致，过去一般认为嫌色细胞不分泌激素，而近来已证明嫌色细胞可产生 ACTH，也可分泌 PRL 导致高泌乳素综合征。本病例患者经手术治疗后精神明显好转，疗效尚佳。但有文献报道，经肾上腺切除后，仍有不少患者精神症状无改善。

二、皮质醇增多症误诊为心、脑梗死

【病例简介】

患者，男，47 岁。肥胖、头晕、发作性胸闷胸痛四年余。自 2007 年开始肥胖、乏力，2008 年 10 月突发性心前区疼痛，2009 年 5 月再次严重发作，血压高达 160/110 mmHg，空腹血糖 9.99 mmol/L，ECG 示急性前间壁心肌梗死，长期休息治疗，仍时有加重。2012 年 1 月脑血栓形成，同年 12 月入院。血压 160/110 mmHg，心率 106 次/min，呼吸 36 次/min，空腹血糖 10.65 mmol/L，血钾 3.45 mmol/L；ECG 示陈旧性前壁心肌梗死；超声心动图示左心功能不全，少量心包积液；头颅 CT 示脑梗死。仔细检查发现患者肥胖，虽无明显多血质、多毛、紫纹等表现，但有满月脸、水牛背等特点。测定尿 17 - OH 78.94 μmol/24 h，尿 17 - KS 27.76 μmol/24 h，VMA 29.29 μmol/24 h，小剂量和大剂量地塞米松抑制试验均未能抑制。B 超及 CT 均诊为右侧肾上腺肿瘤。于 2013 年 6 月 28 日行右肾上腺肿瘤切除术，关闭手术切口时，心室纤颤发作，心搏骤停，抢救无效而死亡。病理报告：右肾上腺皮质腺瘤，约 3 cm×3 cm×3 cm。

【误诊分析】

　　库欣综合征由于皮质醇分泌增多，皮质醇抑制葡萄糖进入组织酵解和利用，促进糖原异生作用，同时对胰岛素产生拮抗作用，以致血糖倾向于增高，糖耐量多数减低，严重者出现类固醇性糖尿病，因此糖代谢紊乱为本病重要表现之一。这种继发性糖尿病只有在肿瘤切除或病情控制后才恢复，否则会引起心血管等多器官损害，带来严重并发症。本例向心性肥胖不甚典型，也无明显多血质、多毛、紫纹等临床常见表现，长期被误诊为"单纯性肥胖"。高血压、糖尿病虽经治疗，但一直未能有效控制，病程迁延六年余，且出现心、脑梗死等严重并发症。本病例肥胖在先，糖尿病在后，糖尿病为肾上腺皮质腺瘤分泌过多的皮质醇引起，这种继发性糖尿病导致血管病变日趋加重，由于对此缺乏足够认识，而长期延误诊断，以致病情恶化。对不明原因的肥胖，小剂量地塞米松抑制试验可与单纯性肥胖相鉴别，肥胖伴原因不明的糖尿病，可行 17 – OH、17 – KS、B 超或 CT 等检查，谨防本病被漏诊。晚期库欣综合征并发症多且严重，尽管手术死亡率高，但为了有效控制病情，我们主张争取手术治疗，对于这种处于高危状态的患者，术前需药物治疗稳定病情，并制订周密的急救计划，尤其对术中可能发生的心脏意外更应有足够的估计，备好各种急救药品及心脏起搏、除颤等仪器。

三、皮质醇增多症误诊为高血压病

【病例简介】

　　患者，女，40 岁。于 3 年前发现高血压，收缩压波动于 165～180 mmHg，舒张压波动于 105～112 mmHg，经常出现头晕、心慌、失眠、多梦，紧张和情绪波动时血压升高。近 1 年来伴发胖、肢体麻木、乏力、月经逐渐减少发展至数月 1 次，无性欲，烦躁易怒，本人及其家属发现其眉毛变浓，有胡须，颈背部多毛，头发则日渐稀疏，说话声音变粗，外院一直诊断为"高血压病"，但长期服用降压药效果差，症状日渐加重，转入我院。体格检查：血压 180/112 mmHg，皮肤弹性正常，下腹部及大腿内侧皮肤有粗紫纹，腰、臀部有大片状紫色色素沉着，头发稀疏，眉毛浓黑，腋毛增生，脸圆如满月，鱼形嘴，唇暗紫，颈软，水牛背，心肺（－），腹大呈球形，肝、脾未触及，四肢相对瘦小。实验室检查：血嗜酸粒细胞 45/mm^3，尿、粪常规，肝功均正常，胆固醇 8.3 mmol/L，三酰甘油 2.6 mmol/L，血清钾 3.3 mmol/L，血钠 155 mmol/L，氯 90 mmol/L，尿 17 － OH 48.7 μmol/24 h，尿 17 － KS 89.6 μmol/24 h，24 h UFC 9.12 μmol/L，血浆皮质醇节律消失，左、右肾上腺皮质醇测定分别为 51 nmol/L 和 270 nmol/L，抗核抗体阴性。心电图示 ST － T 改变，Q － T 间期延长。双肾 B 超：右肾内侧上极可见 2.9 cm×2.2 cm 低回声圆形回声团（肾上腺），选择性右肾动脉造影显示肾上腺肿瘤 3 cm×3.5cm。电子计算机断层扫描（CT）示右肾上腺圆形影 2.9 cm×2.3cm。最后诊断：右肾上腺皮质腺瘤。手术后用醋酸可的松等治疗一年余康复。

【误诊分析】

本病较为常见，国内外均有大批病例报告。常误诊为"高血压病"等，因此，确诊有重要意义，可经手术等治疗而获得缓解或根治。本病例误诊主要原因是对本病认识不足，对本综合征一系列明显的征象视而不见，从发现高血压后一直未被引起重视排除继发性高血压的可能，单凭血压高即下诊断，忽视详细的体格检查和相关的辅助检查，延误诊断达 3 年之久。

四、异位性 ACTH 综合征误诊为糖尿病

【病例简介】

患者，女，48 岁。因无明显诱因出现"三多一少"症状伴乏力和水肿 2 个月，经当地医院诊断为"糖尿病"，给服降糖药格列齐特，效果欠佳而来我院，门诊以"糖尿病合并肾病"收住院。既往无慢性病史，否认长期服用肾上腺皮质激素史。体格检查：血压 180/100 mmHg，发育正常，营养欠佳，意识清楚，自由体位，多血质面容，满月脸，面部皮肤层可见毛细血管。全身皮色素沉着并见多个黑痣，体毛增多，并有明显胡须，语音变粗似男性，下肢凹陷性水肿。余均无异常发现。实验室检查：血常规无异常；空腹血糖 12.2 mmol/L，血尿素氮 6.4 mmol/L，肌酐 190 μmoL/L，血钾 2.9 mmol/L，血钠 148 mmol/L，血氯 94 mmol/L，二氧化碳结合力 26 mmol/L，血白蛋白 37 g/L，血球蛋白 12 g/L，尿蛋白（＋），尿糖（＋＋＋）；尿 17 - OH 94.7 μmol/24 h，尿 17 - KS 42.3 μmol/24 h，ACTH 升高。大剂量及小剂量地塞米松抑制试验均未被抑制。胸片示右肺周边性肺癌并气管旁、隆突下淋巴结转移。脑 CT 提示右顶叶有直径 3cm 肿物，MRI 示垂体正常，B 型超声波检查提示左卵巢囊肿，双侧肾上腺未见肿物。眼底有动脉硬化改变，视野正常。心电图正常。综合上述资料，临床诊断：原发性肺癌合并脑转移；异位性 ACTH 综合征；卵巢囊肿。

【误诊分析】

异位性 ACTH 分泌过多所致的类库欣综合征与垂体 - 肾上腺轴病变引起的库欣综合征在临床上有很大不同：无库欣综合征的特征性表现如满月脸、水牛背、向心性肥胖、痤疮及皮肤紫纹

等；相反，库欣综合征无或少见的表现如皮肤色素沉着、低血钾伴低氯性碱中毒、水肿、糖尿病等，类库欣综合征却常见，说明异位性ACTH综合征的临床表现有其特殊性。本病例除满月脸外，其他与上述报道资料基本一致，检查结果支持异位ACTH综合征的诊断，而颅内肿瘤是肺癌转移所致。病情发展迅速，从发病到死亡仅7个多月时间，是因为肺癌和卵巢囊肿并存，而据报道两者均可分泌ACTH样物质，本病例极可能为肺癌所致，若卵巢囊肿所致者则临床变化不大，病情进展不会如此迅速。

五、库欣综合征误诊为嗜铬细胞瘤

【病例简介】

患者，女，42岁。因血压高14年，发作性头痛、心悸5年入院。患者14年前体检时发现血压升高（160/100 mmHg），当时无其他不适症状，未进一步诊治，未监测血压。5年前与家人发生争执，情绪激动后出现头痛、心悸、大汗，伴面色苍白、手脚凉，急入当地医院，测血压210/130 mmHg，静脉用药后血压降至150/90 mmHg，上述症状缓解。开始规律服用硝苯地平缓释片10 mg，每日2次，平时监测血压为（130～160）/（70～100）mmHg。此后仍有头痛、心悸、大汗发作，发作时血压可高达200/110 mmHg，每年2～3次，多在情绪激动后发作，持续数十分钟至2 h不等，发作时含服硝苯地平片有效。近1年半来，上述症状频繁发作，1～2周发作1次，伴手足凉、恐惧感明显，每次发作均有血压升高。当地医院诊断为嗜铬细胞瘤可能性大。给予酚苄明5 mg，每日3次，血压下降不明显。起病以来，食欲尚可，睡眠不佳，小便无明显异常，大便2～3 d 1次，平时大便干结，排便费力，体力较差，1年来体重减轻约6 kg。无向心性肥胖，无皮肤瘀斑、紫纹，无发作性软瘫，无眼睑及下肢水肿，无体位改变时头晕、意识障碍等。患者无烟酒等不良嗜好，父亲 3 年前死于心肌梗死，母亲健在，2 个兄弟均体健。

体格检查：体温 36.5 ℃，心率 83 次/min，呼吸 18 次/min，身高 158 cm，体重 66 kg，血压（左，卧位）146/92 mmHg，（左，立位）140/88 mmHg，（右，卧位）150/100 mmHg，（右，立位）142/80 mmHg。发育正常，营养可，自主体位，神志清，体型均匀，脸稍圆红，锁骨上脂肪垫（－），水牛背（＋），背部可见数个痤疮，皮肤变薄，未见紫纹，掌纹色深。球结膜轻度水肿，心律齐，未闻及杂音，双肺呼吸音清，腹软，双下肢不肿。初步诊断疑为"高血压原因待查""嗜铬细胞瘤""库欣综合征"。入院后完善相关检查：血、尿、粪常规无明显异常，肝、肾功能正常，血钾 4.2 mmol/L，甲状腺功能：FT_3 3.16 pg/mL，FT_4 1.31 ng/dL，TSH 2.57 μIU/mL。24 h 尿儿茶酚胺：去甲肾上腺素 10.8 μg，肾上腺素 0.4 μg，多巴胺 214.95 nmol。24 h UFC 134.2 μg。立位肾素活性 0.5 ng/（mL/h），醛固酮 6.4 ng/mL，计算立位血浆醛固酮/肾素活性比值 12.8。双肾动脉超声未见异常。超声心动图：心脏结构和功能未见异常，左室射血分数 60%。CT：双肾上腺结节样增粗，肝右叶囊肿可能。鞍区动态增强 MRI：垂体饱满，垂体左翼可见大小约 4.2 mm × 5.6 mm 片状低强化灶，垂体柄右偏，垂体微腺瘤可能性大。进一步查皮质醇节律：08：00 22.5 μg/dL，16：00 20.12 μg/dL，0：00 23.32 μg/dL。ACTH 36.5 pg/mL。

表 9-1　地塞米松抑制试验结果

对照日 1	对照日 2	小剂量地塞米松抑制试验	大剂量地塞米松抑制试验
134.2	178.06	106.9	60.7

综合考虑 ACTH 依赖性库欣综合征，转入神经外科行经鼻蝶

窦垂体腺瘤切除术，术后病理示垂体腺瘤。免疫组化：ACTH（＋），GH（－），TSH（－），PRL（－），LH（－），FSH（－）。术后出现恶心、食欲减退等不适，查血钠偏低，给予泼尼松替代治疗，逐渐减量，术后 2 个月停用。术后服用氨氯地平 5 mg，每日 1 次，血压控制在 130/80 mmHg 左右。

【误诊分析】

患者为中年女性，临床主要表现为血压增高、发作性心悸、大汗、头痛，症状持续数十分钟至 2 h 不等，较为符合儿茶酚胺三联征，当地医院曾诊断为"嗜铬细胞瘤"，α 受体阻滞剂治疗效果不佳。入院后查体无体位性低血压，球结膜轻度水肿，水牛背（＋），故考虑皮质醇增多症可能性大。进一步检查 24 h UFC，不支持嗜铬细胞瘤。24 h UFC 增高，血皮质醇节律紊乱，皮质醇增多可明确。患者血 ACTH 不被抑制，故为 ACTH 依赖性库欣综合征。小剂量地塞米松抑制试验不被抑制，大剂量地塞米松抑制试验可被抑制，肾上腺 CT 显示双肾上腺增生，垂体动态增强 MRI 显示垂体微腺瘤，故考虑库欣综合征可能性大。经神经外科会诊，同意以上诊断，行垂体微腺瘤切除，术后病理及免疫组化明确为垂体 ACTH 腺瘤。术后服用小剂量单一降压药，血压控制满意，故最终诊断为库欣综合征。

【本章讨论】

本病主要临床表现有：特殊体态，向心性肥胖，满月脸，伴有多血质面容，水牛背，悬垂腹等；体重一般为轻度至中度增加，不典型肥胖呈均匀性，甚至偶有体重下降者；肌肉软弱、疲乏；皮肤菲薄、出现紫纹；半数患者有糖耐量异常，20% 患者出现糖尿病，常有骨质脱钙或骨质疏松；大多数有轻度至中度高血压，低血钾与水肿；女性表现为多毛、痤疮、月经失调；男性表现为性功能低下或阳痿；精神状态有不安、失眠、多梦、嗜睡、抑郁或妄想。

本病诊断分为两步，第一步为功能诊断，第二步为病因诊断。皮质醇增多症的诊断基于以下几点：血浆皮质醇昼夜分泌节律消失，1日或多日测尿游离皮质醇增加；过夜（1 mg）地塞米松抑制试验不能抑制。在病因鉴别诊断中，以血浆 ACTH、大剂量地塞米松抑制试验和甲吡酮试验最重要，其他辅助检查可行头颅 MRI/CT 或腹部 CT、腹部 B 超等。皮质醇增多症与假性皮质醇综合征要鉴别是否有肥胖、酒精中毒与抑郁症。

第十章　原发性醛固酮增多症

【病因】

1. **肾上腺皮质醛固酮分泌瘤**　是原发性醛固酮增多症（原醛症）的主要病因，占70%～80%，绝大多数为一侧单个腺瘤。

2. **肾上腺皮质球状带增生**　又称特发性醛固酮增多症（特醛症），占原醛症的20%～30%，为原醛症的另一常见病因，病变为双侧肾上腺球状带增生，目前病因不明，可能与醛固酮刺激因子增多及血清素或组胺介导的醛固酮分泌过度兴奋有关，特醛症不主张手术治疗。

3. **原发性肾上腺皮质增生症**　约占原醛症的1%，病理形态上与特醛症相似，行肾上腺切除术后可使高血压、低血钾完全控制，而特醛症即使切除双侧肾上腺后高血压仍可能难以控制。

【临床表现】

（1）**高血压**：是本病主要症状。一般呈良性过程，多数为中等程度高血压，恶性高血压少见。患者常以头痛、头晕、耳鸣、视物模糊等症状就诊。眼底改变常与高血压程度不平行，视网膜病变轻微，出血罕见。

（2）**低血钾**：患者可出现肌无力、软瘫、周期性瘫痪、心律失常等低血钾表现，严重者可呼吸肌麻痹，吞咽困难。患者多为自发性低血钾。低血钾可引起代谢性碱中毒、低钙血症、低镁血症，患者可出现肢端麻木、手足搐搦及肌痉挛。

（3）多尿、口渴。

（4）心脏表现：主要为心肌肥厚、心律失常、心肌纤维化和心力衰竭。原醛症患者较原发性高血压更容易引起左心室肥厚，而且往往先于其他靶器官损害。低血钾可引起程度不一的心律失常，以期前收缩、特发性室上速较常见。严重者可诱发心室颤动。原醛症可促进心肌纤维化、心脏扩大和顽固性心力衰竭。

【诊断要点】

（1）临床表现：高血压、低血钾、高尿钾、碱血症。

（2）高醛固酮血症、低肾素水平：可行卧立位试验、卡托普利试验、静滴盐水试验。

（3）肾上腺影像学检查：行 B 超、CT、MRI 检查以寻找病灶。

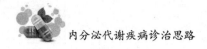

【诊断流程】

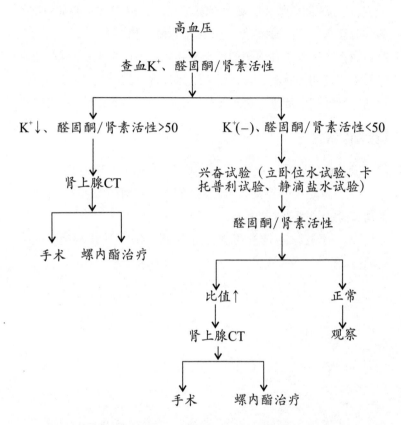

原发性醛固酮增多症误诊为原发性高血压

【病历简介】

患者，女，51 岁。以发现血压升高 20 余年为主诉入院。20 余年前无诱因下出现头晕、头痛、恶心，测血压升高，最高血压达 180/120 mmHg，口服降压药物（具体不详），血压仍波动较大，未在意。近期频繁出现头晕、头痛、乏力，不伴恶心、呕吐、胸闷、胸痛、腰痛、下肢水肿、尿量增多等。肾上腺 CT 示左侧肾上腺小结节，考虑肾上腺小腺瘤，门诊以"高血压查因""疑似原发性醛固酮增多症"收治我科。体格检查：体型肥胖，颈软，甲状腺无肿大，心、肺听诊无异常，腹软，双下肢指凹性水肿伴色素沉着。进一步检查卧立位试验结果：卧位肾素活性 0.24 ng/mL/h，醛固酮 75.50 pg/mL；立位肾素活性 1.21 ng/mL/h，醛固酮 146.38 pg/mL，计算 ARR 大于 25。肾上腺增强 CT：肾上腺腺瘤。电解质：钾 3.0 mmol/L，后转至泌尿外科手术治疗，术后血压恢复正常。

【误诊分析】

本病例的特点是临床表现为高血压及不明原因水肿、乏力、头痛、头晕，钙离子拮抗剂降压效果差，而原发性醛固酮增多症多表现为高血压、低血钾，本患者有明显的临床症状，专科医生应详细询问病史，诊断高血压时应排除嗜铬细胞瘤、原发性醛固酮增多症等相关内分泌疾病，非本专业医生应对相关专业的疾病有一定的了解，避免误诊、漏诊。

第十一章　嗜铬细胞瘤

【病因】

本病来源于肾上腺髓质。分为肾上腺髓质增生和 2 型多发性内分泌肿瘤综合征。

【临床表现】

（1）三联征高血压性头痛、心悸、多汗。

（2）高血压阵发性或持续性。

【诊断要点】

（1）阵发性或持续性高血压，伴头痛、心悸、多汗三联征。

（2）高血压和低血压反复交替发作，可存在阵发性心律失常。

（3）服用常规降压药物血压下降不满意。

（4）血、尿儿茶酚胺升高，尿香草扁桃酸、尿甲氧基肾上腺素、尿甲氧基去甲肾上腺素等儿茶酚胺代谢产物增加。

（5）冷加压试验、胰高血糖素试验、酚妥拉明试验等可辅助诊断。

（6）影像检查：肾上腺 CT 为首选的无创影像检查。B 超、MRI 可辅助诊断。[131] I 间碘苄胍闪烁扫描可用于较难发现的嗜铬细胞瘤的定位诊断。

【诊断流程】

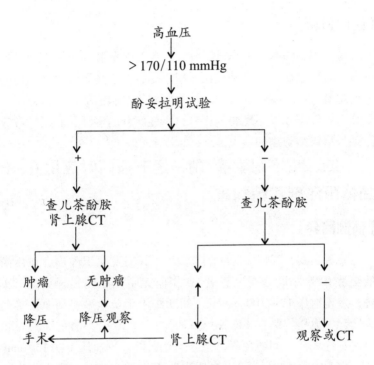

一、肾上腺嗜铬细胞瘤误诊为糖尿病

【病例简介】

患者，女，37 岁。高血压 3 年，糖尿病 2 年。查血糖 12.6 mmol/L，平常用胰岛素治疗。心悸、多汗 3 个月入院。体格检查：消瘦，皮肤潮湿，心率 110 次/min，血压 180/110 mmHg，双肺正常，肝、脾不大。胰岛素控制血糖不佳，血压持续升高。怀疑嗜铬细胞瘤，行酚妥拉明抑制试验，血压很快成低血压。测血和尿中肾上腺素升高。CT 显示右肾上腺较大占位，符合嗜铬细胞瘤 CT 征象。稳定血压 4 周后手术切除。

【误诊分析】

嗜铬细胞瘤除了血压升高外，由于儿茶酚胺的作用血糖也可升高。而糖尿病患者合并高血压很常见，故容易导致误诊。如果仔细观察，有心率快、多汗、消瘦等嗜铬细胞瘤的表现。对于血压升高、降压效果不理想的患者，不能解释的多汗、心率快者应注意与嗜铬细胞瘤的鉴别。

二、嗜铬细胞瘤/副神经节瘤同时应用 α、β 受体阻滞剂病情加重

【病例简介】

患者，女，73 岁。因血压高 10 年，突发意识障碍、血压高低交替 10 余小时入院。患者 10 年前无明显原因出现头痛、头昏，发现血压 170/100 mmHg，间断服用硝苯地平、利血平等药物治疗，血压控制在 140/90 mmHg 左右。10 余小时前突发意识障碍，伴大汗、间断烦躁，急入当地医院，测血压 190/130 mm-Hg，静脉用药后（不详）血压降至 150/90 mmHg，继而出现烦躁，测血压 80/40 mmHg，遂停用降压药，经反复测量，发现血压剧烈波动，高低交替，高至 200/110 mmHg，低至测不出，间隔数分钟至数十分钟不等，烦躁时血压降低明显。当地医院诊断为"嗜铬细胞瘤"。给予盐酸特拉唑嗪、美托洛尔、氨氯地平等药物鼻饲，意识障碍、烦躁无好转，血压可高至 230/130 mmHg，仍高低交替，为进一步诊治入院。

患者平时食欲尚可，睡眠好，小便无明显异常，大便 3 ~ 5 d/次，平时大便干结，排便费力，体力较差，半年来体重减轻

约 10 kg。患者吸烟约 30 年，平均 20~30 支/d，不饮酒。否认高血压家族史。体格检查：体温 36.9 ℃，心率 110 次/min，呼吸 22 次/min，发育正常，营养可，被动体位，浅昏迷，时有烦躁。双瞳孔等大等圆，直径约 3 mm，对光反射存在，颈软，无抵抗，心律齐，未闻及杂音，双肺呼吸音清，左上腹可触及一巨大包块，大小约 10 cm × 12 cm，质硬，双下肢不肿。患者左侧卧位时即出现烦躁、血压降低，右侧卧位时血压高。四肢肌力检查不能配合，烦躁时肢体动作有力，克氏征、布氏征、巴氏征均阴性。初步诊断：高血压、低血压交替危象，嗜铬细胞瘤可能性大。入院后急查血、尿、粪常规无明显异常，肾功正常，血钾 4.2 mmol/L。给予甲磺酸酚妥拉明静脉滴注，血压逐渐平稳，维持在 140/80 mmHg 左右，意识好转，烦躁消失。进一步完善 24 h 尿儿茶酚胺：去甲肾上腺素 100.2 μg，肾上腺素 16.7 μg，多巴胺 190.95 nmol。双肾动脉超声未见异常。超声心动图：心脏结构和功能未见异常，左室射血分数 60%。CT：双肾上腺未见异常，肝右叶囊肿可能，左上腹可见一大小约 10 cm × 12 cm 占位性病变，形状欠规则，密度不均匀，不均匀强化，中心区液化坏死。头部 CT：双侧半卵圆中心点片状低密度灶，脑萎缩，未见明确出血灶。

【误诊分析】

患者为老年女性，突发意识障碍，高血压、低血压交替出现，查体见左上腹巨大占位，应用 α 受体阻滞剂后血压渐平稳。进一步查 24 h 尿儿茶酚胺升高明显，腹部 CT 表现符合肾上腺外嗜铬细胞瘤/副神经节瘤。高血压、低血压交替危象较为少见，目前认为其发病机制：大量儿茶酚胺导致血压急剧上升，同时引起小静脉及毛细血管前小动脉强烈收缩，以致毛细血管及组织发生缺氧，毛细血管通透性增加，血浆渗出，血容量减少；小动脉强烈收缩后对儿茶酚胺敏感性降低，血压下降；血压下降反射性引起儿茶酚胺分泌，使血压又迅速回升。如此反复，造成高血压、低血压交替出现。血压在短时间内大幅度波动，病情凶险，变化剧烈，患者常因频繁发作而处于极度衰竭状态，容易导致脑血管意外、急性心力衰竭、休克，甚至频发心肌梗死等严重后果。

嗜铬细胞瘤/副神经节瘤诊断一旦成立，即应开始 α 受体阻滞剂治疗。β 受体阻滞剂必须在 α 受体阻滞剂起作用以后使用。如果在未用 α 受体阻滞剂前使用，β 受体阻滞剂可阻断 β 受体所介导的骨骼肌血管舒张作用，导致血压升高，甚至诱发高血压危象。故强调在使用 α 受体阻滞剂后出现心动过速，才开始使用 β 受体阻滞剂。通常以小剂量开始，根据心率调整用量。另外，应注意补充血容量，以免发生低血压休克。

第十二章　胰岛 β 细胞瘤

胰岛素分泌瘤亦称胰岛 β 细胞瘤，是各种胰岛素瘤中最常见的一种，可引起胰岛素不适当分泌过多，导致饥饿时低血糖症候群出现，是器质性低血糖症的常见病因。

【病因】

本病由肿瘤引起，肿瘤多分布于胰头部、体部和尾部，以体尾部多见，大部分为良性腺瘤，偶可为弥漫性或结节性胰岛 β 细胞增生。

【临床表现】

本病最常见的临床表现为发作性低血糖症，可由饥饿、劳累、精神刺激、饮酒等诱发，多发生于清晨、黎明前或饭前。进食或静脉予以葡萄糖可迅速缓解症状，常伴有一定的精神症状，重者抽搐、意识不清。

【诊断要点】

（1）发作性低血糖症交感神经兴奋表现或神经精神症状。

（2）血糖 <2.8 mmol/L，口服葡萄糖耐量试验示血糖低水平曲线。

（3）低血糖时同步胰岛素/葡萄糖比值 >0.3，血浆胰岛素、胰岛素原水平升高，胰岛素原/胰岛素比值 >22%，提示胰岛素瘤。

（4）定位诊断：B 超、CT、MRI 检查。

内分泌代谢疾病诊治思路

【诊断流程】

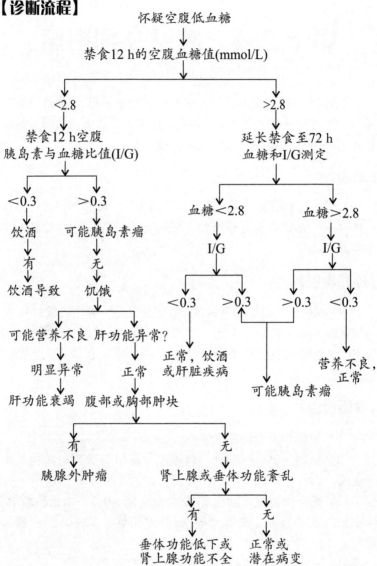

怀疑空腹低血糖

禁食12 h的空腹血糖值(mmol/L)

<2.8

禁食12 h空腹
胰岛素与血糖比值(I/G)

<0.3 → 饮酒 → 有 → 饮酒导致

>0.3 → 可能胰岛素瘤 → 无 → 饥饿

可能营养不良 肝功能异常?

明显异常 → 肝功能衰竭

正常 → 腹部或胸部肿块

有 → 胰腺外肿瘤

无 → 肾上腺或垂体功能紊乱

有 → 垂体功能低下或肾上腺功能不全

无 → 正常或潜在病变

>2.8

延长禁食至72 h
血糖和I/G测定

血糖<2.8 → I/G

<0.3 → 正常,饮酒或肝脏疾病

>0.3 → 可能胰岛素瘤

血糖>2.8 → I/G

>0.3 → 可能胰岛素瘤

<0.3 → 营养不良,正常

【误诊疾病】

胰岛 β 细胞瘤是一种少见疾病，据国内发表和交流的部分资料，患者年龄最小者 19 岁，最大者 62 岁，以 30～50 岁占多数，也有一些儿童患者。本病早期低血糖发作少，临床表现多种多样，而且每次发作的特点也可不同，因此有时对患者症状给予错误解释，没有考虑低血糖症的可能，致较长期得不到正确诊断，较多误诊为癫痫、精神病、神经症、癔症、脑瘤、脑炎等神经精神疾病，有报道误诊达 10 年以上。因此早期诊断的关键是提高对本病的认识和警惕。

一、胰岛 β 细胞瘤误诊为脑梗死

【病例简介】

患者，女，25 岁。阵发性抽搐 4 年，曾多次住院，诊断为"癫痫"，治疗无效，发作日趋频繁。两年半前分娩时昏迷，经抢救苏醒，当时言语不清，四肢活动不灵，脑 CT 检查提示多发性脑梗死。2011 年 11 月 28 日入我院。追问病史，既往反复出现晕厥、多汗、瘫软、烦躁、饥饿等症状。抽搐多在晨时发作，进食后缓解。渐肥胖，记忆力减退。体格检查：肥胖，反应迟钝，偏瘫步态。心肺正常，腹部未扪及包块。神经系统检查：双眼球无震颤，四肢肌力 4 级，肌张力及感觉正常，双侧肢体腱反射亢进，巴氏征阴性，霍氏征阴性。实验室检查：血总胆固醇 3.7 mmol/L，三酰甘油 1.3 mmol/L，血糖 0.8 mmol/L，血浆胰岛素水平 67 μu/mL。腹部 CT 检查示胰腺占位。入院诊断：胰岛素瘤继发脑梗死。行胰岛素瘤摘除术，病理证实为胰岛 β 细胞瘤。术后低血糖症状渐消失，神经精神症状好转，血糖 5.0

mmol/L，空腹血浆胰岛素水平 46 μu/mL。

【误诊分析】

本例误诊的原因：对病史缺乏全面分析，忽略了疾病典型症状的演变过程；胰岛素瘤少见，临床医生认识不足，缺乏经验。对低血糖者反复出现神经精神症状，在排除常见原因后应考虑胰岛素瘤的可能性。若多次空腹血糖值低于 2.8 mmol/L，应高度怀疑本病，本病及早行外科手术可防止并发症的发生。

二、胰岛 β 细胞瘤误诊为癫痫

【病例简介】

患者 1，男，51 岁。因反复抽搐 9 h 入院。患者于入院前 9 h（晨）睡眠中突然四肢抽搐，神志不清，尿失禁，抽搐持续约 5 min 后停止，意识渐渐转清。早餐后照常参加日常工作，在当日下午劳动中，上述症状再次发作，急送我院。患者平时体健，无癫痫史。无近期进行性头痛、脑外伤史，也无多饮、多食现象，无结核病、高血压等疾患。体格检查：体温、脉搏、呼吸、血压正常。发育正常，营养状况良好。神志清，体格检查合作。心、肺、肝、脾及其他内科检查均正常。神经系统检查无异常。在体格检查中目睹一次抽搐发作情况：突然神志丧失，双目圆睁上翻，咬牙并咬破舌尖，口吐白沫，双上肢屈曲、双下肢伸直性痉挛，躯干强直，尿失禁，有短暂的呼吸暂停伴面部青紫。抽搐持续 4 min，神志由昏迷到恍惚转为清醒。发作过后全身疲劳，对发作过程毫无记忆，无头痛、呕吐及饥饿感。实验室检查：血、尿常规检查正常，空腹血糖 4.5 mmol/L，肝功能，血钾、钠、氯，血尿素氮均正常。胸部 X 线透视、心电图、2 次脑电图、2 次腰穿结果均无异常。以"抽搐原因待查，疑为原发性癫痫"收留观室。予以苯妥英钠 0.1 g，每日 3 次，口服，苯巴比妥钠 0.2 g，每日 3 次，肌内注射，辅以输液支持疗法。在 5 d 观察中，每天发作抽搐 2~5 次，发作间歇期一切如常，也未发现感染及其他阳性征象。后加用丙戊酸钠口服，发作频繁时应静脉注射安定，抽搐只能暂时控制，因抗癫痫治疗无效，并且在观察中发现抽搐均在夜间或清晨，而从未在输液时发作，才考虑低血糖可能。在发作时检验血糖定量仅 1.6 mmol/L，静脉注射高渗糖后抽搐很快终止，从而证实了抽搐发作为低血糖所致。再次检查了肝功能，并做腹部 B 超未发现异常，考虑低血糖原因是胰岛 β 细胞瘤可能性大，行腹部 CT 检查示胰腺尾部 2.5 cm × 2.5 cm 占位。后行手术切除术，切除直径 2.5 cm 的单个腺瘤，病理证实为胰岛 β 细胞瘤，术后 1 年未复发。

患者 2，男，31 岁。以"发作性意识模糊、抽搐 10 年，加重 2 d"为主诉收入院。10 年前凌晨突然出现意识丧失，伴抽搐，发作前无心悸、出汗、头晕等，诊断为"胰腺占位"，行胰岛细胞瘤切除术。术后未复查血糖，间断于凌晨 4~6 时出现癫痫样发作、烦躁，家人呼之不应，有时尖叫，严重时出现肢体抽搐、口吐白沫、小便失禁，持续数分钟至半小时不等，记忆力进行性下降，间断于私人诊所及神经内科按癫痫治疗，效果差，现服用苯妥英钠及中成药。2 d 来反复发作 2 次，意识丧失伴小便失禁，发作持续时间延长，约一个半小时后缓解，缓解后头痛、肌肉酸痛，为求进一步诊治来我院，门诊以胰岛 β 细胞瘤收住我科。体格检查未见明显异常。入院后监测凌晨 3∶00 血糖 1.1 mmol/L，同步胰岛素 16.17 μu/mL，同步 C 肽 3.77 ng/mL，计算胰岛素释放指数 0.817，此后监测血糖 0.85 mmol/L，同步胰岛素 24.01 μu/mL，同步 C 肽 5.08 ng/mL，计算胰岛素释放指数 1.57。上腹部 CT 示胰腺体尾部 7.7 cm×5.8 cm 肿块，胰腺增强 CT 示胰腺体部肿块 7.5 cm×5.5 cm，边界尚可，增强扫描不均匀强化，病灶与胰体部分界不清，考虑肿瘤性病变。肿瘤标记物 NSE、CY21-1、AFP、CEA、CA199、CA72-4 正常。行胰腺占位切除术，病理示胰腺神经内分泌瘤。术后逐渐停用抗癫痫药，未再出现癫痫样发作。

【误诊分析】

胰岛 β 细胞瘤因分泌多量胰岛素产生低血糖症状，但临床表现与血糖浓度不成正比，其表现与血糖下降程度、速度、时间、病程及个体对血糖耐受性等多种因素有关。低血糖表现主要有两大症状：轻度是以交感神经兴奋为主的自主神经症状，如多汗、饥饿、乏力、面色苍白、心悸等；重者是中枢神经缺糖症候群，如意识紊乱、嗜睡、精神异常，甚至昏迷、抽搐，或有短暂性偏瘫，锥体束征阳性等。临床上常常误诊为"癔症""癫痫""脑血管意外"等。该两例患者误诊的原因是：思维狭隘，早期未能想到此病，临床分析不细致；均缺乏低血糖常见的交感神经兴奋症状如多汗、饥饿、面色苍白、血压偏高、心率增快等，而是以典型癫痫大发作状态急性起病，只以此诊断为原发性癫痫，未分析癫痫的根本原因，抗癫痫无效究系何因；治疗上应用苯妥英钠和葡萄糖缓解掩盖了症状。

三、胰岛 β 细胞瘤误诊为散发性脑炎

【病例简介】

患者，女，31 岁。以反复发作性昏迷 21 个月，加重 40 d 入

院。患者 21 个月前第 1 次发病，端坐不动，两眼发直，表情淡漠，呼之不答，即送医院，2 h 后恢复。16 个月前下班返家途中又有类似发作，随后的发作间歇期缩短至 1 个月、20 d，发作前多有精神因素，常发生在空腹。近 1 年来发作时伴四肢屈曲抽动和尿失禁，双瞳散大，5～6 min 后缓解。2 个月来隔日发作 1 次，静脉注射葡萄糖很快缓解。40 d 前卧床不起，情感淡漠，不思饮食，尿失禁。既往健康，门诊以"意识障碍，疑似散发性脑炎"收入院。内科及脑神经检查未见异常，表情淡漠，问话不答，但能以点头示意。四肢可见自主活动，肌力 4～5 级，肌张力正常，感觉无障碍，四肢腱反射活跃，右掌颏反射阳性，双夏道克征阳性。空腹血糖 2.02 mmol/L，复查为 0.45 mmol/L，血胰岛素为 60 μu/mL。脑电图呈重度弥漫性异常。头颅及腹部 CT 未见异常，腰穿压力和脑脊液常规正常，心电图、腹部 B 超、血沉、电解质、血浆蛋白等均在正常范围。经 24 h 葡萄糖溶液持续静脉滴注，症状缓解。诊断为功能性胰岛β细胞瘤。8 月 15 日手术切除胰腺尾部 1.5 cm×1.0 cm×1.0 cm 大小褐红色肿瘤，冰冻切片报告为胰岛细胞瘤。半个月后出院，血糖保持在 4.0～5.88 mmol/L，血胰岛素降至正常范围。4 个月后随访未见发作，但智能无明显改善。

【误诊分析】

本例符合胰岛β细胞瘤诊断标准。本病早期发作间歇期长，临床表现主要为交感神经兴奋症状，可自行缓解，误诊为神经症。在出现昏迷、抽搐以后，仍未能按常规检测血糖，误诊近 2 年，造成脑功能持久性损伤。对昏迷的鉴别诊断，必要的实验室检查很重要，尿糖、血糖测定应列为常规检查项目。有报道主张用补液针头先抽血做血糖定量测定，再补液，尽早得到结果，以利诊断和治疗。

四、胰岛 β 细胞瘤误诊为癔症

【病例简介】

患者，女，47 岁。因 2007 年工资评定精神受到刺激。初次发病卧床不起，叫之不应，推之不动，双眼紧闭有时凝视，多次发作持续 7～8 h，勉强进食或输液后缓解，曾多次诊断为"癔症"。最后一次发作是因家务事烦心而复发，于 2012 年 4 月 23 日再次入院。体格检查：体温、脉搏、呼吸、血压均正常，神志清，表情呆板，双眼凝视，双手握拳，问话不答，心、肺、腹部及四肢未发现阳性体征，仍诊断为"癔症"。由于不能进食，故静脉注射葡萄糖和平衡盐液，病情迅速缓解，住院期间多次发作方式不一，曾有一次晨间独自漫游至 1 km 外，回来后呆立不动，缓解后对其行为过程不能回忆，发作间期查 ECG、CSF 均在正常范围。后来发现患者在发作时出汗、流涎，故查血糖为 2.39 mmol/L，当时认为与进食不足有关，经测定空腹血糖多次低于 2.8 mmol/L，故开始考虑胰岛素瘤，术后 3 年未复发。

【误诊分析】

本例长期误诊为癔症的主要原因：有明确的精神因素，精神创伤是导致癔症发作的一般原因，但精神创伤仅影响了食欲，一般不会引起低血糖症状，正常人可以靠自身调节来适应，但胰岛 β 细胞瘤患者由于大量分泌胰岛素而诱发低血糖症状；临床上只重视了癔症样发作，而忽略了症状的分析和追踪检查，患者每次发作均经注射葡萄糖后即缓解，但未引起注意，均未考虑低血糖诱发因素。本病 90% 以上为良性，只有手术才能根治。

五、胰岛β细胞瘤误诊为精神分裂症

【病例简介】

患者，女，37岁。因反复发作头痛、抽搐及意识不清18个月，加重4 d，于2012年9月10日入院。2011年3月起出现头昏、头痛、肢体不自主舞动伴短暂意识不清，给予苯妥英钠、苯巴比妥等治疗，发作次数减少，停药后病情复发。2012年3月起出现精神障碍，言语错乱，语无伦次。拟诊为"精神分裂症"，先后在两家精神病专科医院住院。2012年7月，曾在某医院做头颅CT检查，提示脑炎、脑萎缩。因长期应用激素治疗，病情未见好转收住院。既往无特殊疾患。体格检查：体温37 ℃，心率80次/min，血压105/80 mmHg，嗜睡，吐字欠清，双侧瞳孔等大等圆，对光反应存在，颈软，双肺未见异常，肝、脾未触及。神经系统检查未见异常。实验室检查：血、便、尿常规正常。心电图正常。B超：肝、胰、胆、肾正常。脑电图轻度异常，痫性趋势。住院期间经密切观察病情，发现抽搐发作，意识不清多见于凌晨4~5时，经补葡萄糖后发作减轻，神志转清。查血糖波动在1.2~2.3 mmol/L，考虑低血糖引起抽搐、昏迷及精神症状，腹部CT检查发现占位，拟诊为胰岛β细胞瘤，术后基本恢复正常。

【误诊分析】

胰岛素分泌瘤亦称胰岛β细胞瘤，神经系统症状常表现为肌肉抽动、阵挛、癫痫样发作或发作性脑病，精神症状有意识障碍、精神紧张、行为异常，甚至狂躁，有攻击行为，昏迷。本例误诊原因：凡抽搐就均以为是癫痫，未能进一步详细询问或观察其发生、发展规律及特点，亦不全面探索其病因。对脑电图、

CT 等辅助检查过分依赖。CT 检查所显示脑萎缩并无特异性。实际为长期严重低血糖引起脑实质的继发改变。当血糖小于 1.7 mmol/L 时，可使大脑皮质和脑中央灰质内神经细胞的代谢活动受到严重损害而发生昏迷。故抽搐、意识障碍的患者，应当考虑低血糖的原因。

六、胰岛 β 细胞瘤误诊为精神异常

【病例简介】

患者，男，27 岁。因两个半月来发作性精神异常，1 d 来神志不清，于 2008 年 4 月 25 日经门诊入院。患者于 2008 年 2 月 5 日长途骑车 100 km，6 d 通宵未眠，也未进食。于 7 日晨 7 时许方入睡。约 1 h 后，穿单薄衬衫独自外出，久久未归。家人寻找，发现患者躺在邻居家床上，胡言乱语，两眼发直，喂食后安静入睡。当日上午 11 时许醒来，一切如常，无何不适。同年 4 月 2 日晨 6 时许又发现患者穿单衣侧卧床上，呼之不应，双眼睁开，眼神发直，牙关紧闭，口流黏沫，继而双目上吊，四肢屈曲抽动，数分钟后自行停止。1 h 后又烦躁不安，胡言乱语。送附近医院，当时检查神志模糊，右侧巴氏征阳性，虽用可的松、5% 及 10% 葡萄糖静脉滴注，病情未见改善，于当日下午 5 时半转来我院。体格检查：意识不清、躁动、右侧巴氏征阳性。血尿素氮及二氧化碳结合力均正常，血糖为 2.5 mmol/L，随即静脉注射 50% 葡萄糖 60 mL，继而静脉滴注 10% 葡萄糖 500 mL，半小时后患者已能应答，并知排尿。在输液时又同时食白糖及蛋糕，病情进一步好转。次晨 4 时许完全清醒，复查血糖 6.5 mmol/L。做 5 h 葡萄糖耐量试验，空腹时血糖 3.60 mmol/L，30 min 6.0 mmol/L，第 1 小时 5.0 mmol/L，第 2 小时 4.5 mmol/L，第 3 小时 3.0 mmol/L，第 4、5 小时均为 2.7 mmol/L。既往无类似发作，但下班回家后须立即进食，从无夜间加餐，病后体重无变化。

入院后，空腹时未再有神经精神症状发作，连续查 3 次空腹血糖分别为 1.6 mmol/L、1.8 mmol/L、2 mmol/L，肝功能正常。24 h UFC 960 nmol/L，T_4 28 nmol/L，禁食 19 h 后出现精神症状、定向障碍及大汗淋漓。当时血糖 2 mmol/L，胰岛素、C 肽均升高。腹部 CT 检查：胰腺体尾部多个占位。静脉注射 50% 葡萄糖 60 mL 后立即恢复正常。于 5 月 23 日剖腹探查，整个胰腺共有 6 处 14 个肿瘤，最大的 5 cm × 3 cm × 2.5 cm，最小的直径 0.2 cm，分别予以摘除，肿瘤全部切除后血糖升到 7.8 mmol/L。术后一般情况尚好，食纳正常，无神经、精神症状发作，多次空腹血糖为 4.5 ~ 5 mmol/L，8 月 25 日出院。

【误诊分析】

本病例临床表现是典型的胰岛素瘤，其特点是男性，青年，劳累后诱发，发病在早餐前，发作时突出表现是精神、神经症状，发作时血糖低于正常，喂食或静脉注射葡萄糖后症状缓解。葡萄糖耐量试验示空腹血糖低，服葡萄糖后血糖呈低平曲线，3 h 后又出现低血糖，禁食 19 h 可诱发低血糖。临床表现及化验检查均排除了肾上腺、肝、肾疾患及反应性低血糖症。本例系多发腺瘤，这在本病中只占 2% ~ 13%。本例有 14 个腺瘤，在文献中也是罕见的。临床上常见的低血糖症，除了胰岛素瘤，还有发生于餐后的反应性低血糖、胃部手术后低血糖、空腹时发生的低血糖症、有肝功能严重损害的肝源性低血糖、降糖药物产生的低血糖以及垂体或肾上腺皮质功能低下引起的低血糖症等。这些均需与本病相鉴别。

糖代谢是脑能量的主要来源，由于脑部没有足够的糖原储备，故当血糖降至生理阈值以下时，便可出现各种各样的神经精神障碍。神经系统的不同部位对低血糖损害的敏感性也不同，这些就是低血糖时出现各种各样神经、精神表现的发病机制。

胰岛素瘤被延误诊断是屡见不鲜的。由于绝大多数患者都有不同形式和程度的神经精神症状，不少病例被误诊为精神病或神经系统疾病而住入精神病科、神经科病房。说明有必要提高对胰岛 β 细胞瘤的认识。

七、自身免疫性低血糖昏迷误诊为脑梗死

【病例简介】

患者，男，79 岁。因"发作性意识模糊 11 d"为主诉入院。患者于 11 d 前凌晨突然出现意识丧失，伴抽搐、出汗，发作前无心悸、头晕等症状，遂至当地县人民医院查血糖 0.2 mmol/L，头颅 CT 示多发脑梗死、脑萎缩。给予高糖等药物治疗后，患者症状好转，间断于凌晨 3～4 时出现意识不清，家人呼之不应，查血糖均较低，未予明确诊断。门诊以"低血糖昏迷待查"收住。2 年前患者出现右侧肢体乏力、大小便失禁等症状，在当地医院诊断为"脑梗死"，给予药物治疗，症状稍好转，院外规律应用脑心通胶囊等药物治疗，现仍有右侧肢体乏力，偶有大小便失禁症状。入院体格检查：体温 36.5 ℃，呼吸 20 次/min，血压 160/61 mmHg，神志清，精神差，心率 70 次/min，律齐，各瓣膜听诊区未闻及病理性杂音，腹部平坦，双下肢无水肿，右侧巴氏征弱阳性。辅助检查：颅脑、胸部、上腹部 CT 示左侧丘脑、双侧基底节区多发梗死、脑萎缩；两肺陈旧病灶，双侧胸膜局部增厚；左肾考虑小囊肿，右肾盂轻度积水。随机血糖 3.0 mmol/L。入院诊断：脑梗死，低血糖原因待查。入院后及时给予葡萄糖输注纠正低血糖后，仍反复出现低血糖，考虑胰岛素细胞瘤可能性大，行 C 肽释放试验及胰岛素试验示：空腹 C 肽 0 h 10.70

ng/mL，胰岛素 1 000. 0 μu/mL；餐后 1 h C 肽 13. 02 ng/mL，胰岛素 1 000. 0 μu/mL；2 h C 肽 15. 31 ng/mL，胰岛素 1 000. 0 μu/mL；3 h C 肽 15. 01 ng/mL，胰岛素 1000. 0 mu/L；腹部平扫示心包前缘少量积液，肝右叶钙化灶。胰腺 CT 示胰腺未见明确异常改变。患者胰岛素及 C 肽水平均高，监测血糖，患者存在空腹低血糖及餐后高血糖情况，不符合胰岛素 β 细胞瘤特征。该患者临床表现有以下特点：有高血糖存在；频发夜间或餐前低血糖；胰岛素及 C 肽水平高；胰腺 CT 未见明显异常。综合以上临床症状及实验室检查，考虑自身免疫性低血糖，给予醋酸泼尼松治疗后，症状好转出院。

【误诊分析】

本例误诊原因：患者就诊时处于昏迷状态，不能提供翔实的病史；症状和体征与脑血管意外极为相似；高血压病史误导；基层医院影像检查手段有限，很多患者不能及时做 CT 检查；诊疗者对低血糖昏迷的认识不足。

避免误诊策略：加强对本病的认识，建立低血糖的概念，对于昏迷且年龄大于 60 岁的患者，无论平时有无糖尿病病史、发病前胃肠功能紊乱、腹泻的患者，或饥饿状态下做剧烈运动的患者，空腹大量饮酒的患者，或近一段时间合并感染者，出现昏迷时首先要考虑低血糖昏迷；认真采集病史，患者昏迷是采集病史的一大障碍，但可通过亲属了解，基本可得到翔实的病史，老年性患者昏迷原因往往很多，所以对患者的辅助检查要尽量全面，同时也要正确解读检查结果，密切结合临床症状和体征，必要时可进行试验性治疗，给予患者 50% 葡萄糖 40 ~ 100 mL，静脉推注，然后观察患者的意识。总之，做到不武断、勤思考，这样才能减少误诊、误治。

【本章讨论】

胰岛素瘤发病机制极为复杂，90%以上为良性，大多发生在胰体或胰尾部，少数病例散在多发病灶。瘤组织比正常胰岛组织分泌胰岛素功能旺盛，并失去了自身调节能力，因而常引起低血糖状态。1 g正常胰岛组织能分泌2 u胰岛素，而1 g瘤组织分泌的胰岛素高达80 u，是正常人的40倍。如果血糖低于3 mmol/L时，临床上往往表现出低血糖症状。国内外诊断胰岛素瘤主要依靠Whipple（惠普尔）三联征，即空腹时发作，空腹血糖在2.8 mmol/L以下，同时查胰岛素分泌增多，发作时注射葡萄糖可立即缓解。一般认为，实验室检查低血糖为本病的主要依据。如再结合临床表现，诊断并不困难。不过该病的临床表现是复杂、多样的，对不典型病例往往诊断困难，多数被误诊为"癔症""癫痫""神经症"等。误诊的主要原因是对临床症状的客观分析和跟踪检查不够。

在诊断过程中应注意以下几点。

1. 低血糖 胰岛素瘤患者低血糖发作多见于清晨或空腹状态下，因此该时出现的原因不明的昏厥、昏迷、精神错乱、言语障碍、抽搐、一过性肢体瘫痪甚至大小便失禁等，即使脑电图异常，临床上酷似癫痫等，亦应做空腹血糖测定；如果随着静脉推注葡萄糖能迅速缓解症状，起病后记忆力减退、体重增加等，更提示胰岛 β 细胞瘤可能。

2. 胰岛素水平 血浆胰岛素测定对胰岛 β 细胞瘤有确诊作用。胰岛 β 细胞瘤患者口服葡萄糖耐量试验的主要特点是空腹、高峰及4~5 h血糖值均显著降低。疑似患者可做空腹饥饿试验，胰腺内分泌功能正常者饥饿状态下胰岛素分泌受抑，胰岛 β 细胞瘤患者负反馈障碍，因此，胰岛 β 细胞瘤患者从清晨起连续禁食可诱发低血糖发作。

3. 定位　胰岛 β 细胞瘤初期的术前正确定位比较困难。由于病灶小，剖腹探查术中常因未扪及肿瘤而行盲目切除，术后低血糖症状依然存在。国内外研究表明，胰岛 β 细胞瘤在胰头、体、尾部的分布比例大致相等，肿瘤灶多为单发，亦有多发，因此病灶术前定位极为重要。目前认为包括 CT 在内的定位显像检查都有一定的局限性，尤其对微小病灶者更是如此。因此胰岛素细胞瘤诊断后，有条件的医疗机构大多采取联合检查定位的方法，其中包括 B 超、逆行胆管造影和 CT 检查等。

第十三章 糖尿病

糖尿病（DM）是由多种病因引起的体内胰岛素缺乏和（或）胰岛素生物作用障碍导致的一组以长期高血糖为主要特征的代谢综合征。

【病因】

1型糖尿病的病因主要是以易感人群为背景的病毒感染、化学物质引起的β细胞自身免疫性炎症，导致β细胞破坏和功能损害，胰岛素分泌缺乏。

2型糖尿病的病因多有遗传易感性、环境因素、胰岛素抵抗、淀粉样变、肿瘤坏死因子的作用等。

【临床表现】

（1）多饮、多尿、多食、乏力、体重下降。

（2）出现糖尿病并发症，如昏迷，感染，大血管、微血管、神经病变，并出现相对应的临床表现。

【诊断要点】

（1）有或无糖尿病相关临床表现。

（2）空腹血糖≥7.0 mmol/L或口服葡萄糖耐量试验（OG-TT）中2 h血糖≥11.1 mmol/L。

（3）有糖尿病症状，任何时间血糖≥11.1 mmol/L。

【糖尿病诊断流程】

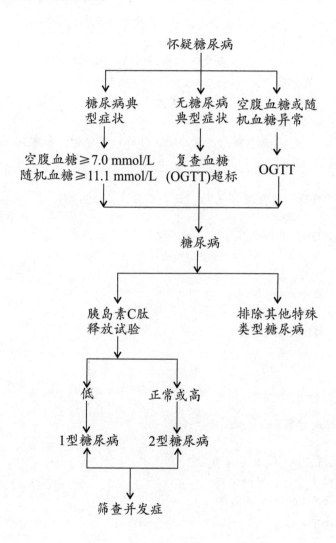

【糖尿病酮症酸中毒治疗流程】

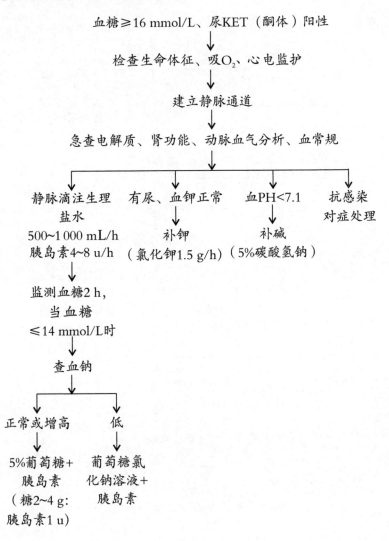

血糖≥16 mmol/L、尿KET（酮体）阳性

↓

检查生命体征、吸O₂、心电监护

↓

建立静脉通道

↓

急查电解质、肾功能、动脉血气分析、血常规

↓

静脉滴注生理盐水 500~1 000 mL/h 胰岛素4~8 u/h

有尿、血钾正常 → 补钾（氯化钾1.5 g/h）

血PH<7.1 → 补碱（5%碳酸氢钠）

抗感染 对症处理

↓

监测血糖2 h，当血糖≤14 mmol/L时

↓

查血钠

↓

正常或增高 → 5%葡萄糖+胰岛素（糖2~4 g:胰岛素1 u)

低 → 葡萄糖氯化钠溶液+胰岛素

【误诊疾病】

糖尿病易误诊为心脑血管疾病、甲亢、消化系统疾病等，糖尿病本身分型之间也容易相互误诊。

一、糖尿病合并尿崩症误诊为单纯 2 型糖尿病

【病例简介】

患者，女，56 岁。因烦渴、多饮、多尿 8 年，以 2 型糖尿病控制不佳于 2007 年 3 月 9 日收住院。患者 1999 年起出现烦渴、多饮、多尿。每天除正常饮食外须喝水 6 L 以上，尿次超过 20 次/d，尿量达 6 ~ 8 L/d，疲倦乏力，夜不能眠。查空腹血糖 9.99 mmol/L，餐后 2 h 血糖 21.09 mmol/L，尿糖阳性，尿比重 1.011，诊断为 2 型糖尿病。给予消渴丸 15 粒/d 和中草药。血糖控制在正常范围。因烦渴、多尿、多饮症状仍不缓解而加大消渴丸的剂量，多次出现威胁生命的低血糖反应（血糖 3.33 mmol/L），但未进行反复测定尿比重及其他检查。体格检查：慢性病容，表情淡漠，心肺无异常。血压 100/80 mmHg，尿常规正常，尿比重 1.010，尿糖阳性。空腹血糖 10.434 mmol/L，餐后 2 h 血糖 17.76 mmol/L，肝肾功能正常。

入院后给予降糖药治疗，糖尿病饮食。血糖控制在空腹6.2 mmol/L，餐后 2 h 血糖为 8.7 mmol/L 以下，尿糖阴性。烦渴、多尿、多饮症状无改善，多次尿比重 1.002 ~ 1.006，血渗透压 292 mmol/L，尿渗透压 175 mmol/L，考虑是否有尿崩症可能。蝶鞍 MRI 检查正常，禁饮加压试验结果，血浆渗透压第 2、4、6 小时分别为 302 mmol/L、315 mmol/L、320 mmol/L，尿渗透压第 2、4、6 小时分别为 155 mmol/L、214 mmol/L、252 mmol/L，注射垂体后叶素后，血浆渗透压 295 mmol/L，尿渗透压随后 2 h，

分别为 322 mmol/L、400 mmol/L。禁饮后血浆渗透压＞尿渗透压，注射垂体后叶素后血浆渗透压＜尿渗透压，符合垂体性尿崩症。加用去氨加压素（弥凝）0.1 mg，每日 1 次，1 周后尿次少于 8 次/d，尿量少于 2 500 mL/d，尿比重 1.010～1.020，尿糖阴性，正常饮食外无须额外饮水。

【误诊分析】

　　垂体性尿崩症由下丘脑－垂体后叶病变，抗利尿激素分泌和释放减少引起。其临床表现烦渴、多饮、多尿等症状，一般尿比重在 1.006 以下，尿渗透压可低于血浆渗透压，多低于 280 mmol/L。任何年龄均可发病，儿童和青年多见，男性多于女性。有糖尿病史，胰岛素相对或绝对不足引起血糖升高。尿糖阳性，因渗透性利尿出现烦渴、多饮、多尿，其尿渗透压大于血浆渗透压。单纯性的糖尿病和尿崩症的诊断并不困难。但 2 型糖尿病合并垂体性尿崩症在临床上罕见，故易误诊，原因如下：糖尿病烦渴、多饮、多尿的症状与尿崩症类似。加之糖尿病尿糖往往是阳性，尿比重增加，使尿崩症早期的低比重尿不易显示出来，当这 2 种发生于同一患者时尤其难以正确诊断；尿崩症在临床上以儿童和青年起病多见，男性多于女性，本病例则是老年女性，诊断时易于忽略；对临床症状和治疗效果缺乏深入细致的分析，有先入为主的指导思想，忽略了一种疾病掩盖了另一种疾病的可能。

　　虽然糖尿病和尿崩症都有烦渴、多饮、多尿的症状，起初在临床上难以区分，但通过一般性检查能做出初步诊断。临床往往首先考虑糖尿病，当治疗效果不理想或有部分不理想时要考虑诊断是否正确和诊断是否完全。在临床上易于忽视某些病会同时在同一患者身上出现，如本病例。在血糖控制到理想水平的情况下，临床症状仍得不到控制，就应该进行深入细致的检查和分析。本病例应该反复查尿糖、尿比重、血浆、尿渗透压及做禁水加压试验，就能做出完整的诊断并进行正确的治疗。

二、糖尿病酮症酸中毒误诊为阑尾炎

【病例简介】

　　患者，女，19 岁。因口渴、多饮、多尿 3 d，加重伴腹痛 1 d 余入院。当地诊所诊治，按"阑尾炎"服用中药，缓解不明显，逐渐精神萎靡，食欲减退，化验尿常规示尿糖（＋＋＋＋），尿酮体（＋＋＋），泌尿系统超声示右肾中度积水，予补液治疗。疼痛稍减轻，仍口渴、乏力明显，手足湿冷，呼吸急促，间断恶心，无呕吐。体格检查：体温 36.8 ℃，呼吸 24 次/min，血压 110/80 mmHg，神志清，精神差，自主体位，扶入病房，体格检查合作，急性病容，呼吸急促，两侧颈静脉无怒张，双肺呼吸音粗，无干、湿性啰音，心率 92 次/min，律齐，各瓣膜听诊区未闻及病理性杂音，上腹部压痛，无反跳痛，肝、脾肋下未触及，双下肢无水肿，手足湿冷，腹壁反射、肱二头肌腱反射、肱三头肌腱反射、膝腱反射、跟腱反射存在，巴氏征、霍氏征未引出。入院后化验随机血糖大于 33.3 mmol/L，尿素氮 12 mmol/L，肌酐 155.9 μmol/L，血常规示：WBC 24.04×10^9/L，N 0.86，心电图示窦性心动过速。血钠 129.8 mmol/L，血氯 85.6 mmol/L，血钙 2.07 mmol/L，三酰甘油 6.01 mmol/L，总胆固醇 6.74 mmol/L，乳酸脱氢酶 627 u/L，羟丁酸脱氢酶 542 u/L，肌酸激酶 265 u/L，复查尿常规示尿糖（＋＋＋），酮体（＋＋＋），血淀粉酶 1 182 u/L，降钙素原 1.3 ng/mL，血 pH 值 7.13。脑钠肽（BNP）2 133 pg/mL。初步诊断：1 型糖尿病，糖尿病酮症酸中毒，急性心功能不全，急性肾功能不全，肺部感染，电解质紊乱。入院完善检查，经补液，胰岛素降糖纠酮，抗感染，维持水电解质平衡及对症等综合治疗，血糖下降、腹痛消失，酮体消失，肾功能、淀粉酶正常。

【误诊分析】

　　糖尿病酮症酸中毒引起的腹痛多见于青少年患者，腹痛的特点是呈阵发性，相当剧烈，伴腹胀、恶心、呕吐等。产生腹痛的原因主要是酮症酸中毒时失钠、失氯、失水严重，致水、电解质紊乱，肌肉痉挛。有时伴有发热，白细胞增高，腹部压痛与腹肌紧张，甚至 X 线透视有肠液平面，可误诊为肠梗阻、阑尾炎、胆囊炎等外科急腹症。另外，糖尿病酮症酸中毒患者可并发外科急腹症。

三、成年迟发性自身免疫性糖尿病（LA-DA）误诊为 2 型糖尿病

【病例简介】

　　患者，女，45 岁。以"血糖高 9 年，恶心、呕吐伴腹泻 1 d"为主诉入院。9 年前因口干、多饮、多尿、多食、乏力、逐渐消瘦，至当地医院测空腹血糖 17 mmol/L，诊断为"2 型糖尿病"，应用格列吡嗪片等口服降糖药物治疗，未控制饮食，血糖控制欠佳。7 年前因血糖高换用胰岛素，现应用预混胰岛素类似物 30 u（早 20 u，晚 10 u），餐前皮下注射，血糖控制欠佳。近 1 个月感乏力明显。1 d 前无诱因出现恶心、呕吐，伴腹痛、腹泻，无发热，精神萎靡逐渐加重，不能进食。体格检查：体温 36.0 ℃，呼吸 23 次/min，血压 113/68 mmHg，身高 156 cm，体重 44 kg，BMI 18.1 kg/m^2，神志清，精神萎靡，自主体位，扶入病房，体格检查合作，急性病容，脱水貌，皮肤干燥，双肺呼吸音粗，未闻及干、湿性啰音，心率 102 次/min，律齐，各瓣膜听诊区未闻及病理性杂音；腹部平坦，上腹部压痛，无反跳痛，

肝、脾肋下未触及，双肾区无叩击痛，腹部移动性浊音阴性，双下肢无水肿，足背动脉搏动弱，腹壁反射、肱二头肌腱反射、肱三头肌腱反射、膝腱反射、跟腱反射迟钝，巴氏征、霍氏征未引出。初步诊断：2型糖尿病，糖尿病酮症酸中毒，急性胃肠炎。入院查尿酮体（＋＋），血常规示 WBC 12.8×10^9/L、N 0.79，血 pH 值 7.08，血钾 6.04 mmol/L，CO_2CP 6.3 mmol/L，肾功能、血淀粉酶正常，给予饮食管理、胰岛素降糖纠酮、抗感染及对症支持等治疗。病情平稳后行馒头餐＋C肽＋胰岛素释放试验空腹、第1小时、第2小时、第3小时血糖分别为12.91 mmol/L、13.95 mmol/L、16.82 mmol/L、13.85 mmol/L，C肽为0.01 ng/mL、0.1 ng/mL、0.13 ng/mL、0.13 ng/mL，胰岛素为7.73~4.56 μu/mL。床旁糖化血红蛋白12.0%，肝、胆、胰、脾、肾彩超示脂肪肝（轻度）。糖尿病并发症筛查：肌电图及神经传导速度提示双胫腓神经异常。眼底照像未见出血、渗出。双侧颈部血管超声未见明显异常。更正诊断为成人迟发性自身免疫性糖尿病，胰岛素泵治疗，随访1年未再出现酮症酸中毒，血糖控制平稳。

【误诊分析】

该患者为成人起病的糖尿病，胰岛功能呈缓慢性破坏，开始时不发生酮症酸中毒，也不依赖胰岛素治疗，而被诊断为2型糖尿病（T2DM），但随着病程进展，口服降糖药继发性失效，最终将依赖胰岛素生存，并且有发生酮症酸中毒的危险。该患者最终诊断是LADA。LADA是一种特殊类型的DM，提高对该病的认识、进行有效的干预不但可使患者受益，而且有助于将LADA从2型DM中分离出来，进一步指导DM的预防与治疗。成人迟发性自身免疫性糖尿病的临床特点有：发病年龄明显高于1型糖尿病；临床表现开始类似2型糖尿病；部分患者有2型糖尿病家族史；口服降糖药物原发性或继发性治疗均失效，且糖尿病酮症酸中毒发病率较 2 型糖尿病高；胰岛 β 细胞由于免疫介导作用呈慢性进展性破坏；血中可以查到 ICA 及 GAD－Ab；空腹及餐后 1 h C 肽值明显低于正常；患者出现糖尿病酮症酸中毒及需要胰岛素治疗；其他自身免疫的阳性发现如抗胃壁细胞抗体、抗甲状腺抗体等；早期的免疫干预治疗可以阻滞延缓胰岛 β 细胞的破坏。故早期识别成人迟发性自身免疫性糖尿病有举足轻重的作用：可以采用免疫干预治疗防止胰腺 β 细胞的进一步破坏；早期采用胰岛素治疗可以保护胰腺内分泌功能。因此遇到有上述临床特点诊断为 2 型糖尿病的患者应及早进行 ICA、GAD 及 C 肽＋胰岛素释放试验，以使及早识别出成人迟发性自身免疫性糖尿病。

四、糖尿病合并细菌性肝脓肿误诊为肺部感染

【病例简介】

患者，女，40 岁。以"血糖高 6 年余，恶心伴发热 3 d"为主诉入院。6 余年前患者化验空腹血糖明显升高（具体不详）。诊断为"2 型糖尿病"，予胰岛素降糖治疗。现应用甘精胰岛素 20 u 晨起皮下注射，未严格控制饮食，空腹血糖 10 mmol/L。2 年前因"糖尿病酮症"在我科住院治疗，酮体转阴，血糖平稳出院。半个月前出现右肘关节疼痛，3 d 前受凉后出现发热，体温最高达 39.0 ℃，伴寒战、食欲减退、恶心、偶有咳嗽，无明显咯痰，无肉眼血尿、皮疹、夜间盗汗，无呕吐、腹痛及腹泻，至当地按"肺部感染"诊治（具体用药不详），以糖尿病收住院。体格检查：体温 38.4 ℃，呼吸 20 次/min，血压 85/53 mmHg，身高 162 cm，体重 54 kg，神志清，精神差，自主体位，步入病房，体格检查合作，急性病容，脱水貌，皮肤干燥，咽腔稍

充血，颈软，气管居中，双肺呼吸音粗，无干、湿性啰音，心率120 次/min，律齐，各瓣膜听诊区未闻及病理性杂音；腹部平坦，未见胃肠型及胃肠蠕动波，肝、脾肋下未触及，双肾区无叩击痛，双下肢无水肿，腹壁反射、肱二头肌腱反射、肱三头肌腱反射、膝腱反射、跟腱反射迟钝，巴氏征、霍氏征未引出。入院诊断：2 型糖尿病，发热待查，疑似肺部感染。入院后实验室检查：血常规示 WBC $2.50 \times 10^9/L$，N 0.84，Hb 120 g/L，PLT $113 \times 10^9/L$；肾功能不全；降钙素原97.3 ng/mL；肝功能提示低白蛋白血症；血凝常规正常；C 肽释放试验：空腹血糖 9.73 mmol/L，餐后 2 h 23.04 mmol/L，C 肽空腹 0.40 ng/mL，餐后2 h 0.84 ng/mL。腹部超声、胸片阴性，查疟原虫阴性，巨细胞病毒、呼吸道九联检、EB 病毒均阴性，血、骨髓致病菌培养均阴性，院外布氏菌、寄生虫检查均阴性，结核菌素试验阴性。查心电图，心脏超声未见异常。经多巴胺升压、补液、扩容、抗感染，血压波动在（70 ~ 130）/（50 ~ 76）mmHg，抗生素升级应用亚胺培南抗感染，复查肾功能正常，仍发热，最高体温40.3 ℃，弛张热。无明显症状及阳性体征，行 CT 结果示双侧胸腔积液并双侧胸膜局部增厚，肝脏低密度灶，建议进一步检查。上腹部 CT 平扫及增强提示符合肝脓肿伴周围组织灌注异常表现，下腹部 CT 未见明显异常。彩超引导下行肝脓肿穿刺置管引流术，流出浓稠液体50 mL，术后体温正常，继续引流，降阶梯应用哌拉西林、他唑巴坦抗感染，复查肝脏 CT 示脓肿，吸收后拔除引流管，血糖基本达标，通知出院。出院诊断：成人迟发1 型糖尿病，肝脓肿，感染性休克，多脏器功能不全。

【误诊分析】

糖尿病合并细菌性肝脓肿临床表现复杂，并发症多，易漏诊、误诊。尽早确诊用胰岛素控制血糖、早期足量应用有效抗生素及适时脓肿引流是成功治疗的关键。糖尿病合并细菌性肝脓肿患者的临床表现常不典型，诊疗有其本身特点，认识临床特征、做到及时诊断和正确治疗，对患者预后有着重要意义。细菌性肝脓肿是由化脓性细菌引起的肝内化脓性感染。肝脏接受肝动脉和门静脉双重血供，并通过胆道与肠道相通，因此，肝脏受细菌感染的机会和途径较多。病原菌可以通过胆道感染、门静脉系统血行感染或肝邻近组织感染而入侵肝脏形成肝脓肿，而胆道逆行感染是细菌性肝脓肿发生的主要原因。细菌性肝脓肿属于糖尿病感染的严重并发症，而糖尿病又是细菌性肝脓肿重要的易感因素：多见于老年患者；多发于 2 型糖尿病，且血糖控制不理想；因常伴发神经病变，临床症状不典型，除有全身发热症状，局部定位症状不明显，明显右上腹痛 <30%，肝脏肿大及黄疸不多见；常合并低蛋白血症，肝功能损害明显，细菌培养阳性率低；病情复杂严重，多合并胆道感染、肺部感染，易诱发酮症酸中毒等急性代谢紊乱并发症；脓肿分布多以单发病灶，右肝多见。典型的细菌性肝脓肿根据临床表现及血象升高结合 B 超、CT 检查多能确诊，但糖尿病患者往往合并有血管神经性病变，当合并肝脓肿时临床表现不典型，临床易漏诊、误诊。因此，中老年糖尿病患者在出现平时血糖控制不良，而发热不易控制时，应考虑有无合并细菌性肝脓肿的可能，应及时予 B 超、胸片及 CT 等影像学检查。起病早期应积极抗感染治疗，抗生素以选用第三代头孢菌素或氟喹诺酮类加替硝唑的联合治疗最为有效。因为合并厌氧菌感染较常见，必要时可换用碳青霉烯类（泰能）加强效力。不宜为等待细菌培养结果而贻误治疗，抗感染治疗应持续较长时间，即使脓腔闭合后仍应继续使用 1～2 周。另外，患者因存在低蛋白血症，抵抗力差，大量使用强力抗生素时，疗程较长，易出现

真菌感染。所以，应加强营养支持，注意口腔卫生，防止真菌感染。脓肿液化时，可采取 B 超下穿刺抽脓引流并反复冲洗，可加快症状改善，促进脓肿吸收，缩短疗程，必要时可反复多次穿刺。总之，本病临床表现不典型，缺乏特异局部症状，并发症多，不易早期诊断。因此，深入了解糖尿病合并肝脓肿临床特征可提高临床诊疗水平，减少漏诊、误诊，而予胰岛素控制血糖，早期足量应用有效抗生素及适时脓肿引流则是成功治疗的关键。

五、1 型糖尿病误诊为 2 型糖尿病

【病例简介】

患者，女，31 岁。以"发现血糖升高 10 年，头晕、恶心 1 d"为主诉入院。青年女性，既往长期糖尿病史。10 年前患者无明显诱因出现口渴、多饮、感视物模糊，无明显易饥、多食、消瘦，无头晕、头痛，无恶心、呕吐，无腹痛、腹胀、腹泻，无尿频、尿急、尿痛，于广州某医院查血糖升高，具体不详，未治疗。8 年前诊断为"2 型糖尿病"，治疗情况不详，未监测血糖，未饮食控制及运动锻炼。曾间断注射胰岛素治疗，7 d 前于一医院体检时发现尿中酮体阳性，未治疗。1 d 前出现头晕、恶心，无明显呕吐，无发热，持续不能缓解，急诊来我院，以"糖尿病酮症，糖尿病分型待查"收入内分泌科。发病来，患者神志清，精神可，饮食可，睡眠差，大小便正常，体重较前下降，体力略下降。

体格检查：体温 36.5 ℃，呼吸 20 次/min，血压 106/86 mmHg，发育正常，营养中等，神志清，精神可，自主体位，步入病房，体格检查合作。全身皮肤黏膜未见黄染、皮疹、出血点及蜘蛛痣。全身浅表淋巴结均未触及肿大，头颅无畸形，毛发分

布正常，眼睑无水肿，结膜无充血，巩膜无黄染，双侧瞳孔等大等圆，直径 3 mm，对光反射灵敏。外耳道、鼻腔无异常分泌物，乳突、鼻旁窦区无压痛。口唇无发绀，口腔黏膜无溃疡，牙列齐，咽腔无充血，扁桃体无肿大。颈软，气管居中，两侧颈静脉无怒张，双侧胸廓对称无畸形，双肺呼吸音清，无干、湿性啰音及哮鸣音，心前区无隆起，心尖搏动不能明示，心前区未触及震颤，心界无扩大，心率 84 次/min，律齐，各瓣膜听诊区未闻及病理性杂音。腹部平坦，未见胃肠型及胃肠蠕动波，未见腹壁静脉曲张，肝、脾肋下未触及，双肾区无叩击痛，腹部移动性浊音阴性。肠鸣音正常，平均 5 次/min。肛门及外生殖器未查；脊柱生理弯曲存在，四肢及关节无畸形，活动自如，双下肢无水肿，腹壁反射、肱二头肌腱反射、肱三头肌腱反射、膝腱反射、跟腱反射存在，巴氏征、霍氏征未引出。化验检查回示空腹 C 肽 0.57 ng/mL、血糖 11.96 mmol/L，进餐 1 h 后 C 肽 1.87 ng/mL、血糖 22.07 mmol/L，进餐 2 h 后 C 肽 1.50 ng/mL、血糖 17.47 mmol/L，进餐 3 h 后 C 肽 1.04 ng/mL、血糖 13.84 mmol/L。甲状腺功能：FT_3 3.01 pmol/L，FT_4 16.64 pmol/L，TSH 1.19 μIU/mL；糖尿病自身抗体：GAD – Ab（–）、ICA（–）、IAA（–）。初步诊断：1 型糖尿病伴糖尿病酮症。

【误诊分析】

患者糖尿病史多年，曾因糖尿病酮症酸中毒住院治疗，出院后自行停用胰岛素，口服降糖药物，具体治疗不详，本次因糖尿病酮症入院，未出现酸中毒，易误诊为"2 型糖尿病"。患者发病年龄较早，以酮症酸中毒起病，入院查 C 肽释放试验示空腹、进餐后均呈较低水平，且自身抗体检测显示 GAD、ICA、IAA 阴性，反复出现酮症酸中毒，综合患者病史、临床症状及实验室检查考虑该患者诊断为 1 型糖尿病。

六、糖尿病肝脓肿误诊为带状疱疹

【病历简介】

患者，女，50 岁。以"血糖高 7 年，肩背部疼痛半年，发热 1 周"为主诉入院。7 余年前无明显诱因出现乏力、口渴、多饮、多尿，无怕热、多汗、烦躁、易怒等，无尿急、尿痛等，无肢体感觉及运动障碍，无眼前黑蒙、心悸等，起初未在意，后症状逐渐加重，在当地医院诊断为"2 型糖尿病"，起初口服降糖药物治疗（具体不详），血糖控制差，后改用胰岛素控制血糖，自诉血糖控制尚可。半年前左侧后背部巴掌大区域疼痛，在当地医院按"带状疱疹"给予对症治疗，疼痛有所缓解。1 周前无诱因下出现咳嗽、咯痰伴发热，体温达 38.8 ℃，伴乏力、食欲减退，不伴腹痛、腹泻、恶心、呕吐，在当地医院行胸片示肺部感染，给予美洛西林静脉注射治疗，不见好转，改用头孢西丁、左氧氟沙星静脉治疗，仍有发热，门诊以"2 型糖尿病并肺部感染"收治我科。体格检查：体温 37.0 ℃，心率 90 次/min，呼吸 20 次/min，血压 110/85 mmHg，神志清，精神可，颈软，双肺呼吸音清，无干、湿性啰音及哮鸣音，心律齐，各瓣膜听诊区未闻及病理性杂音。腹部平坦，未见胃肠型及胃肠蠕动波，未见腹壁静脉曲张，肝、脾肋下未触及，双肾区无叩击痛，腹部移动性浊音阴性。肠鸣音正常，四肢及关节无畸形，活动自如，双下肢轻度水肿。入院后肺部 CT 结果示双侧少许胸腔积液，肝右叶占位，左叶可疑囊肿。上腹部 CT 平扫及增强提示肝右叶多房脓肿形成，肝左外叶小囊肿，左侧胸腔积液。考虑患者肝脓肿范围较大，给予超声引导下肝脓肿穿刺置管引流术，配合静脉抗感染治疗，治疗后复查腹部 CT 示肝右叶可见斑片状稍低密度影，病灶区域可见引流管影，病灶边界较清。病情好转后出院。

【误诊分析】

本病例为中年女性，无诱因下出现肩背部巴掌大区域疼痛，在当地医院按带状疱疹给予镇痛药物治疗。肝脓肿一般表现为发热、肝区疼痛、后背疼痛、肝脏肿大、黄疸等情况。而糖尿病患者合并肝脓肿一般临床表现不明显，仅表现为肩背部不适，临床查体可无肝区叩击痛及肝脏肿大。带状疱疹疼痛多沿神经分布，疼痛范围为条索状，不越过中线。该病例起病之初表现为肩背部疼痛，易被误诊为带状疱疹治疗。因此，对于不明原因肩背部疼痛患者应完善腹部彩超检查排除其他疾病可能。

【本章讨论】

糖尿病诊断分为 3 步。

（1）确定是否糖尿病，要记住糖尿病诊断标准　必要时行 OGTT 试验来确定糖尿病的诊断。

（2）分型和寻找病因　重要的是，排除其他原因继发的糖尿病，如胰腺肿瘤、胰腺炎、内分泌的其他疾病。然后确定分型，青少年、消瘦、酮症起病、C 肽及胰岛素水平低下者，支持 1 型糖尿病的诊断；中老年起病、肥胖、口服降糖药有效、C 肽及胰岛素分泌高者支持 2 型糖尿病的诊断。

（3）筛查并发症　如大血管、微血管并发症，神经并发症。

第十四章　原发性痛风

痛风是嘌呤物质代谢紊乱的疾病，其特点是高尿酸血症。痛风往往长期被误诊，误诊率很高。据文献分析，误诊时间长短除医生对本病的认识能力外，与病情轻重、复发次数的多少有关，病情轻、复发次数较少者误诊时间一般较长。

【病因】

原发性痛风是由于嘌呤代谢障碍使尿酸合成过多或肾脏排泄减少，以致沉积于关节、肾脏及皮下结缔组织，并引起这些部位的病变。

【临床表现】

痛风的临床表现无特征性，常类似这些部位的其他疾病。主要表现为突然出现的单关节剧烈疼痛，可在夜间被痛醒。最常见于脚踇趾关节，关节周围皮肤发红，明显肿胀，皮肤温度增高，疼痛剧烈难忍，常有关节活动障碍。

【诊断要点】

1. 具有原发性痛风的高危因素　如高龄、男性、一级亲属中有痛风史、高嘌呤饮食、心血管及代谢疾病等。

2. 突然出现的关节剧烈疼痛　多发生于夜间，最常见为脚踇趾关节，关节周围皮肤红肿热痛。

3. 高尿酸　血尿酸男性 $>420\ \mu mol/L$，女性 $>360\ \mu mol/L$。

4. 痛风石、尿酸结晶　X 线检查可以协助确诊。

【诊断流程】

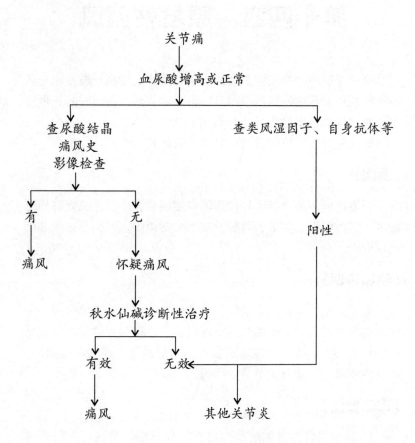

【治疗流程】

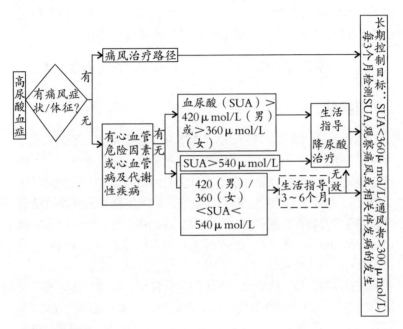

【误诊疾病】

　　由于痛风的临床表现以关节疼痛为首发症状者居多，因此误诊为各种关节炎者居首位，其中又以风湿性关节炎和类风湿性关节炎占绝大多数，其次易误诊为肾脏疾病。临床上痛风性关节炎的症状出现早者误诊率较低，而以尿酸性肾病为首发症状者误诊较多。其原因可能是先有痛风性关节炎症状后出现肾脏病症状，易想到尿酸性肾病，故误诊较少；肾脏病症状先于关节炎症状出现，且尿液改变明显者易考虑肾小球等疾病。在我国误诊病种较多见，尤其是风湿性关节炎和类风湿性关节炎。文献报道有43.6%～46.6%痛风病例误诊为风湿性关节炎，20.5%～40.4%

误诊为类风湿性关节炎。痛风常并发尿酸性肾病、尿酸性结石等，文献报道痛风并有显著肾功能损害者占41%，25%死于肾衰竭，痛风患者尸解几乎都有肾脏损害。因此，痛风可疑的病例应多次检查确诊，必要时可抽吸滑膜液查尿酸盐结晶。

一、原发性痛风误诊为类风湿性关节炎

【病例简介】

患者，男，59岁。四肢小关节痛5年，加重40 d，于2012年7月入院。患者5年前发现右手中指和示指肿痛，以后常见于深夜发作，无畏寒、发热，发作间歇期关节仍能活动，诊断为"类风湿性关节炎"，服布洛芬治疗，但仍有发作，2011年夏季加服泼尼松至今。同年9月曾在左脚踇趾关节抽得血性液体少许，当夜针眼处有白色分泌物流出，翌日在当地医院涂片细菌培养未有阳性结果。体格检查：血压180/82 mmHg，满月脸，肤色红润，皮肤细嫩，躯干和下肢有体癣。腹壁脂肪厚，两侧腹壁有紫纹。左侧耳郭有米粒大结节。右手示指、中指和左手示指均显肿胀，无肌萎缩。尿常规：蛋白（±），白细胞（＋），糖（－），尿渗透压240 mmol/L，BUN mmol/L，Cr 110 μmol/L，血尿酸480 μmol/L。类风湿因子阴性。胸腰椎摄片示脊椎骨质疏松、关节间隙清楚。双足斜位片示双足第一跖趾关节间隙狭窄，局部软组织肿胀，双足第一趾骨远端内侧见有骨质破坏现象，未见明显增生。诊断：原发性痛风，尿酸性肾病，药源性皮质醇增多症。

【误诊分析】

类风湿性关节炎和痛风同样以侵犯小关节为主，使多个关节受累，两者均可产生肾损害。晚期类风湿性关节炎，关节变形僵直和痛风结节相似。国内类风湿性关节炎较痛风多，因此易将痛风误诊为"类风湿性关节炎"，但类风湿性关节炎女性占多数，发作较为缓慢，通常在晨间发作，关节肿痛对称性分布，早期有游走性痛等特点。这些特点和痛风相反，痛风以男性为多，常在深夜发作，不对称分布，早期单关节病变但部位固定。此外，慢性类风湿性关节炎，关节周缘皮肤苍白、肌萎缩，而痛风则没有这些改变。如果注意到这些特征，以上误诊也是可以避免的。本例已具有典型的痛风结节炎症状，结节穿刺以后有白色分泌物流出后，仅考虑感染性病变做细菌学进程，未考虑到痛风性关节炎的可能，因此未找到尿酸结晶，以致延误诊断。长期使用肾上腺皮质激素治疗产生药物性库欣综合征，应引以为戒。

二、原发性痛风误诊为慢性肾炎

【病例简介】

患者，男，58 岁。10 年来面部及眼睑水肿、腰痛、尿少。诊断为"慢性肾炎"。因治疗无效于 2008 年 12 月入院。体格检查：血压 170/100 mmHg，贫血貌，面部水肿，心肺正常。尿常规：蛋白（＋），白细胞 0～5，尿素氮 31.3 mmol/L，肌酐 415.48 μmol/L。入院第 6 天晚上突然出现左第一跖趾关节剧痛伴活动受限。追问病史，23 年前开始就有反复类似发作。检查血尿酸 779.45 μmol/L，血尿酸/血肌酐为 2.79。诊断为痛风。经别嘌呤醇及对症治疗 1 个月，症状、体征消失。血尿酸、尿素氮、肌酐分别下降为 339.15 μmol/L、14.4 mmol/L、194.48 μmol/L。

【误诊分析】

由于痛风与慢性肾炎均病程长、肾功能减退进展缓慢，后者在肾功能衰竭晚期也可有血尿酸增高，故两者易混淆。但痛风性肾病血尿酸/血肌酐 ＞2.5，而原发性肾小球病变小于此值，只有

当肾小球滤过率 <10 mL/min 方有显著的高尿酸血症。

三、原发性痛风误诊为骨结核

【病例简介】

患者，男，58 岁。17 年来反复双跖趾关节、左足跟肿痛，且左第一跖趾关节肿大破溃排出白色豆腐渣样物。诊断为"骨结核"。经骨结核散等药物治疗无效。于 2012 年 5 月入我院。体格检查：左膝、右肘、双足多个肿块呈结节状突出于关节伸面，左第一跖趾关节肿块发红，有瘘管形成。血尿酸 585.4 μmol/L，诊断为痛风。给予别嘌呤醇、秋水仙碱及小苏打治疗 1 个月，症状消失，破溃伤口愈合，血尿酸下降为 267.75 μmol/L。

【误诊分析】

该病例由于关节结节破溃形成瘘管，而误诊为"骨结核"。但骨结核的脓肿表面无红、热，称冷脓肿，瘘管排出如米汤样脓液，偶尔可看到干酪样坏死组织或死骨沙粒，且 80% 以上的骨结核可找到原发病灶。而痛风结节排出是如豆腐渣样物，行血尿酸检查可确诊。

四、原发性痛风误诊为蜂窝组织炎

【病例简介】

患者，男，49 岁。6 年前某日半夜突然左足𧿹趾如刀割样疼痛，并出现红、肿、发热。诊断为"蜂窝组织炎"。以后反复类似发作，应用抗生素也不能控制。于 2012 年 3 月入院，检查左耳郭，右中、小指及双足多个痛风石，左第一跖趾关节红肿。痛风石活检有尿酸盐结晶。血尿酸 714 μmol/L。应用别嘌呤醇及秋水仙碱治疗 3 周，血尿酸降至 282.625 μmol/L，症状好转。

【误诊分析】

蜂窝组织炎与痛风关节炎急性发作期局部有红、肿、热、痛。但前者为暗红色，炎症区域与正常组织分界不清，中央部颜色较周围深，后期有皮肤水疱形成，皮下积脓或坏死，常伴有局部淋巴结肿大。血尿酸检查有助鉴别诊断。

五、原发性痛风误诊为急性骨髓炎

【病例简介】

患者，男，53 岁。4 个月来双跖趾关节交替红、肿、热、痛且右第一跖趾关节形成一红色肿块，质软，行走困难。诊断为"急性骨髓炎"，先后两次手术切开引流、抗感染治疗无效。于 2010 年 10 月入我院。体格检查：右第一跖趾关节红肿并有手术瘢痕。血尿酸 535.5 μmol/L。右足摄片显示骨质有穿凿样透亮缺损。诊断为痛风。经秋水仙碱、别嘌呤醇等治疗症状缓解，血尿酸下降为 297.5 μmol/L。

【误诊分析】

痛风急性关节炎与急性骨髓炎均起病急，可累及单个关节，故早期易混淆。但痛风多见于 40 岁以上男性，除具备以上症状外，血尿酸明显增高。而后者 80% 以上为 12 岁以下的儿童，好发于长管骨干骺端，常有持续剧痛及深压痛，早期无明显肿胀，后期可形成脓肿。

总之，由于我国痛风以前比较少见，且有的病例有时以某一系统的病变为突出表现，故常易误诊，应引起警惕，注意鉴别诊断。我们认为以下情况要考虑到痛风的可能：凡中年以上的男性，如突然发现个别关节特别是第一跖趾关节红肿、剧痛无其他原因可查，高度提示痛风的可能；有痛风家族史者；关节痛伴肾功能不全发展缓慢，特别是早期就有肾小管功能减退者；血尿酸增高者（需排除继发性因素）及（或）滑囊液检查有尿酸盐结晶，可以确定诊断。

六、原发性痛风误诊为高血压心脏病

【病例简介】

患者，男，64 岁。因突发性胸闷憋气 1 d 急诊入院。体格检查：血压 220/120 mmHg，端坐呼吸，双肺底可闻及湿啰音，心脏向左下扩大，心率 120 次/min，律齐，无杂音。心电图示左室肥大，胸导联 ST 段下移 >0.05 mV。诊断为"高血压病""高血压性心脏病""急性左心衰竭"。

入院后给予吸氧，静脉注射毛花苷 C、呋塞米，同时静脉滴注氨茶碱，舌下含服心痛定，心衰很快控制，血压下降，病情稳定。住院期间患者突然出现夜间呼吸困难，咳嗽，咳粉红色泡沫样痰，并呈端坐位，再次给强心、利尿等抢救治疗好转。询问病史，以往有关节痛病史 30 余年，且住院 1~2 次。近年来关节痛加重，以膝、踝、踇趾关节为重，并发现右耳郭可见数个高粱米大小的结节，较质硬，考虑痛风石，跖趾关节 X 线片示痛风样改变，查血尿酸偏高为 711.6 μmol/L，血尿素氮 18.41 mmol/L，加服秋水仙碱 1 mg，每日 3 次，治疗 80 d，尿酸恢复正常出院，并继续服别嘌呤醇及秋水仙碱，随访 2 年，未再复发。

【误诊分析】

痛风易出现各种临床症状，但以左心衰竭为主要临床表现者较少，易误诊。本例提示临床医师高度重视痛风的继发改变。凡遇关节痛反复发作，伴有突发心功能不全，应仔细查找原因，对可疑病例均应做常规尿酸检查；对反复出现左心衰竭应考虑是否痛风并发症而做全面仔细的体格检查；对查不出心力衰竭原因者应详细询问病史，做细致的体格检查和实验室检查，进一步提高确诊率。

七、原发性痛风误诊为肾盂肾炎

【病例简介】

患者，女，66 岁。患者 59 岁时曾连续 3 次发生过左跖趾关节疼痛，未做治疗，疼痛自动缓解，此后未再复发。2006 年 3 月开始出现尿频、尿急、尿痛，在门诊诊断为"尿路感染"。服吡哌酸、呋喃妥因治疗，效果不好，病情时轻时重。2007 年 10 月以来出现持续性腰痛，夜尿增多。2008 年 4 月 10 日，以慢性肾盂肾炎住院。入院后经正规抗感染治疗 45 d，症状无改善。体格检查：体温 36.8 ℃，血压 150/100 mmHg，右肾区叩击痛。左跖趾关节变形，运动受限。实验室检查：血 WBC 10.8×10^9/L，N 0.76，Hb 98 g/L，血尿酸499.8 μmol/L，尿尿酸 5.25 μmol/24 h，尿常规示尿液混浊，蛋白（+），脓细胞 8 个/高倍视野，红细胞 2 个/高倍视野，大量尿酸盐结晶。肾脏 B 超：右肾髓质内有 0.2 cm × 0.4 cm 强回声光团，周围有分布不均匀的散在光点。左跖趾关节 X 线可见圆形缺损。诊断为痛风性关节炎、痛风性肾病、继发性肾盂肾炎、肾结石。经调理饮食、口服别嘌呤醇、抗感染和碱化尿液等综合治疗 30 d，症状缓解。复查血尿酸 315.4 μmol/L，尿常规示尿液转清，脓细胞消失，未见尿酸盐结晶。

【误诊分析】

由于嘌呤代谢异常，血尿酸增高，尿酸盐沉积在关节滑囊内引起关节炎症反应。住院表现为关节红、肿、热、痛、运动障碍。当受冷或劳累时，由于交感神经兴奋，儿茶酚胺分泌增加而血管发生痉挛，肾血流量下降，使尿酸排泄降低，血尿酸增加，易致痛风性关节炎发作。酒精可抑制尿酸排泄，故饮酒后易诱发本病。有些患者肾损害并发尿路感染，肾上皮细胞受尿酸化学刺激及尿结石以致感染难以控制。

为了避免误诊、漏诊，凡遇关节肿痛的中老年男性出现下列表现时，应考虑为痛风：急性关节炎 1 周后自行缓解；第一跖趾关节肿痛；非对称性关节肿痛；急性炎症局限在个别关节；午夜突然发作；按常见病、多发病治疗无效；受累关节表面皮肤局部脱屑或者瘙痒者；关节病变再并发肾损害。要注意查血尿酸、尿尿酸，摄片关节 X 线片，若关节腔内有积液，可抽吸镜检有无尿酸盐结晶，必要时用秋水仙碱试治。

八、原发性痛风误诊为右足舟楔骨关节结核

【病例简介】

患者，男，35 岁。发作性左足关节痛 10 年入院。每于夜间突然发作，可自行缓解，间歇期工作、生活正常。病后 6 年经 X 线检查诊断为"右足舟楔骨关节结核"，予抗结核治疗，效果不明显。无贫血、出血、水肿、少尿、血尿等症状。入院检查血沉 60 mm/h（魏氏法），X 线片示右足舟楔骨关节面软骨萎缩、骨质破坏、形状不规则，未见死骨，仍疑为右足舟楔骨结核。入院后 10 d 局麻下行骨结核清除术，术后组织活检报告痛风结节。术后 1 周患者逐渐出现恶心、呕吐、水肿、少尿，ESR 123 mm/h，血 BUN 28.3 mmol/L，CO_2CP 6.07 mmol/L，血 Cr 159 mmol/L，血尿酸 484 μmol/L，尿尿酸 950 μmol/24 h，尿蛋白（＋），尿 WBC 20～40/高倍（HP），尿 RBC 偶见/HP，内生肌酐清除率 13.2 mL/min，同位素肾图示双肾严重受损，临床修正诊断为原发性痛风、尿酸性肾病、肾功不全。及时加服别嘌呤醇治疗并予对症处理，但病情进行性恶化，肾活检未

能进行，术后 3 周死于肾功能不全。

【误诊分析】

本患者病程中关节炎急性发作多次，急性炎症局限于个别关节，呈非对称性。发作时可自行缓解，血尿酸增高，活检证实痛风结节。病史中无药物、肿瘤等致继发性高尿酸血症的因素。参照痛风诊断标准诊断痛风性关节炎无疑。

原发性痛风如能防止尿酸结石形成和肾功能损害，一般预后较好。同时也认为其误诊率高，曾有报道称其误诊率高达59%。因此，及早诊治避免误诊至关重要。容易与其误诊的疾病多为骨关节结核、类风湿性关节炎等。根据临床经验，可依据下列 5 点鉴别痛风性关节炎与骨关节结核。①痛风性关节炎多见于高原地区，而骨关节结核无明显地区差异。②痛风性关节炎多在半夜突然起病，并常因疼痛而惊醒，可自行缓解，可因劳累、饮酒过度或进食嘌呤含量高的食物等因素而诱发，骨关节结核无此特点，只局部表现为轻微疼痛或压痛。③痛风关节炎好发于第一跖趾关节，其次是踝、肘等关节，而骨结核以四肢长骨及脊柱骨为最常见发病部位，如是短骨结核则多为数个短骨同时受侵犯。④痛风性关节炎早期 X 线表现为骨皮质呈纤细的条纹样反应，称之为"系带状"或"花边状"，而骨结核无这种表现；中期 X 线表现前者受损关节腔开始变窄，关节面软骨萎缩或呈杯状凹陷，皮质内可见形状不规则的痛风石侵蚀，而后者以骨质破坏为主，骨质破坏区多为局限性类圆形，其内可见碎骨状死骨；晚期 X 线片前者典型表现为受损关节腔变窄，骨内呈圆锥形缺损，后者则呈现关节半脱位，病理性骨折及干酪样物质穿破软组织形成窦道。⑤痛风性关节炎身体其他部位一般可见痛风石，骨结核一般伴有体内其他部位结核病灶。

通过本病例我们应知道，凡有单发性关节炎、X 线表现有骨质疏松或骨质破坏者均应分析病史，检查血尿酸及肾脏有无改

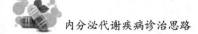

变，以排除或证实痛风性关节炎及尿酸性肾病的诊断。

九、原发性痛风误诊为丹毒

【病例简介】

患者，男，38岁。右踝关节肿痛间断发作2年，复发2 d。体格检查：体温38.6 ℃，右踝关节周围5 cm以内区域皮肤呈暗红色，边界清晰，关节肿胀、压痛，局部发热。实验室检查：WBC 13.6×10^9/L，N 0.80，拟诊"丹毒"。肌肉注射青霉素，5 d后症状缓解，第10天上述症状复发。急查血尿酸404 μmol/L，停用青霉素，口服秋水仙碱。2 d后痊愈，确诊为痛风性关节炎。经调理饮食，随访2年未复发。

【误诊分析】

对本病缺乏认识是误诊的主要原因。过去本病少见，医生缺乏认识，以致遇到典型病例亦不能确诊。

痛风患者发病有高尿酸血症。此外，尿酸沉积于关节引起急慢性关节炎，少数患者仅有肾损害表现。关节病和肾病患者应查血尿酸和尿尿酸。凡有高尿酸血症并具备以下条件之一者，如能排除继发性因素，应考虑原发性痛风：急性关节尤其是第一跖趾关节红肿剧痛，24 h内达高潮；急性关节炎5～7 d自行缓解或秋水仙碱24 h内显效；痛风石或滑囊液有尿酸盐结晶；X线可见骨质类圆形缺损，不能用其他慢性关节炎解释；肾损害伴有肾结石，尿尿酸 >4.1 mmol/L。

十、原发性痛风误诊为脉管炎

【病例简介】

患者，男，48岁。因右趾反复红、肿、热、痛9年伴间歇性跛行加重1周入院，曾分别按"类风湿性关节炎""脉管炎"处理，嘱患者饮药酒治疗，结果愈发严重。查血尿酸637 μmol/L，X线片可见患处关节骨有穿凿样透亮区，遂按痛风处理。

【误诊分析】

痛风患者慢性期急性发作被患者叙述为间歇性跛行，结果被误诊为血栓闭塞性脉管炎。其实两病截然不同，后者多发于男性青壮年，病变在中小动脉，故有足背或胫后动脉搏动减弱或消失，多伴有游走性浅表性静脉炎，患肢温度降低，坏死部位一般始于肢端。

十一、原发性痛风误诊为风湿性关节炎

【病例简介】

患者，男，71岁。因双下肢踝关节、膝关节、左手腕关节红、肿、热、痛3 d入院。10年前始发时有游走性关节痛，ASO 833 u，ESR 46 mm/h。尿蛋白（＋），尿RBC 1～2/HP，尿WBC 3～5/HP。多年沿袭诊断为"风湿性关节炎"并多次复查ASO均正常。本次入院体格检查见踝关节、膝关节、左手腕关节肿胀，踝关节皮肤微棕红色，全身症状缺如。胸片、心电图均正常，然而查血尿酸793 μmol/L，诊断为痛风，予秋水仙碱和排尿酸药，临床治愈出院。

【误诊分析】

痛风性关节炎在急性期也可有典型的游走性，ASO升高，血沉增快，易误诊为"风湿性关节炎"。但仅凭一次ASO升高而缺乏风湿热、皮肤及心脏等表现者，不足以诊断风湿。同时患者血沉可增快，而ASO只能证实有链球菌先驱感染，且应多次复查并排除可使 ASO 增高的其他疾病（如白塞病、大动脉炎等）及实验室误差。当然，也可能风湿与痛风并存，应避免漏诊痛风。

十二、原发性痛风误诊为化脓性关节炎

【病例简介】

患者，男，68 岁。因第二跖趾关节梭形并其上结节溃烂不易愈合而就诊。血常规示 WBC 10.3×10^9/L，N 0.71，L 0.29。体格检查：结节溃烂面布有脓性分泌物，清洗后便露出灰白色的尿酸盐结晶，并查见耳石 3 枚，测尿酸 569 μmol/L，更正化脓性关节炎的诊断，刮除痛风石，按痛风处理。

【误诊分析】

痛风患者急性期白细胞也可升高，尤其在合并感染时尤是如此。再者在化脓性关节炎病灶中没有尿酸结晶。

十三、原发性痛风误诊为肾结石

【病例简介】

患者，男，54 岁。因肾绞痛 3 次入院。肾、输尿管、膀胱平片（KUB）未见阳性结石影，B 超示双肾小结石住外科治疗。但忽视病史中有 7 年右跖趾关节、右踝关节红、肿、热、痛，或者对二者之间是否有联系不做分析，未进一步检查而诊断为单纯肾结石。后查血尿酸 2 次均升高，确诊为痛风。

【误诊分析】

10% ～20% 原发性痛风患者并发尿路结石。细小泥沙样结石

可随尿液排出而无症状；较大者可引起肾绞痛、血尿、继发阻塞等复杂症状。本例结石能被 B 超探及，KUB 平片不显影，误认为是纯尿酸之故，而纯尿酸结石多能被 X 线透过。有些无症状的痛风患者，可以肾尿酸结石为最先的临床表现。因此，KUB 平片（－）的尿路结石患者应常规检查血尿酸。

十四、原发性痛风误诊为急性肾炎

【病例简介】

患者，男，56 岁。因腰痛 2 年余，双足趾关节痛 1 年入院。患者 2 年前出现腰痛，检查尿常规发现蛋白（＋＋）～（＋＋＋），红细胞（＋），白细胞（＋），诊断为"急性肾炎"。后又做 B 超见右肾积液及右输尿管中段结石。手术取石，术后尿常规仍一直异常，在当地按"肾炎"治疗。近一年反复出现双足趾关节红、肿、热、痛，行走困难，按"风湿性关节"治疗，效果不理想。实验室检查：血尿酸 450 μmol/L，尿素氮 18 μmol/L，尿蛋白（＋＋＋），红细胞（＋）。按痛风性肾病治疗，好转出院。

【误诊分析】

痛风有本身的临床表现特点，多见于中老年男性，间断发作，多在夜间起病，首发关节多为踇趾及第一跖趾，有红、肿、热、痛，疑为本病时要查血尿酸，但一次血尿酸浓度不高并不能完全排除痛风诊断。因为尿酸本身有波动性，如急性发作时，肾上腺皮质激素分泌增多，依他尼酸作用加强，另外进水、排尿和药物等因素有一定影响，早期 X 线片也可无特异性，不能以此来否定痛风的诊断。

以肾病变为首先表现或以大关节疼痛起病时，更不易考虑到痛风。本例一直诊为"肾炎"和"泌尿系结石"，到出现趾关节病变后，才考虑到痛风的可能。痛风肾的特点是以肾间质炎症为主，肾功能减退进展缓慢且轻，血尿酸、肌酐增高不成比例，常伴有结石。

十五、原发性痛风误诊为肾炎肾衰

【病例简介】

患者，女，48岁。面部和下肢水肿反复发作25年，于2012年6月入院，患者于1987年妊娠第2胎时出现下肢水肿，分娩时水肿消失。以后常有类似发作。1980年3月高热伴尿频、尿急和尿痛，中段尿培养有大肠杆菌生长。抗生素治疗后临床症状缓解，但尿检蛋白（＋＋），红细胞（±）。长期服用中药治疗。1984年使用过泼尼松，断续服用半年。2006年曾用环磷酰胺（总量4 g），尿蛋白始终为（＋）～（＋＋）。2011年腰痛、右足痛和低热。当时 BUN 12 μmol/L，Cr 200 μmol/L，UA 612.6 μmol/L。核素肾图显示两肾功能受损伴梗阻。同年12月左踇趾关节局部灼热和疼痛，入院诊断为"慢性肾小球肾炎""肾功能不全""继发性高尿酸血症"。入院后第5 d深夜右足趾痛，翌日右足足部平片示第一跖趾关节远端呈囊状缺损，边缘呈杯状。此时临床考虑原发性痛风，予以别嘌呤醇和保泰松治疗，半个月后 BUN 11 μmol/L，Cr 180 μmol/L，UA 360 μmol/L，未有关节痛发作。

【误诊分析】

原发性痛风血尿酸浓度增高，肾功能正常时可产生高尿酸尿症，尿酸结晶易在肾乳头、肾盏和肾盂等部位沉积，引起炎症反应，产生间质性肾炎，多数先有肾小管功能受损，并逐渐影响肾小球的过滤功能。本例已有血尿素氮潴留。因原发性痛风和肾功能不全均可产生高尿酸血症，本病例血尿酸明显升高，而关节痛在后，鉴于肾脏病的病史长，因而考虑肾功能不全致继发性高尿酸血症。但仔细分析有以下 3 点不符之处：①血尿酸增高与尿素氮、肌酐不成比例，血尿酸高于肌酐 7 倍多，文献报告原发性痛风血尿酸/肌酐＞1.3；②关节炎症明显，慢性肾功能不全即使血尿酸浓度较高也很少发生关节炎，可能尿毒症患者对尿酸反应轻；③肾病病史长，而肾功能损害较轻，肾功能减退进展缓慢是尿酸肾病的特征。经别嘌呤醇治疗后临床症状改善和肾功能好转支持了上述诊断。由于间质性肾炎或尿酸结晶引起肾小管引流不畅，尿酸肾病易继发感染，本病例曾有肾盂肾炎的病史。

十六、原发性痛风误诊为遗传性肾炎

【病例简介】

患者，男，28 岁。面部反复水肿 3 年于 2007 年 7 月入院。患者于 3 年前一次劳动后略感疲倦，发现面部和下肢水肿，右侧膝关节以下酸痛，以后反复发作。在当地医院诊断为"慢性肾炎"，注射长效青霉素，短时间服泼尼松和中药治疗。入院前 1 周因聚餐后右足背部痛，吲哚美辛治疗以后稍转好。其胞兄有肾炎史。体格检查体温 37.4 ℃，营养良好，面颊部有指压痕，眼球无震颤，未见白内障，听力正常。肝缘于右肋下 0.5 cm，质软。实验室检查：尿常规示蛋白（＋），白细胞（＋），红细胞少，BUN 5.8 μmol/L，内生肌酐清除率（Ccr）55 mL/min。入院诊断："遗传性肾炎"。入院后第 3 日晨查房时，患者诉右足痛，检查右足背部有 3.5 cm×2.5 cm 红肿区，痛觉过敏。请外科会诊考虑"丹毒"和"骨关节炎"。摄片发现右足跖趾关节面有圆形缺损，考虑痛风。复查 BUN 6 mmol/L，Cr 192.5 μmol/L，UA 480 μmol/L。

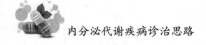

【误诊分析】

本病例有水肿症状，尿检有蛋白和细胞，因其兄有肾炎史考虑遗传性肾炎。但遗传性肾炎常有神经性耳聋、眼震颤或白内障，称眼、耳、肾三联征，本例没有眼和耳病变，因而诊断根据不充足。痛风也有遗传因素，有明显的家族史，本例临床未考虑到痛风，骨关节摄片有典型的改变从而确定了诊断。

十七、原发性痛风误诊为肾小管性酸中毒

【病例简介】

患者，男，56 岁。四肢关节酸痛伴夜尿增多 2 年，于 2013 年 3 月入院。初起左足痛，以踝关节和足背为著，发作时局部红肿，以后影响手指关节，曾服阿司匹林无效，病后有尿频、尿急和尿痛，服复方新诺明和呋喃妥因 1 周后缓解。后夜尿量多约 1 000 mL。体格检查：血压 135/90 mmHg，右侧扁桃体 1 度肿大，两肾区均有轻度叩击痛，能触及右肾下极，右踇指关节肿胀。尿常规：蛋白（＋），白细胞（＋），比重 1.008，pH 6.0。血钾、钠、钙均在正常范围，CO_2CP 23.2 mmol/L，以"慢性肾盂肾炎""肾小管性酸中毒"住院。入院后做氯化铵负荷试验：每日服 4.5 g，连服 3 d 后尿 pH 下降至 4.8～5.0。腰椎摄片示骨质疏松，右肾区有花生米结石阴影。BUN 6.8 mmol/L，Cr 146 μmol/L，UA 540 μmol/L，修正诊断为原发性痛风。

【误诊分析】

肾小管性酸中毒和原发性痛风有很多相似之处，都有关节酸痛、肾结石形成，尿检常有少量蛋白和红、白细胞，有浓缩功能不全等肾小管功能减退的表现。但原发性痛风没有酸中毒，氯化

铵负荷试验尿液仍能酸化，血清电解质在正常范围，这些和肾小管性酸中毒不符。尿酸浓度增加和尿 pH 值降低，使尿酸在肾间质和肾小管内形成结晶，产生肾结石。纯尿酸结石是透光不显影的，但较大的结石和草酸钙等结合成为混合结石便能显影。

十八、原发性痛风误诊为糖尿病

【病例简介】

患者，男，67 岁。尿少、水肿 1 周，于 2009 年 5 月入院，患者因着凉以后骤起全身水肿，尿量每日 200～300 mL，呕吐不能进食，终日昏睡。追问病史患者于 1997 年因多尿、多饮和多食在当地医院诊断为"糖尿病"，开始节制饮食，口服降糖药物治疗。1999 年始右足部关节痛，通常在夜间发作，服吲哚美辛能缓解。自 2006 年春季以后几乎每月均有发作，同年 5 月面部水肿，尿蛋白（＋）～（＋＋）。诊断为"糖尿病肾病"。入院时体格检查：血压 180/100 mmHg，肥胖，神志不清呈昏睡状。呼吸深，面色较深，结膜和甲床均显苍白，口腔上腭黏膜和左眼球结膜均有出血点。心浊音界向左下扩大，心尖区和肺动脉瓣区有Ⅱ～Ⅲ级收缩期杂音。两侧胸部有散在干性啰音。肝缘于右肋下 1 cm，下肢和骶部均有压痕。两侧第一足趾关节增大、变硬，左侧溃破流出少量血性分泌物。血常规：RBC 2.38×10^{12}/L，Hb 67 g/L。尿常规：蛋白（＋），比重 1.008，尿糖（－），尿酮（－）。空腹血糖 8.2 mmol/L，BUN 28 mmol/L，Cr 368.9 μmol/L，UA 720 μmol/L。左足跖趾关节分泌物病理检查有尿酸结晶。诊断：糖尿病，原发性痛风，肾功能衰竭。患者住院 1 周死于支气管肺炎。

【误诊分析】

长期随访表明高尿酸血症对肾功能影响较为缓慢，其严重损害多发生在伴有高血压动脉硬化的糖尿病。同样，单纯肾动脉硬化肾功能不全进展相对缓慢。糖尿病肾病早期表现是蛋白尿，1型糖尿病首先在活动后出现蛋白尿，然后为持续性蛋白尿，以后肾功能迅速减退，肾小球滤过率每月以 1 mL/min 速度下降，最终发生肾功能不全。而 2 型糖尿病肾小球滤过率每年下降大于 10 mL/min 仅占 13%。本例 1997 年有糖尿病症状，中年发病，节制饮食和口服降糖药物尚能控制，病情稳定，属 2 型糖尿病。1999 年有关节痛提示可能即有痛风存在。糖尿病、痛风和高血压等综合因素产生了肾衰竭。如果早期诊断，控制高尿酸症则肾衰竭可能延迟发生。

十九、原发性痛风误诊为腱鞘炎

【病例简介】

患者，男，68 岁。2014 年 11 月 13 日入院。患者 47 岁时突发右脚第一跖趾关节肿痛，疼痛呈刀割样，活动障碍，伴低热、头痛、全身不适。当时门诊诊为"腱鞘炎"，服吲哚美辛好转。以后每年发作 3~5 次。2014 年 5 月，左侧第一跖趾关节和右手第一掌指关节也有类似发作，关节逐渐变形，活动受限，在门诊诊为"类风湿性关节炎"。入院后体格检查：双脚第一跖趾关节和右手第一掌指关节呈梭形改变，功能障碍。右耳耳郭皮下有硬质小结节。实验室检查：血尿酸 571.2 μmol/L，24 h 尿尿酸 4.72 mmol/L。X 线片示关节腔狭窄，有类圆形缺损。皮下结节病检为痛风石，确诊为慢性痛风性关节炎。

【误诊分析】

对本病缺乏认知是造成误诊的主要原因。痛风关节炎有自行缓解、反复发作的特点，并且非典型病例临床表现复杂，常与高血压、冠心病等合并存在，少数患者仅有慢性肾损害的临床表现并发尿路感染。由于肾小管上皮细胞和肾盂肾盏受尿酸化学性刺激损伤，尿路尿酸结石导致尿路不畅，使感染难以控制，最终发展为肾功能不全。临床医生如果只根据外在表现而不深入寻找病因，就容易做出错误诊断。

二十、原发性痛风误诊为冠心病心衰

【病例简介】

患者，男，46 岁。因间断性指、脚趾关节疼痛 27 年，多家医院诊断为"类风湿性关节炎"，经中西医结合及糖皮质激素间歇性治疗 23 年，胸闷、心悸、头痛、眩晕、全身水肿 13 年。诊断为"冠心病心衰"。2 个月前全身重度水肿、疼痛、活动受限急诊入院。体格检查：体温 35.8 ℃，呼吸 28 次/min，心率 102 次/min，血压 195/120 mmHg。神志清，重度全身水肿，静脉充盈，双肺闻及湿性啰音，心界向双侧扩大，闻及收缩期杂音，指、趾关节畸形，部分溃烂，见豆渣样分泌及黄豆样颗粒，余正常。实验室检查：24 h 尿蛋白 1.05 g，血肌酐 183 μmol/L，尿肌酐 132 mmol/L，血尿素氮 38.23 mmol/L，尿蛋白（＋＋），血沉 60 mm/h，血尿酸 993.28 mmol/L，尿尿酸 3 301.5 μmol/L，余正常。X 线胸片提示心脏增大。心电图示右室肥厚，右前分支传导阻滞。指、趾 X 线正位片示双手、脚骨质疏松，指（趾）间关节软组织呈梭形变，双足第一趾骨头骨质破坏，呈虫蛀样变，关节间隙消失，软组织肿胀。双肾 B 超示右肾体积 67 mm×31 mm×40 mm，未见结石。双肾 CT 示（右肾自 OM 线 10 层面，层距 10 mm）右肾于图像 3 层面见肾盂内致密影，大小为 7 mm×8 mm，提示右肾结石，余正常。修正诊断为痛风。经对症治疗 2 个月好转出院。

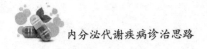

【误诊分析】

痛风是由于嘌呤代谢紊乱引起血中尿酸过高并沉积于关节、软组织、骨骼、软骨、肾脏等处而引起的疾病,临床上以反复发作性关节炎、痛风石、尿路结石与肾损害为特征疾病。本病例诊断符合如下依据:该患者有非对称性跖趾或踝关节红、肿、热、痛,且有数次自行终止病史,脚趾、手指关节渐畸形。X 线见骨周围呈现凿孔样缺损区。秋水仙碱试验治疗急性发作有明显效果。该患者血尿酸 993.5 μmol/L 大于正常值 293.8 ± 73.6 μmol/L。肾脏、手脚指(趾)见尿酸盐结晶。本例未能及时诊断痛风,延误诊治 27 年,主要是对本病缺乏认知及必要的检查手段,教训深刻,应引以为戒,减少误诊、误治。

二十一、原发性痛风误诊为动脉栓塞

【病例简介】

患者,男,45 岁。2002 年左姆趾关节发生急性关节炎,至 2012 年 10 月间 2 次因肺动脉栓塞住院,1 次因肠系膜动脉栓塞行小肠大部切除术。2006 年血 UA 601 μmol/L,TG 8.65 mmol/L。2014 年因关节炎、肾石症入本院。体格检查见左耳郭有绿豆大小乳白色结节,摘除做活检为典型的痛风结节改变,UA 577.2 μmol/L,TG 5.06 mmol/L。尿中红细胞 10 ~ 12/HP,蛋白(±),pH 5.0。腹部 X 线片见左输尿管近膀胱处有 0.5 cm × 0.5 cm 高密度阴影。服别嘌呤醇 100 mg/d,渐减轻。

【误诊分析】

据文献报道,典型的痛风有 3 个常见特点:高尿酸血症;特异性关节炎;痛风性肾病及肾石症。但少数患者极不典型,或仅有痛风的其他并发症表现而不见原发病的某些特点，造成部分患者屡次发病误诊、误治。

血管系统疾病也是痛风的常见并发症，其原因是高尿酸血症和高三酰甘油血症呈正相关，两项指标的升高均能直接改变血液流变学状况，文献报告高血压、冠心病、脑梗死、痛风肾病等是痛风常见的血管系统并发症。

二十二、原发性痛风误诊为关节炎、肾炎

【病例简介】

患者，男，43 岁。2004 年 4 月，左足第一跖趾关节出现红、肿、痛，常于夜间和清晨发作，伴发热（体温 38℃左右）、头痛、乏力，在外地诊为"关节炎"，经服止痛药 2 周后好转。上述症状常因劳累或暴饮暴食反复发作，每隔数月至 1 年余发作一次。2006 年年底发现血压升高 [（142～160）／（87～100）mmHg)]。2009 年 1 月尿中发现蛋白（＋＋），白细胞 3～5/HP，曾诊为"慢性肾炎"。2010 年 5 月，上述关节症状复发、加剧，并出现右足面红肿，伴发热、恶心，遂来院就诊。查血尿酸 560 μmol/L，尿素氮13 mmol/L，疑为"尿毒症前期"入院。体格检查：左足第一跖趾关节、右第五掌指关节红肿、压痛，右足面红肿面积约 10 cm×8 cm，无皮下结节。尿蛋白（＋）～（＋＋），红细胞0～1/HP，白细胞 0～2/HP，尿比重 1.010。左跖趾关节及踝关节 X 线检查未见异常。诊为原发性痛风，慢性肾功能不全。给予秋水仙碱、别嘌呤醇口服，4 d 后症状消失，血尿酸降为360 μmol/L。

【误诊分析】

本病例病变主要发生在关节及肾脏，在外院曾误诊为"关

节炎""慢性肾炎",直至发病后 6 年方确诊为痛风。该例诊断过程有以下两点教训。

1. 局限性小关节痛　应考虑痛风性关节炎的可能。风湿病、类风湿性关节炎、结核病、痛风等均可引起四肢关节痛,但其临床表现各不相同。在我国,原发性痛风发病率不低,常有误诊。为提高该病诊断率,应注意其以下特点:①发病者以中年男性为多;②四肢小关节红、肿、痛,起病时一般为单个关节发炎,尤以第一掌指或跖趾关节最为多见(约50%);③可有痛风结节,常位于受损关节附近及耳郭;④血尿酸升高;⑤尿常规可出现异常。

2. 尿常规检查　尿中出现蛋白及红、白细胞,并非都是肾炎所致。痛风患者血中尿酸水平升高,特别在酸性尿液中易于形成结晶析出,堵塞肾小管,久之也可导致肾小球硬化及肾小球周围纤维组织增生,故尿中可出现蛋白、血细胞及管型。痛风引起之肾脏改变,成为痛风性肾病。病程长者也可出现慢性肾功能衰竭。

本例先有关节症状,后有肾脏病变,在外院长期未能把二者结合起来考虑,亦未查尿酸,误诊达 6 年,主要是由于对痛风认识不足。对有局限性小关节痛(特别是起病时单个关节发炎者)或同时伴有尿常规改变的中年男性患者,应注意痛风的诊断。

二十三、原发性痛风误诊为足部感染

【病例简介】

患者,男,47 岁。2005 年 7 月 16 日因右足红肿剧痛,不能行走 3 d 来诊。体格检查:体温 36.4 ℃,心率 88 次/min,血压 132/76 mmHg,肥胖,体重 82 kg,表情痛苦。第一跖趾关节明显红肿,表皮光亮,局部感觉敏感,无波动感,同侧腹股沟淋巴结无肿大。心、肺、肝、脾未见异常。WBC 10.6×10^9/L,N 0.59,L 0.38,E 0.02,M 0.01,Hb 140 g/L。尿常规、肝功能、转氨酶正常。以足部感染住院。抗感染治疗 18 d，肿胀稍减轻，疼痛减轻。2006 年 2 月 19 日右足红肿又起，经中医诊断为"滑囊炎"。服中药及麦迪霉素治疗 1 个月不见好转，又以足部感染的诊断第 2 次住院治疗。不发热，WBC 8.5 × 10^9/L，ESR 3 mm/h，服螺旋霉素，肿胀及疼痛减轻出院。2007 年 7 月 7 日因右腕部位红肿剧痛 3 年，以"外伤性关节炎"诊断第 3 次住院。腕关节桡侧红肿明显，呈桃红色皮肤发亮，痛觉敏感，不发热。WBC 10.2 × 10^9/L，N 0.62，L 0.38。X 线照片未见异常。予三七片、螺旋霉素口服，静脉滴注氨卡西林等，症状无明显好转，外敷中药，肿胀减轻。7 月 17 日怀疑痛风，查血尿酸 660 μmol/L，按痛风性关节炎治疗，给予秋水仙碱口服，肿胀和疼痛迅速好转，痊愈出院。

【误诊分析】

急性痛风性关节炎的症状和体征都非常典型。然而，由于缺乏认识，致使患者反复发作，求诊于数家医院，误诊为"感染性（化脓性）关节炎""滑囊炎""外伤性关节炎"等，历时 2 年之久。对诊断困难的病例，可采用试验性治疗，以助鉴别诊断。或可用保泰松、吲哚美辛等减轻炎症反应。发作间歇期及慢性期，除了预防急性痛风复发和防止并发症，还必须同时进行降血尿酸的治疗，服用排尿酸药物。

二十四、原发性痛风误诊为静脉炎败血症

【病例简介】

患者，男，70 岁。以双足红、肿、热、痛 4 d 就诊，4 d 前无明显诱因而出现双足红、肿、疼痛，以夜间为重，不能忍受，局部发热，不能行走，伴有发热，无尿急、尿频、尿痛等症状。

以双足静脉炎、败血症收入院。既往有肾结石病史。体格检查：体温37.5 ℃，心肺无异常，双足红肿，局部皮肤温度增高、压痛，足背动脉搏动良好，双侧腹股沟淋巴结无肿大。血、尿常规，胸透，ECG均未见异常。入院后用抗生素治疗效果不佳。经仔细检查发现，在左跖趾关节处有2个豆粒大小的黄白赘生物，查UA为570 μmol/L，ESR 80 mm/h，考虑为痛风，经用秋水仙碱治疗后症状消失出院。诊断：急性痛风性关节炎。

【误诊分析】

痛风是由于长期嘌呤代谢障碍，血尿酸增高引起组织损伤的疾病。临床特点是高尿酸血症，特征性急性关节炎反复发作及痛风石的形成。1985年美国Holmes提出3点痛风的诊断标准：①滑囊液中的白细胞有吞噬尿酸盐结晶征象；②关节腔积液穿刺或结节活检有大量尿酸盐结晶；③有反复发作的急性关节炎和无症状间歇期，高尿酸血症及对秋水仙碱治疗有特效。具备其中1条且排除继发性痛风者可诊断为痛风。根据上述标准，此例符合痛风性关节炎的诊断。误诊原因：体格检查中对痛风石不认识；肾结石病史未注意；对痛风认识不足。综上所述，痛风易误诊为"风湿性关节炎、类风湿性关节炎急性期、蜂窝组织炎、静脉炎败血症"等，要提高警惕以防误诊。

二十五、原发性痛风误诊为肾衰竭

【病例简介】

患者，男，68岁。胸闷、气短、乏力、双下肢水肿3个月，于2010年4月27日入院。近3个月来经常胸闷、气短、全身无力，有时头昏，双踝关节以下水肿，双足趾疼痛，致使走路困难。2009年4月因眼病住院期间，左蹰趾关节红肿，疼痛伴活动障碍。体格检查：体温 36.4 ℃，心率 88 次/min，呼吸 22 次/min，血压 110/70 mmHg。肥胖体型，右耳郭可触及黄豆粒大硬性结节，心、肺、腹（－），双侧踝关节以下水肿。左踇趾关节、右足趾关节外侧红肿，局部发热，压痛明显，活动受限。血 Cr 254.7 μmol/L，BUN 9 次平均值 9.33 mmol/L，CO_2CP 18.29 mmol/L。诊为"肾衰竭"。4 次血尿酸分别为 856.94 μmol/L、774.4 μmol/L、525.1 μmol/L、312 μmol/L。胸部及双足趾拍片未见异常。ECG 示左前分支阻滞。诊断：痛风性关节炎急性发作，痛风性肾病伴肾功能衰竭，氮质血症期，冠心病。经治疗痊愈出院。

【误诊分析】

痛风是嘌呤代谢紊乱所致的疾病，其临床特点为高血尿酸，伴急性或慢性痛风性关节炎、痛风石沉积、尿酸结石和痛风性肾实质病变。病程漫长，后期常并发肾衰竭。本病亦常合并冠心病等动脉硬化性病变。由于医生对其缺乏认识，甚至遇到典型急性痛风性关节炎亦不可能确诊，误诊率极高。本病例以胸闷、气短、无力、头昏及血 Cr、BUN 升高和 CO_2CP 降低等慢性肾衰竭为主要症状入院。住院中发现双足趾关节红肿。及时检血尿酸确诊为原发性痛风。

该患者 1 年前在某院住院时，虽曾表现有典型足趾关节红、肿、痛等急性痛风性关节炎症状，但因本病少见，医生对本病未予重视，未检血尿酸，且因体格检查不细而未查出痛风石以致误诊。

二十六、原发性痛风误诊为变态性血管炎

【病例简介】

患者，男，44 岁。左侧踝关节及足背发作性红、肿、痛 7 ~

8 年，伴有皮下结节及固定性红斑 3 年，误诊为"结节性红斑"及"变态性血管炎"。X 片示左踝关节外侧凿穿样骨质缺损，左侧髌骨前上方骨质增生。皮下结节病例切片为痛风石，血尿酸 583 μmol/L，总胆固醇 5. 46 mmol/L，三酰甘油 6. 38 mmol/L 诊为原发性痛风。

【误诊分析】

误诊原因：早期症状和体征欠典型，询问病史不详，体格检查时对关节检查不仔细，特别是对痛风认识不足，缺乏警惕性。本病特征是高尿酸血症，其患病率与血清尿酸水平正相关。本病由于大量尿酸沉积于关节、皮下、肾及心脏，导致炎症反应，出现皮下结节（痛风石）或骨质破坏。变态性血管炎起病较急，可有发热和关节痛，1/3 病例有肾功能损害，与急性痛风性关节炎相似。但变态性血管炎是一种免疫复合病变，多见于青年，表现为真皮上部毛细血管及小血管坏死性炎症，皮疹呈多形性，以出血性损害为特点，分布对称。可与本病区别。

【本章讨论】

痛风是由于嘌呤代谢障碍引起的高尿酸血症。常表现为急性关节炎反复发作，痛风肾病和痛风石沉积。近年来随着饮食条件的改变，本病病例显著增加。由于临床医师对之不熟悉，误诊率很高。

本病常由外伤、手术、饮酒、感染等诱发，起病急骤，患者常在午夜因关节疼痛而惊醒，有痛觉过敏。本病常侵犯第一指（趾）节，跖趾关节受累可达 50% ~ 100%，关节痛为自限性，数日或数周后可自然缓解。疼痛感觉部位附近常有瘤样结节形成，第一指（趾）节皮下常可触及绿豆大小的痛风结节，破溃时排出白色尿酸盐结晶，形成的溃疡不易愈合，因尿酸有抑菌作用，不易形成化脓性感染。长期高尿酸血症常损害肾脏，部分患者死于肾衰竭，尿酸盐在肾间质组织沉积，可形成梗阻性肾病。对可疑病例应及时做血、尿尿酸检查，还可做 24 h 尿酸排泄检查。本病最早期改变为第一跖趾关节内侧细线状骨膜反应，以及有骨皮质内侵蚀及足背侧反应性骨赘，晚期患者可有典型的关节穿凿样改变。为了提高本病早期诊断率，应注意以下几点。

（1）应提高对痛风及其并发症的认识：随着国内饮食结构的改变，今后本病的发病率有可能上升。

（2）患者的性别、年龄：30 岁以上的男性有类似风湿性关节炎症状和体征者要考虑痛风的可能，应做进一步检查。查尿酸、X 线，可行秋水仙碱诊断性治疗，切忌只满足于用吲哚美辛、激素、保泰松等抗风湿药物治疗后患者症状和体征的一时好转。

（3）肾结石同时合并类风湿性关节炎症状和体征者要考虑痛风的可能。这时要仔细研究结石特征：痛风石一般呈环形，中央透光，周围往往有钙化，多为多发性结石。对仅有类似风湿性关节炎症状和体征的患者，除行四肢拍片外，应常规照腹部平片，必要时行静脉肾盂造影以了解有无肾结石，对痛风的早期发现和治疗有帮助。

（4）痛风石：出现痛风石可确诊，但应警惕痛风石破溃时易与结核性冷脓肿溃疡相混淆，这时可行病理检查以区别。

第十五章　电解质紊乱

正常情况下，尽管每日水、电解质摄入量及代谢活动变化很大，但人体体液组成部分波动却很小，保持着相对恒定。维护这一体内平衡的各种机制之间有着密切的联系。因此，水、电解质及酸碱代谢失调等都是混合性障碍。

细胞外液的电解质主要为 Na^+、Cl^-、HCO_3^-，细胞内液主要是 K^+、HPO_4^-。血浆与组织间液的成分比较，蛋白质差别很大，Na^+、Cl^- 稍有差异，其余大致相同。血浆渗透压（mmol/L）$= 2(Na^+ + K^+)$（mmol/L）+ 葡萄糖（mmol/L）+ 尿素氮（mmol/L）。正常范围为（280~310）mmol/L，高于310（mmol/L）为高渗（血钠过多），表示细胞失水；低于280（mmol/L）为低渗（血钠过少），表示细胞水分过多。

成人正常血清钙的水平是 2.25~2.75 mmol/L（9~11 mg/dL）。体内的钙约99%储存在骨中，这是维持血钙恒定的重要元素。另外，血钙恒定部分取决于膳食中钙的摄入、胃肠道对钙的吸收，以及肾脏对钙的排泄。甲状旁腺激素和维生素 D 是调节钙、磷体内平衡的主要因素。

镁是人体内数量占第4位的离子，但是只有1%存在于细胞外液中，其余的镁存在于细胞内和骨头中，并且不易与细胞外液的镁进行交换。机体内许多酶都是靠镁激活的，如三磷腺苷及碱性磷酸酶。镁还与脱氧核糖核酸、核糖核酸分子结构的稳定，以及钙、钾代谢有密切关系。

【低钾诊断流程】

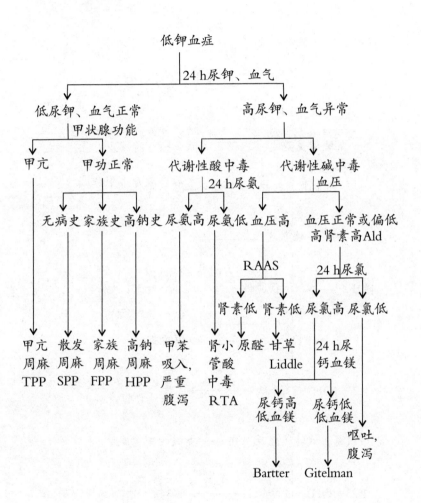

【低钙诊断流程】

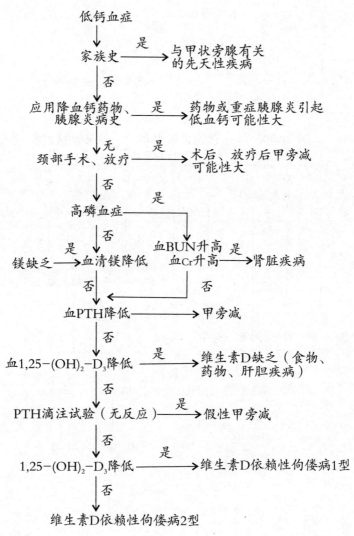

低钙血症

家族史 ——是——→ 与甲状旁腺有关的先天性疾病

否

应用降血钙药物、胰腺炎病史 ——是——→ 药物或重症胰腺炎引起低血钙可能性大

无

颈部手术、放疗 ——是——→ 术后、放疗后甲旁减可能性大

否

高磷血症 ——是——→

否

镁缺乏 ——是——→ 血清镁降低　　血BUN升高　血Cr升高 ——是——→ 肾脏疾病

否　　　　　　　　　　　　　　　　　　否

血PTH降低 ——————→ 甲旁减

否

血1,25-(OH)₂-D₃降低 ——是——→ 维生素D缺乏（食物、药物、肝胆疾病）

否

PTH滴注试验（无反应）——是——→ 假性甲旁减

否

1,25-(OH)₂-D₃降低 ——是——→ 维生素D依赖性佝偻病1型

否

维生素D依赖性佝偻病2型

一、低钠血症误诊为冠心病

【病例简介】

患者，女，68 岁。以头痛、鼻塞、心悸 1 周，昏迷 4 h 入院。1 周前因受凉后头痛、鼻塞、咳嗽伴心悸，平时经常进食很少，病后更甚，有时下肢水肿。曾求治于某医院诊断为"冠心病心衰"，给予强心、利尿及极化液治疗。入院前 4 h 逐渐意识不清。10 年前发现胃下垂，无高血压病、冠心病、糖尿病等病史。体格检查：轻度贫血外貌，眼眶下陷，皮肤弹性差，意识不清，压迫眶上神经有反应。皮肤黏膜无黄染，双侧瞳孔等大，对光反应迟钝。颈无抵抗感，颈静脉无怒张。两肺可闻及少量干鸣，心界无增大，心律不齐，可闻及早搏，未闻及心脏杂音及额外音。腹软，肝、脾肋下未及。双上肢肌张力增强呈屈曲强直。膝腱反射减弱。病理反射未引出。血清钠 112 mmol/L，钾 4.0 mmol/L，氯 78 mmol/L，钙 2.4 mmol/L，CO_2CP 为 26 mmol/L，BUN 5.89 mmol/L，血糖 4.7 mmol/L，血气分析显示碱血症，血浆渗透压为 242 mmol/L。心电图示 T 波低平、Q - T 延长、频发室性早搏。诊断为低钠血症，低渗状态，碱血症。经过输注高渗盐水，补钾及精氨酸等治疗后 4 d 逐渐清醒，期前收缩消失，肌张力恢复正常，膝腱反射正常，心电图正常，血清钾、钠、氯、钙均恢复正常范围。

【误诊分析】

低钠血症是指由于各种原因所致血钠过低，常伴有血钾、血氯等含量减少。本病例计算出血浆渗透压小于 280 mmol/L，这是临床上比较常见的一种水与电解质失衡症。早期症状大多不明显或仅有疲乏、无力等，继之心悸眩晕、肌肉疼痛、手足麻木，严重时可出现各种神经系统表现直至昏迷。体格检查可见皮肤弹性降低、脉搏快而细、膝反射大多迟钝、四肢肌张力升高，有时可引出病理反射。临床医生往往对此症认识不足、重视不够，常易误诊、误治，贻误病情。

本例老年患者有严重胃病史，长期进食极少等出现低渗脱水临床表现，且经过提高晶体渗透压的治疗后病情迅速显著改善，因此诊断低渗脱水当无疑义。患者入院前，接诊医生对病情未做全面了解分析，仅依据老年、心悸气短、心律失常就片面臆断为"冠心病心律失常"或"心衰"。同时误给患者高渗葡萄糖、极化液治疗。患者还在院外使用利尿剂，使病情迅速恶化导致昏迷。当昏迷出现后，首先考虑颅内病变或其他代谢性脑病所致，仍未考虑由于低渗血症致使脑细胞水肿、神经元功能障碍造成意识不清乃至昏迷。

本例误诊原因是对低渗血症认识不足、重视不够。因此我们认为：①凡长期进食过少、四肢无力，进而产生肌张力增高、意识不清的患者，首先应考虑低渗脱水；②对既往无冠心病史，亦无冠心病易患因素的老年患者出现进食减少、疲乏无力、心律失常时也应想到低渗血症的可能，不要对所有老年患者只要出现心律失常就贸然考虑为冠心病、心律失常，均给予能量极化液治疗，否则血钠、血钾、血氯进一步减低，使病情迅速恶化，因此要纠正能量极化液"有害无益"的错误观念；③对长期进食过少、甚而限盐的患者使用利尿剂后不但要考虑到补钾、补镁问题，还应注意观察血钠、血氯的水平；④对老年低渗血症患者，盐水补充的浓度、速度及一次补充量的多少，应采取谨慎态度，一次不宜补得过多，一般开始给予总量的1/3，观察临床反应，复查血清钠、钾、氯后慢慢给予补充，不能急于求成，否则易导致心功能不全或由于血钠升高过快而导致桥脑溶解的发生；⑤老年低渗血症患者往往病情严重、机体抵抗力极差，极易并发肺部、泌尿系统等感染，因此宜早期投以足量有效的抗生素治疗；⑥积极寻找低钠血症的原因，如垂体前叶功能减退、肾上腺皮质功能减退、抗利尿激素分泌失调综合征等。

二、缺铜性贫血误诊为缺铁性贫血

【病例简介】

患者，男，24岁。近1个月余发热、食欲减退、极度乏力，当地医院诊断为"缺铁性贫血"，住院20 d，输血共1 200 mL。给予亚铁治疗，未能控制病情。体格检查：体温36.5 ℃，心率97次/min，血压110/65 mmHg。面色苍白，皮肤与毛发干燥。心前区可闻及吹风样收缩期杂音，两侧肺下野有少许湿啰音。肝、脾未触及。下肢有轻微水肿。Hb 30 g/L，RBC 1.6×10^{12}/L，WBC 3.9×10^9/L，血清铜2.68 μmol/L，血清锌11.78 μmol/L，血清铁38.49 μmol/L。诊断：铜缺乏性贫血。每日口服0.2%硫酸铜10 mL，持续3周，一般情况明显好转，食欲增加，Hb 100 g/L，RBC 4.0×10^{12}/L，WBC 7.0×10^9/L。

【误诊分析】

铜是人体必不可少的一种元素，不仅作为含铜金属酶类及某些蛋白质的组成部分，并且红细胞的生成、骨的形成与组织中许多氧化–还原反应都需要铜参与。在造血过程中，铜以铜蓝蛋白（一种 α 球蛋白）的形式促进铁的吸收和组织铁转移，并且促进肠黏膜内 Fe^{2+} 转化为 Fe^{3+}，利于运铁蛋白的形成，保障血红蛋白和卟啉的合成。缺铜可引起低色素性贫血。本例贫血与铜缺乏显然有密切关系，治疗显示铜的吸收和利用无障碍，铜缺乏的具体原因尚不清楚。本例得到启示，对于低血素性贫血患者，应测定血清铜含量，特别是铁剂治疗无效时要考虑缺铜性贫血的可能性。如果无条件测定血清铜时，建议对铁剂治疗无效的贫血患者可试用小剂量铜剂治疗，但应严密观察，防止中毒。

三、低血磷性抗维生素 D 佝偻病误诊为维生素 D 缺乏佝偻病

【病情简介】

患者，男，8 岁。6 年前出现走路不稳，自诉双下肢不适，活动少。在当地医院拟诊"佝偻病"予以钙糖片口服数月，因效果不佳而来诊。患儿有佝偻病体征。查血钙 2.01 mmol/L，AKP 50 u，血磷未查。诊断为"佝偻病"，给予维生素 D 360 万 u 肌内注射，每周 1 次，3 次为 1 个疗程，同时口服钙剂。经 2 个疗程治疗，患儿走路稳，活动增多，下肢不适感消失，后改为鱼肝油口服，每日 3 次，持续服用半年后停服。但是停服后患儿又出现无力表现，且出现 X 形腿，走路呈鸭步。又无规律服用鱼肝油，效果不明显。近 2 个月以来患儿走路无力，活动明显减少，故再次来诊收入院。家族中无类似病史。体格检查：发育营养欠佳，体重 15.5 kg，身高 99 cm，方颅，轻度鸡胸及郝氏沟，串珠肋，心肺无异常。腹部稍胀，手镯，脚镯，双下肢呈重度 X 形。实验室检查：血钙 2.20 mmol/L，血磷 0.52 mmol/L，AKP 66 u，尿磷 2 600 mg/24 h，尿钙正常。诊断为低血磷性抗维生素 D 佝偻病。入院以后给大剂量的维生素 D_3 治疗（共计 570 万 u），并予磷酸盐合剂口服及对症处理。住院 89 d 好转出院。

【误诊分析】

低血磷性抗维生素 D 佝偻病，又称家族性低磷血症佝偻病。病因是肾小管回收磷不正常。其特点为：血磷低对一般剂量维生素 D 没有反应；尿磷增加；肠道吸收钙不良，尿钙减少或正常；

佝偻病症状发生在 1 周岁以后；生长缓慢。本病例符合此特点。其遗传性表现为性联锁显性遗传。男性患者只能将此病传给女孩，女性患者可传给男孩和女孩。女性患者较多，但症状轻，多数只有血磷低下而无明显佝偻病骨骼变化，一般不易被家长发现，多会在家系调查时被发现；男性发病少，但症状较为严重，易被家长发现，故就诊者多。

本病例主要误诊原因是临床医生对本病缺乏足够认识。本病与维生素 D 依赖性佝偻病的鉴别要点是：①维生素 D 的摄入量已经超过一般需要量，但仍出现活动性佝偻病骨骼变化者为本病，而摄入后骨骼变化很快好转者为维生素 D 缺乏性佝偻病；②2~3 岁后仍有活动性佝偻病表现者为本病，而维生素 D 依赖性佝偻病 2~3 岁后则进入后遗症期；③予 40 万~60 万 u 维生素 D 1 次口服或肌内注射，维生素 D 依赖性佝偻病患儿在数天内即见血磷上升，2 周内长骨 X 线片明显好转，而本病患者没有这些变化。

本病的治疗原则是既要防止骨畸形，又要避免尿钙和血钙过高。可采取以下措施：①单用大剂量维生素 D（每日 5 万~10 万 u），疗效好，但维生素 D 极易积存，一旦发现中毒症状，就不易迅速消除，故不主张应用；②单用双氢速固醇（DHT，类似维生素 D 制品），其在体内经羟化后产生维生素 D 的作用，在体脂内不易积储，故中毒机会少，较为安全，最初 2~4 周需给接近 2 mg/d 的用量，以后仅用 0.5~1.5 mg/d 的维持量即可控制病情；治疗后，血浆碱性磷酸酶降至正常水平，但血磷继续低下；③兼用磷酸盐和维生素 D，本病例接受此治疗，病情得到了控制，无明显不良反应；④近年应用罗盖全［1, 25 -（OH)$_2$ - D$_3$］疗效显著，应同时加磷酸盐合剂。本病需要长期治疗，到了接近成人期，一般病情减轻，可以渐减治疗用药。

为了预防血钙过高，应每 1~3 d 检查 24 h 尿钙和血肌酐 1

次。钙（mg）/肌酐（mg）的比例大于0.4者，说明维生素D或DHT剂量太大，应及早减量，以减少中毒机会。

四、低磷骨软化症误诊为强直性脊柱炎、腰椎间盘突出症

【病例简介】

患者，男，46岁。以"渐进性全身疼痛3年"为主诉入院。3年前无明显诱因出现左足背疼痛，继之右侧足背、双膝关节，逐渐向上发展至髋关节、前胸及后背部疼痛，伴双下肢无力，开始不能上楼梯，逐渐加重至蹲下后不能起立，两年半前出现翻身困难，全身疼痛进行性加重，于多家医院就诊，按"腰椎间盘突出症""强直性脊柱炎""皮肌炎"等治疗，均效差。4月前上述症状逐渐加重，不能行走，需坐轮椅外出，我院门诊行骨密度示Z值−4.1，遂以重度骨质疏松收住院。体格检查：体温36.5 ℃，心率104次/min，呼吸20次/min，血压122/92 mmHg，神志清，精神可，翻身困难，脊柱、胸骨及肋骨压痛阳性，双下肢轻度指凹性水肿，双上肢肌力Ⅴ级，双下肢肌力Ⅱ级，双侧巴氏征阴性。入院后查PTH 28.3 pg/mL，血磷0.7 mmol/L，血钙2.2 mmol/L，ALP 356.4 u/L，尿本周蛋白阴性，复查PTH 50.1 pg/mL，血钙2.25 mmol/L，血磷0.5 mmol/L。尿常规：pH 5.5，尿比重1.030，尿糖（−），蛋白（−），镜检阴性。动脉血气：pH 7.41，二氧化碳分压（PCO_2）39 mmHg，氧分压（PO_2）83 mmHg，碱残余（BE）0 mmol/L。24 h尿磷15.32 mmol/L。全身PET−CT示右膝关节下骨瘤，手术切除肿瘤，并给予补磷、补钙、维生素D治疗3个月，复查血磷上升至1.2 mmol/L，患者能离开轮椅及用拐杖行走。

【误诊分析】

本病例为中年男性，进行性全身疼痛，直至不能行走。患者多次住院，均未查血磷、骨密度等，仅有一次检查示血磷较低，但未受到关注，未进一步检查。该患者为比较典型的低磷骨软化症。儿童患该病常见的是由先天性或遗传性因素导致，成人多由获得性因素导致，如肿瘤相关低磷骨软化、获得性范可尼综合征。后者主要表现葡萄糖尿、全氨基酸尿、肾小管酸中毒等，该患者血 pH 值正常，尿糖、尿蛋白阴性，不支持该因素。肿瘤相关性骨软化症是一种由肿瘤引起肾排磷增加造成的获得性低血磷性骨软化症，其临床表现骨痛呈进行性发展，多在四肢及负重关节，尿量明显升高，血磷明显下降，血钙一般正常，ALP 升高，常规补钙及补充维生素 D 效差，可发现相关肿瘤，肿瘤常小而隐蔽，肿瘤切除后症状和血生化检查可在短期内显著改善。

五、低血钾误诊为格林 - 巴利综合征

【病例简介】

患者，女，30 岁。因四肢无力渐加重 2 d，憋气，咳嗽，无力，饮水呛咳 6 h 急症入院。1 周前曾患感冒，服用中药治疗后症状减轻，但出现上述症状。体格检查：神志清，张口无力，语音低。胸式呼吸减弱，咳嗽无力，四肢肌力 0 ~ 2 级，近端重于远端，腱反射降低，其余无异常。初步诊为"格林 - 巴利综合征"。入院以后，即给予激素、维生素、抗生素等治疗。症状无好转。次日上午患者出现呼吸急促、痰不易咯出。查呼吸动度差，呼吸音微弱，血压130/60 mmHg，口唇、指甲生绀，即予以吸痰、气管插管、呼吸机辅助呼吸、持续吸氧及鼻饲。急查血钾 1.8 mmol/L。心电图出现 U 波，提示低钾、心肌缺血。即静脉

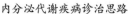

和鼻饲快速补钾，每日量 9 g，连用 2 d，血钾升至 2.4 mmol/L，又改为每日补钾 5 g，连用 3 d，血钾升至 4 mmol/L，继续给维持用量。复查心电图示 U 波消失，患者的症状逐渐好转，四肢肌力恢复正常。停用呼吸机及气管内插管，无憋气及不适。住院 7 d 痊愈，修正诊断为低钾性咽麻痹。

【误诊分析】

本病例患者有上呼吸道感染病史，后感四肢无力、软瘫、憋气、呼吸困难、饮水呛咳及张口困难。初诊时误诊为"格林－巴利综合征"。因为治疗后症状反复加重，经过检查发现血钾低，经补钾治疗后好转。低钾性麻痹一般较易诊断，且治疗效果较好。据报道，低钾性麻痹多见于四肢对称性软瘫，并且近端重于远端，下肢重于上肢，多数有尿潴留及腱反射降低或消失，出现感觉障碍及呼吸肌麻痹者较少见，咽麻痹者更少见。因此，对上感后出现四肢无力、呼吸及张口困难的患者，首先要想到本病，应急查血钾及心电图，以便确诊。下一步重要的是查清低血钾的原因。

六、肺心病漏诊低镁血症

【病例简介】

患者，女，56 岁。10 年来气喘、咳嗽，1 年来反复咯黄痰和下肢水肿。体温 37 ℃，脉搏 100 次/min，血压 130/60 mmHg，颈静脉怒张，桶状胸，两肺有散在干鸣音，右肺底有小水泡音。肝缘在剑突下 4 cm 可触及，2 度硬，双下肢有中度水肿。诊断为"慢性喘息性支气管炎""继发阻塞性肺气肿""肺源性心脏病""合并肺内感染"收入院。

入院后给予抗感染治疗，肺内感染明显好转，但出现左上腹痛和呕吐。7 d 来未进食，相继有周身麻痹、四肢无力和腹胀。

查血清钾为 2.8 mmol/L。每日静脉滴注氯化钾 3 g，口服 3 g，补钾 4 d 后，又有肌肉震颤和手足抽搐发生。查血钙 1.8 mmol/L，血镁为 3.1 mmol/L。在补钾的同时，每日又补充钙剂 2.0 g。补钙 3 d 后，又有精神症状和阵发性神志不清出现，方考虑可能是低镁所致。查血浆镁 0.42 mmol/L，血浆钙为 2.0 mmol/L，当天上午静脉滴注硫酸镁 2.0 g，下午肌内注射硫酸镁 2.5 g，症状一度好转。其后，在继续用庆大霉素的同时，每天肌内注射硫酸镁 2.5 g、钙剂 2.0 g、氯化钾 6.0 g，持续 1 周，症状无明显好转。于是停用庆大霉素，同时仍按照上述量补充镁离子、钙剂和氯化钾，共 10 d，肌肉震颤、四肢麻木、手足抽搐和精神症状完全消失。血浆钙为 2.4 mmol/L，血浆镁为 1.1 mmol/L，血清钾为 3.4 mmol/L，停用硫酸镁、钙剂，改氯化钾口服液 3.0 g/d，又持续 1 周，血清钾为 4.2 mmol/L，停用氯化钾，患者出院。

【误诊分析】

1. 对镁离子与某些药物的关系缺乏认识　造成低镁的原因很多，除多种疾病外，某些药物也可能导致低镁血症。如利尿药、洋地黄、氯化铵、肾上腺皮质激素、四环素、庆大霉素和新生霉素等最为常见，应当高度警惕。本病例就与长期服用庆大霉素有关，但在治疗初期，在补充硫酸镁的同时，继续用庆大霉素，结果血浆镁不能尽快恢复，延误了治疗，但在停用庆大霉素后，血浆镁很快恢复了正常。

2. 对低镁和低钙、低钾的关系认识不清　临床上低镁血症的患者，常常伴有其他电解质紊乱，如低钾和低钙。很多低镁症状往往是多种电解质紊乱的综合表现，可谓"低镁综合征"。镁离子是 $Na^+ - K^+ - ATP$ 酶激活分子，当镁缺乏时，$Na^+ - K^+ - ATP$ 酶活性降低，细胞内钾外流，细胞内钾降低；又由于低镁可继发醛固酮分泌增加，肾脏排泄钾增多，血浆钾降低，造成低钾血症。此种患者单纯补钾，血清钾不易恢复正常，只有在补充镁剂后，再补充钾盐，低血钾可被纠正。有文献报告缺镁时甲状腺 C 细胞增生，降钙素的合成与释放增加；缺镁也可加强降钙素的作用和抑制甲状旁腺激素的作用，有利于血钙向骨骼转移，导致低血钙。此种病例单纯补钙，可暂时升高血钙，但不能持久，手足搐搦并不消失，只有在补充镁剂的同时，补充钙剂，血浆钙才可以彻底恢复正常。本病例是低镁伴有低钙和低钾，在治疗初期没有补充镁剂，虽然给予足量的钾盐和钙盐治疗，低钾和低钙仍难以纠正，后期在补充硫酸镁的同时，又补充钙盐和钾盐，则很快恢复了正常。

七、风心病心衰漏诊低血钾、低血镁

【病例简介】

患者，女，55 岁。该患心悸、气短 10 年，反复水肿 2 年，近 1 个月来连续服用地高辛。脉搏 100 次/min，血压 105/80 mmHg，半坐位，颈静脉怒张，右肺底有散在小水泡音，心律齐，心尖部可听到双期杂音。肝大，肋下 5 cm，剑突下 7 cm，二度硬，触疼（+）；脾不大，移动浊音（+）；下肢有水肿。诊断为"风湿性心脏病""二尖瓣狭窄和闭锁不全""2 度二期心力衰竭"。

入院后，口服地高辛 0.25 mg，每日 1 次，并服用利尿剂和氯化钾，尿量增加，最多为 2 500 mL/24 h。但出现精神不振、极度乏力、四肢麻木和刺痛，查血钾为 2.5 mmol/L，立即把氯化钾加量为 6.0 g/d，停用利尿剂。补钾 4 d 后，出现了肌肉震颤，手足搐搦，心律呈二联律，血浆钙为 2.2 mmoL/L。此时考虑低钾合并低镁，诱发洋地黄中毒。当时无条件做血镁定量，便在停用地高辛的同时，立即予静脉滴注硫酸镁和氯化钾各 2.0 g，口服氯化钾 4.0 g，手足搐搦迅速好转。补镁 2 d 后，手足搐搦和二联律皆消失，后肌内注射硫酸镁每日 2.0 g，氯化钾每日补充 6.0 g。1 周后，恢复正常，患者转危为安。

【误诊分析】

充血性心力衰竭时，由于继发性醛固酮增高，长期使用洋地黄和反复应用利尿剂，使镁的排泄增多，血浆镁降低。缺镁既可以直接导致心律失常等心肌病变，使心力衰竭变得更加顽固，又可使心肌对洋地黄的敏感性增高，容易发生洋地黄中毒。缺镁所造成的心肌病变，单纯补钾是无效的，不能抵抗缺镁性心肌病变，所以长期使用洋地黄类药物，在给予钾盐的同时，考虑常规补充镁盐。特别是对洋地黄中毒所致心律失常的顽固性心力衰竭治疗时，给予镁盐是十分必要的。本病例在治疗初期，只重视了低钾，忽视了低镁，并继续用洋地黄，虽经补钾，低钾仍未纠正，相反更加重了低镁，诱发了洋地黄中毒，后经补充镁盐的同时，补充钾盐，不仅洋地黄中毒很快恢复，而且低镁和低钾也相继恢复了正常。

八、低血钠症误诊为肠虫症

【病例简介】

患者，女，53 岁。因疲倦、食欲减退，两小腿酸痛 1 周，神志不清 1 h 急诊入院。有高血压病 10 余年，1 年前因急性左心衰、肺水肿在本院治愈。一直服用复方降压片、硝苯地平、丹参片，血压稳定于 160/90 mmHg 左右。2 个月前加服普萘洛尔，间断服氢氯噻嗪，患者除觉易倦之外，小便增多。入院前 1 周起疲倦、懒言、卧床不起，食欲极差，小腿肌肉酸痛，眩晕，予补液、口服吲哚美辛无效。入院前 2 d 出现阵发性脐周绞痛，恶心，频繁呕吐胃内容物，腹肌软，外科会诊后考虑"肠虫症"予哌嗪、阿托品口服，效果不明显，乃至出现头痛、神志不清、面色苍白、大汗淋漓而入院。体格检查：体温不升，脉搏 140 次/min，呼吸浅速，血压165/90 mmHg，患者呈木僵状态，被动体位，消瘦，全身皮肤苍白、湿冷。眼眶凹陷，唇舌干，颈软。心浊音界向左下扩大，心尖部闻收缩期杂音2级，主动脉第2心音(A_2) > 肺动脉第2心音（P_2），A_2分裂。两肺未闻及干、湿啰音。腹平软，无压痛，肝、脾肋下未扪及。全身肌张力减低，膝反射减弱，神经系统病理反射（－）。心电图示窦性心动过速，左室高电压，心肌缺血。急查生化：血 Na^+ 112 mmol/L，血 K^+ 4.4 mmol/L，血 Cl^- 80 mmol/L，血 Ca^{2+} 2.25 mmol/L，诊断为严重低钠血症，经准确的治疗顺利康复。

【误诊分析】

水、电解质失调为临床各科常见的病理、生理过程。低钠血症主要因钠摄入不足或丧失过多，其临床表现与失钠的速度、程度及患者的耐受性相关，但往往被原发疾病掩盖，如不及时矫治往往迅速危及患者生命。对使用利尿剂者应注意补充电解质，在创伤、大手术、危重患者治疗过程中应监测生化改变，及时纠正电解质失衡，有利于患者顺利康复。

九、低血钾误诊为慢性胃炎、癔症

【病例简介】

患者，女，35岁。2005年3月25日起上腹灼热、疼痛、四肢软弱无力、食欲减退、口渴、多饮、多尿，4月6日在当地医院诊断为"慢性胃炎""癔症""神经症"。每天静脉滴注5%葡萄糖溶液500 mL，10%葡萄糖溶液1 000 mL，10%氯化钾溶液30 mL，维生素C 3 g，治疗3 d，病情无好转，患者乏力感加重，四肢不能动弹，于4月10日来我院。食用粗制棉籽油5年，每年3~4个月。体格检查：体温36.8 ℃，心率118 次/min，血压

90/55 mmHg，心肺正常，肝、脾未扪及，腱反射消失，四肢弛缓性瘫痪。心电图：ST Ⅱ、Ⅲ、avF、V_3、V_5下降 0.1 ~ 0.2 mV，T - V 融合，Q - U 间期 0.48 s。血钾 3.3 mmol/L（静脉滴注钾盐时检查），BUN 5.8 mmol/L，CO_2CP 18.6 mmol/L。

入院后静脉滴注 5% 葡萄糖溶液 1 000 mL，10% 氯化钾溶液 30 mL，静脉推注 5% 碳酸氢钠溶液 125 mL 后神志不清，继之呼吸、心搏停止，立即叩击心前区、体外心脏按压、气管插管、人工气囊辅助呼吸等急救处理，约 5 min 后心搏恢复，但血压 60/40 mmHg，静脉注射低分子右旋糖酐 125 mL，内加间羟胺、多巴胺及呼吸兴奋剂。心电图示心房纤颤。在心电图监护下，以 1% 的浓度静脉滴注氯化钾，但一直无自主呼吸，血压不升，入院 7 d，患者突然心搏停止，抢救无效死亡。

【误诊分析】

此例患者早期误诊的原因是对低血钾软瘫的临床表现认识不足。有上腹痛、食欲减退，往往考虑胃肠道病变，或者是在未发现器质性病变时，先拟诊神经症，这样容易使接诊医生的思路误入歧途，使患者后期拖延病程延误诊治。另外，以含浓度钾盐的高渗葡萄糖碳酸氢钠溶液治疗后，出现病情急剧变化。由于 1 g 糖原合成时伴有 0.33 mmol/L 钾进入细胞内，碳酸氢钠碱化血液，使细胞外钾转入细胞内，故上述诊治措施均使患者血钾进一步降低，促进病情恶化。患者在原来缓慢出现低血钾的基础上，由于医源性原因，造成血钾迅速下降，出现呼吸衰竭、心搏骤停而死亡。

十、低血钙误诊为心绞痛

【病例简介】

患者，女，54 岁。因发作性心前区疼痛 4 年，加重 2 个月，曾诊为"冠心病""心绞痛"，静脉滴注丹参、罂粟碱，服用速效救心丸、硝酸甘油等药物，病情未改善而来我院。入院体格检查：患者一般状态好，眼颤、手颤均阳性，心、肺检查未见异常，在锁骨中线内第 4、5 肋间局限性压痛，沃斯特克征阳性，心电图、心动超声均正常，血钙 1.5 mmol/L。患者心前区疼痛的发作时间较长，呈刺痛，临床检查有局限性压痛点，与心绞痛不符。考虑血钙偏低致神经应激性增加所致的肋间神经病而引起刺痛。予 10% 葡萄糖酸钙溶液每日 20 mL，静脉注射 1 周，肌内注射维生素 D_3 60 万 u，疼痛缓解出院。

【误诊分析】

中老年人血钙偏低的原因：随着年龄的增加可出现生理性甲状旁腺功能减退、甲状旁腺素分泌不足，使骨钙动员减少；病理性及生理性衰老使胃肠道对钙的吸收减少；病理性及生理性肾功能减退使肾中 1, 25 - $(OH)_2$ - D_3 合成减少，且钙在肠道内吸收减少而使血钙减少；食钙量不足。

中老年人总钙减少，血钙多偏低，故对于中老年人的各种疾病要考虑有低钙的原因，应用钙剂治疗能减轻或消除有关症状且无副作用。

十一、低镁血症误诊为高热惊厥

【病例简介】

患者，男，4 个月。因发热、咳嗽 2 d，阵发性抽搐 20 min 入院。患儿系第 2 胎足月顺产，奶粉喂养，母亲无糖尿病病史。体格检查：体温 39 ℃，心率 140 次/min，呼吸 40 次/min。神清，精神差。前囟门 2 cm × 2 cm，平软。心、肺无异常体征。肝、脾 (-)。神经系统无阳性体征。脑脊液（CSF）正常。拟诊"上呼吸道感染并高热惊厥",即以抗感染、退热及止惊等处理。第2日体温正常,仍见阵发性面部肌群及四肢抽搐,每次历时1~5 min。又拟诊为"低钙血症",予以静脉滴注10%葡萄糖酸钙溶液,每次10 mL,1日2次。于入院后第4 d抽搐不见缓解,故急查血电解质,血清钾、钠、氯、钙均正常,血清镁0.62 mmol/L。修正诊断为低镁血症。即以10%硫酸镁溶液5 mL/d,用10%葡萄糖溶液稀释成1%浓度静脉滴注。予镁治疗后当日抽搐次数明显减少,第2 d未见抽搐,精神好,继续补镁治疗4 d治愈出院。

【误诊分析】

镁是人体许多酶的激活剂,与钙共同维持神经、肌肉的兴奋性,低镁血症时神经元兴奋性增高,神经、肌肉的传导增高,出现类似低钙惊厥的表现。本例误诊原因:与低钙血症临床表现相似,且约有1/3的低镁血症伴有低血钙,故极易误诊为"低钙血症";婴儿由于神经、肌肉发育不够成熟,临床症状泛化,低镁血症时常出现阵发性呼吸暂停、心力衰竭、心律失常、昏迷及惊厥等,而临床医生对这些特殊临床表现缺乏认识而致误诊;低镁血症常并发于其他疾病,临床医生常满足于原有疾病的诊断,对治疗过程中出现的新情况未做深入分析,体格检查欠仔细而致误诊,忽视了易引起低镁血症的原因,如奶粉喂养、长时间应用氨基糖苷类抗生素及慢性腹泻等。经验教训:应提高对低镁血症的认识,凡遇抽搐特别是无热抽搐者,应常规做血清镁的测定;重视婴儿低镁血症的特殊临床表现,对婴儿的突发呼吸暂停、心力衰竭、心律失常、昏迷及惊厥均应做血清镁测定;确诊后立即补镁治疗,静脉滴注1%硫酸镁稀释液,疗效可靠、安全,伴有低血钙者应同时补钙;基层医疗单位如无条件测血清镁,疑为低镁血症可拟用硫酸镁治疗;补镁疗程不应少于1周。

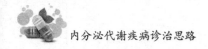

十二、慢性支气管炎漏诊低血钙症

【病例简介】

患者，男，67 岁。因咳嗽、气短、咳痰反复发作 30 年加重 1 个月于 2012 年 10 月 15 日入院。体格检查：体温 36.2 ℃，心率 78 次/min，呼吸 23 次/min，血压 110/75 mmHg。轻度呼吸困难，口唇发绀，肺气肿征（＋）。双肺呼吸音弱，闻散在干啰音。心音弱，律齐，率不快。腹部无异常体征。血、尿、粪常规和血糖、血脂均正常。ECG 示肺性 P 波。肺透过度增强，肺纹理紊乱、增粗，膈肌低位，心影狭长。诊断为"慢性支气管炎急性发作""阻塞性肺气肿"。入院治疗月余病情明显好转，但食欲极差，近 2 个月进食量很少。11 月 23 日起手足发麻，四肢刺痛。11 月 30 日患者全天未排尿，5 d 无大便，膀胱充盈，拟诊为"前列腺肥大"。经导尿、灌肠排出多量尿便，此后转为尿便失禁不止。抑郁状态，定向失常，手足痉挛，手呈鹰爪样，双膝关节屈曲。沃斯特克征强阳性，双膝反射亢进。急查血钙 1.66 mmol/L，明显降低。给予 10% 葡萄糖酸钙溶液每日 30 mL，连用 3 d，血钙升至 1.9 mmol/L。尿便失禁停止，手足僵直缓解，但仍不能自动排尿。继续补钙，12 月 7 日患者大小便恢复正常，血钙 2.0 mmol/L。

【误诊分析】

Ca^{2+} 最重要的生理功能是作为第二信使调节细胞功能。由于 Ca^{2+} 能降低神经肌肉的兴奋性，所以体液中 Ca^{2+} 浓度稍微降低，便使神经肌肉的兴奋性增高，可引起肌肉的自发性收缩，严重者全身骨骼肌及平滑肌均呈痉挛症状。Ca^{2+} 低下时，由于膀胱括约肌的痉挛性收缩而产生尿潴留。本病例在导尿后，由于逼尿肌的持续强烈收缩拮抗了已经疲劳的括约肌，从而导致尿失禁。该病例的便秘因肛门外括约肌与提肛肌的痉挛收缩抑制排便所致。灌肠后肛门内括约肌外层的纵行纤维强烈收缩拮抗了陷于疲劳的肛门外括约肌与提肛肌的作用，逐渐产生大便失控，上述症状均于补钙剂后获得缓解。

第十六章　其他疾病

一、烟酸缺乏症误诊为散发性脑炎、药疹和神经症

【病例简介】

患者1，男，47岁。于入院前20 d无明显诱因出现言语错乱、定向力障碍，与家人不相识，伴有腹泻，每日10余次稀水样便，院外诊为"散发性脑炎"并给相应治疗，症状无明显改善。有嗜酒史20余年，每日饮白酒200~400 mL，曾有肝大、食欲减退、软弱无力史，否认肝炎及肝炎接触史。体格检查：意识恍惚，体格检查不合作，对答不正确，皮肤、黏膜无黄染，无肝掌及蜘蛛痣，四肢末端暴露部位皮肤角化过度，有对称性色素沉着，舌质红，舌面光滑、有裂纹，呈牛肉样。脑神经功能检查未见异常，颈软，心肺正常，腹软，肝在肋下6 cm、剑突下8 cm，质韧，表面光滑，脾未触及，四肢肌力、肌张力正常，未引出病理反射。Hb 87 g/L，RBC 2.43 × 10^{12}/L，WBC 6.4 × 10^9/L，PLT 140 × 10^9/L，ESR 42 mm/h，HBsAg（−），AST 96 u/L，ALT 41 u/L，AFP（−），血电解质、BUN、Cr、心电图、脑电图、脑脊液正常，B超示肝脏增大，前方回声增强，深部回声衰减。考虑烟酸缺乏症，经用维生素 B_1、维生素 B_2、维生素 B_4、维生素 B_{12}、烟酸胺（500 mg/d）治疗，1周后意识清醒，皮疹渐消退，腹泻停止而出院。出院后继续戒酒未复发。最后诊断为酒精性肝病伴烟酸缺乏症。

患者2，男，64岁。于半年前因咳嗽、咯痰带血、发热、盗汗、消瘦诊断为肺结核，经用异烟肼、链霉素、利福平联合治疗，症状明显改善，治疗过程中出现食欲减退、乏力、精神不振、腹泻、四肢末端对称性皮疹，先红后紫，渐变深褐色，并有裂隙，与周围皮肤界线明显，诊为"抗结核药物副反应""固定性药物疹"，外用氟轻松软膏治疗，症状不见改善。后发现患者口腔溃疡，舌绛红光滑，考虑烟酸缺乏症，经用烟酸及多种维生素治疗后皮疹消退，口腔溃疡消失，临床症状改善，最后诊断为肺结核伴烟酸缺乏症。

　　患者3，女，46岁。2年前渐出现食欲减退、头晕、记忆力减退、注意力不集中，同时夜间多梦、全身乏力、手足心热，多家医院诊为"神经症"，经用中、西药治疗后症状不减轻。体格检查：消瘦，贫血貌，反应迟钝，四肢末端有边界清楚的皮疹，其表面覆干燥鳞屑，有裂隙，牙龈及舌绛红，舌表面光滑、无苔、有裂纹，Hb 82 g/L。详问病史知皮疹较早出现，有腹泻史（每日3~4次稀便）。初步诊断营养不良伴烟酸缺乏症，经用烟酸等多种维生素治疗2周后皮疹消退，进食量增加，自觉症状明显好转。

【误诊分析】

　　烟酸缺乏症常继发于结核、酒精中毒、慢性腹泻、胃肠道梗阻、吸收不良等，在我国一些贫困地区多发。其主要临床表现有皮疹、腹泻及精神异常，往往精神症状较早出现，而后出现腹泻及皮疹，有时可不出现上述典型三联征。该病诊断主要依据病史及临床表现，体格检查时尤应注意其皮疹的特点（如暴露部位、对称分布、皮肤粗糙），同时注意舌改变（舌质绛红、无苔、有裂隙），如试验治疗效果明显，则支持诊断。

【讨论】

从前本病在以玉米为主食的地区发病率较高，故又称蜀黍红斑，近年来由于饮食及医疗条件的改善，本病已罕见，但在少数缺少绿色蔬菜、水果及动物蛋白的地区或以食玉米、高粱为主的地区仍有发生。本症可由烟酸的摄入量不足、吸收不良或需要量增加所致。本组3例，其中2例以食玉米为主，发病前食新鲜蔬菜较少，属于烟酸的摄入不足所致，其他病例均属继发性烟酸缺乏症。

烟酸经小肠吸收后，在体内转变为烟酰胺，组成细胞内辅酶，参与体内多种代谢过程。因此，烟酸缺乏引起的病理改变是多方面的，最常累及的是外胚叶组织，如皮肤、胃肠道和神经系统。本病患者体内的卟啉及其类似物质增加，故使皮肤对日光敏感而诱发皮损，表现为边界清楚的红斑，很快变黑、粗糙、脱屑，慢性病例则有明显的色素沉着，皮损好发于面部和手背等暴露部位；均有消化道症状，表现为腹泻、食欲减退、舌炎、口腔溃疡等，腹泻最为突出，大便一日数次至数十次，呈水样或糊状，有的伴有里急后重及大便带血；本病神经系统症状不甚严重。

本病典型的"三联征"多不同时出现，一般仅有一两种表现，常见的是皮损和胃肠道症状并存，有的仅有精神症状，有的曾被误诊为"慢性肠炎""菌痢""湿疹"和"神经衰弱"。主要原因是未能注意皮肤表现，而且未将皮肤损害及消化、神经方面的症状联系起来；有时虽注意了皮损，但只考虑了典型皮损，而把泛发性、伴有继发性改变的皮损误诊为其他皮肤病。

对于无皮损而仅有胃肠道或神经系统表现者确诊较为困难。对慢性腹泻或有顽固的神经精神症状而又屡治不愈者，可试用烟酰胺治疗数日，本病能迅速好转。

二、肝糖原累积症误诊为癫痫

【病例简介】

患者，女，3.5岁。1岁时出现双眼凝视，全身抽搐呈间断发作，常患腹泻，时有出冷汗，智力发育差，不会走路及说话。诊为"癫痫"。父母非近亲婚配，其哥出生后有类似发作，矮胖，8岁时死亡。体型检查：体温36.2 ℃，心率84次/min，呼吸40次/min，体型矮胖，反应迟钝，心肺正常，腹部膨隆，肝左右肋下锁骨中线处4.5 cm、剑突下3 cm，光滑无压痛，脾可触及，腹水征（－）。实验室检查：RBC 3.2×10^{12}/L，Hb 98 g/L，WBC 10.2×10^9/L。N 0.39，L 0.61。大便常规（－），无虫卵。尿常规正常。尿苯丙酮酸定性（－）。肝功能正常，HBSAg（－），空腹血糖2.6 mmol/L，胆固醇3.2 mmol/L，脑脊液检查均正常。腹部超声波探查提示肾脏增大。CO_2CP 18 mmol/L，肾上腺素试验于注射前和注射后1 h、2 h血糖分别为3.2 mmol/L、3.1 mmol/L、3.4 mmol/L。确诊为肝糖原累积症。

【误诊分析】

肝糖原累积症系糖原代谢酶缺乏导致糖原分解障碍的一种先天性代谢紊乱性疾病。糖原累积于肝、肾等内脏，造成血糖低下而发生一系列代谢障碍等临床表现：由于糖原分解障碍而累积于内脏器官，导致低血糖、惊厥，由于肾上腺皮质功能代偿亢进，故患儿表现库欣综合征面貌；由于低血糖、脂肪氧化加速而导致酮症酸中毒；由于糖原累积于肝脏等器官致使肝脏肿大、肝功能不全、蛋白代谢紊乱，表现为体格矮小，发育障碍，免疫功能低下而易患感染；本病系常染色体隐性遗传，故多有阳性家族史。该病发生在新生儿期可反复出现低血糖惊厥而肝脏肿大不明显，而婴儿期除肝脏肿大外往往缺乏其他表现，因此常易忽视本病的诊断。随着年龄的增长对糖的需要量增加，低血糖的症状渐趋明显，患儿多因惊厥而就诊，这时如不对该病提高警惕，往往误诊为其他疾病。本例因反复惊厥在院外长期误诊为"癫痫"，并投给抗癫痫药及大量镇静剂，由于低血糖未能及时控制，致使患儿智力严重损害。因此加强对本病的认识，及时正确的诊治对患儿预后有重要意义。

凡遇见惊厥患儿伴有体型矮胖、肝脏大而无黄疸、有酸中毒表现时应查血糖观察，并进一步做葡萄糖耐量试验或肾上腺素试验，有条件可做肝活体组织检查明确诊断。

在治疗过程中，应注意以下几点：①积极控制低血糖发作，对惊厥者静脉注射高渗葡萄糖，一般病例可口服葡萄糖，使血糖接近正常水平；②注意蛋白质补充；③可应用肾上腺皮质激素、左甲状腺素帮助控制低血糖；④有酮症酸中毒时选用碳酸氢钠。

控制低血糖发作是防止智能障碍的重要环节之一，可增加餐饮，午夜应加餐一次避免次晨低血糖，防止感染，加强营养对预防本病发作也十分重要。

三、血卟啉病

1. 血卟啉病误诊为急性胰腺炎

【病例简介】

患者，男，34 岁。因左上腹部阵发性剧痛 22 h 入院。患者于发病日中午进油腻食物，晚上即感左上腹疼痛，阵发加剧，并向腰背部放射，畏寒发热，无恶心呕吐、便秘、排尿不畅现象，无特殊服药史。体格检查：体温 37.8 ℃，痛苦病容，辗转不安。巩膜不黄，心肺无异常。腹部未见紫癜和肠型，肝、脾不大，剑突下及左上腹部有轻压痛，无肌紧张和反跳痛，移动性浊音

（-），肾区无叩击痛，肠鸣音正常，WBC $14.8 \times 10^9/L$，N 0.86，L 0.14，尿常规无异常，血清淀粉酶 8 u/L。按"急性胰腺炎"给予禁食、补液、解痉镇痛、抗感染等治疗，患者仍然剧烈腹痛，高声呼喊，痛不欲生，复查血、尿淀粉酶均正常。后偶然发现患者腹痛发作时排尿为红色，即查肝功能无异常，尿镜检未发现红细胞，血红蛋白尿（-），再查尿卟胆原试验 2 次阳性，确诊为血卟啉病。给予静脉滴注普鲁卡因、肌内注射异丙嗪等，症状逐渐缓解，痊愈出院。

【误诊分析】

血卟啉病是一种较少见的代谢疾病。其临床表现有腹绞痛、神经精神症状和尿中排出大量的卟胆原。临床症状复杂多变，腹部剧烈疼痛是其突出症状之一，误诊为外科急腹症屡见不鲜。本例有进油腻食物史，左上腹部阵阵剧痛，伴有发热，白细胞计数升高，医生因患者有腹痛，就着眼于腹部，而误诊为"急性胰腺炎"，应引以为戒。血卟啉病腹部剧烈疼痛而腹部体征甚少，如注意观察患者尿色变化，并做尿卟胆原试验，即可明确诊断。

2. 血卟啉病误诊为腹型癫痫

【病例简介】

患者，女，36 岁。因上腹部剧痛 3 d 入院。腹痛呈持续性，阵发性加剧伴恶心呕吐，住院期间曾有抽搐 2 次。体格检查无阳性发现，考虑"腹型癫痫"，抗癫痫治疗无效。在一次晨间查房时偶然发现患者排红色尿，尿镜检无红细胞，尿血红蛋白（-），尿卟胆原试验阳性，确诊为血卟啉病，经肌内注射氯丙嗪，静脉滴注高渗葡萄糖溶液，症状缓解后出院。

【误诊分析】

血卟啉病是一种代谢性疾病，系先天性卟啉代谢紊乱，卟啉前体及（或）卟啉在体内聚积所致。临床表现有腹痛、神经精神症状和尿中排出大量的卟胆原。本病腹痛是突出的症状之一，且常伴有神经精神症状，因临床医生忽视了尿的变化常常误诊为神经精神疾病或急腹症。在临床上如遇到患者腹痛以及腹痛伴有神经精神症状，体查腹部无固定的压痛点，应注意尿色，如色红而镜检无红细胞及无血红蛋白时，应验尿卟胆原，尿卟胆原试验阳性示卟胆原增多，即可确诊为血卟啉病。血卟啉病的治疗主要是对症处理，发作时可予高碳水化合物饮食，静脉滴注高渗葡萄糖可使症状缓解，酚噻嗪类药物（如氯丙嗪）也能缓解腹痛和神经精神症状。

3. 血卟啉病误诊为尿毒症

【病例简介】

患者，男，30 岁。2010 年 11 月 28 日入院。入院前 2 周发作性腹痛、恶心呕吐、失眠、谵语、尿少且呈黄红色、尿素氮增高，疑诊为"尿毒症"。体格检查：体温 36.9 ℃，心率 104 次/min，血压 150/90 mmHg。精神异常，心肺正常，肝、脾不大。实验室检查：Hb 99 g/L，WBC 20.6×10^9/L，N 0.79，L 0.20，M 0.01，PLT 82×10^9/L，黄疸指数6 u。尿常规：蛋白（+），RBC 4～6/HP，WBC 2～3/HP，颗粒管型 1～2/HP，透明管型 0～1/HP，血 BUN 4.28 mmol/L，CO_2CP 22.46 mmol/L，血清钾 2.6 mmol/L，血清钠 121 mmol/L，血清氯 80 mmol/L。入院后出现四肢软瘫，腹痛反复发作，疼痛难忍，时有喊叫，精神异常明显加重，经三次尿卟啉化验阳性，诊为血卟啉病（急性间歇型)。予维生素 B_6、安定及氯丙嗪，静脉滴注葡萄糖，抗生素等治疗，病情恶化，出现吞咽困难，呼吸麻痹死亡。

【误诊分析】

本病例误诊原因：缺乏对该病的警惕性，本病为少见病，发病率低，误诊率高；对本病症候群认识不足。卟啉病临床表现复杂，变化多端又无特异性。三大症候群中以腹痛为突出症状，多为急性剧痛或绞痛，疼痛间歇性，发作性，部位不固定，可发生在脐周、下腹以及全腹部，但大都无确切的腹部体征，伴恶心、呕吐甚至呕血。因腹痛急剧而被误诊为急腹症，甚至进行开腹手术。但有少数病例腹痛较轻或时轻时重，引起急性腹痛多是肝性卟啉病（急性间歇型），是卟啉病的主要类型之一，为常染色体显性遗传。

【讨论】

本病虽少见，但并非罕见，要提高对本病的警惕性。因此只要遇有不明的腹痛伴有精神神经症状时，应考虑本病的可能性。注意尿色，是否为咖啡色，反复检测尿卟胆原（特别是在腹痛发作时），阳性即可明确诊断。若尿色正常，可将尿液置于体外或在日光下暴晒即可变成咖啡色。这是由于尿中含卟啉前体（ALA）和卟胆原（PBG）无色，见日光后而显色。

本病尚无根治疗法。首先去除诱发因素，包括患者及其家属避免使用巴比妥类、磺胺等药物，避免剧烈活动、劳累、饥饿、精神刺激及感染等，以预防其发作。文献报告口服避孕药可预防发作。其次是对症治疗，用氯丙嗪可缓解腹痛及精神症状，也可用 K_3、安定肌内注射或口服水合氯醛，0.1% 普鲁卡因 500 mL 静脉滴注。必要时可用哌替啶。根据病情静脉输注葡萄糖，口服维生素 B_1、维生素 B_6、维生素 C 及烟酰胺等。Nair 等报告用大量维生素 E 治疗有效且无不良反应。发作与月经有关者可用雄性激素。再次，危重患者尤其是有中枢及周围神经损害者预后极差。本病例因出现吞咽困难，呼吸麻痹死亡。报道称有神经症状的患者病死率为 20% ~ 50%。除加强对症治疗外，要注意保护肝、肾功能，纠正电解质紊乱，加强护理及呼吸监护。近年报道可用血红素制剂，治疗剂量每次 2 ~ 3 mg/kg，用生理盐水稀释静脉注射（缓慢或加入 500 mL 生理盐水中静脉滴注，12 ~ 24 h/次，一个疗程 3 ~ 5 d），每次输注前要新鲜配制。血红素抑制 ALA - S 形成，促使 ALA、PBA 和卟啉类减少，早期应用能防止神经瘫痪，是治疗危重急性卟啉病的有效措施。

四、肝豆状核变性

1. 肝豆状核变性误诊为佝偻病

【病例简介】

患者，女，10 岁。于 2009 年 3 月 31 日收入院。患儿 2 年前无明显诱因开始跛行且呈进行性加重，半年后出现说话不清、流涎，本地医院治疗用药不详。近半年来四肢酸麻逐渐加重，触之即哭，近 3 个月双手握力逐渐减退，现不能持物，20 d 前开始不能站立。数家医院均诊断为"佝偻病"，治疗不见好转。我院门诊疑为肝豆状核变性，请眼科会诊查见角膜色素环（K - F 环）。病中无发热，食欲减退，大小便正常，4 岁时曾因肝功能异常、黄疸、腹水等四处就医，均按黄疸型肝炎治疗，2 年后痊愈。其父母非近亲婚配，均体健。其兄 2 岁时死于黄疸型肝炎，另有一姐现健康。体格检查：营养差，慢性病容，表情淡漠，被动体位，四肢呈屈曲状，体格检查不合作（因四肢酸麻，触之即哭）。全身皮肤色黑、干燥，无黄疸及皮疹，两侧瞳孔圆形等大，角膜有 K-F 环。流涎，语音不清。心肺无异常，腹平软，肝、脾未触及。双上肢只能抬高呈水平状，抬高时震颤，不能伸直，感觉敏感，触之酸麻，双手握力极差，不能持物，双下肢不能伸直，感觉、触觉同上肢，以左侧明显。双膝关节内翻，呈 X 状腿，右腿能轻度伸屈和抬高，左腿不能活动，左侧膝腱反射亢进，其余神经反射未查。血常规正常。血清钙 2.4 mmol/L，血清磷 1.0 mmol/L，碱性磷酸酶 340 u/L，血清铜蓝蛋白 0.425 μmol/L，Cr 44.2 mmol/L，BUN 7.4 mmol/L。X 线摄片：骨盆骨质普遍疏松，骨小梁粗糙，骨质边缘毛糙，双侧髋骨头发育稍偏而边缘不整齐，骨骺线增宽，双膝、踝、腕关节诸骨骨质疏松，密度减低，皮质变薄，骺线略增宽，先期钙化带发白，诸关节投影正常。入院后按肝豆状核变性治疗 80 d，症状已全消失，如正常儿童，血清铜蓝蛋白 0.12 g/L，同期查其父母、姐血清铜蓝蛋白分别为 0.08 g/L、0.11 g/L 和 0.09 g/L，均明显低于正常值。

【误诊分析】

肝豆状核变性通常表现为肝损伤，其次为神经系统损害。本病例以四肢酸麻、疼痛和跛行为最早症状，实属少见，且 X 线摄征及血清钙、磷、碱性磷酸均符合佝偻病诊断，故被误诊为"佝偻病"。患儿 4 岁时以肝病起病，被诊为"黄疸型肝炎"，8 岁时出现骨骼系统病变，又被误诊为"佝偻病"。其兄死于黄疸型肝炎，医生没有详细询问家族史，这些均是造成误诊的原因。误诊长达 6 年之久，严重影响其身心健康，应引以为戒。本病临床表现较复杂，以骨关节和佝偻病起病者较为少见，故对儿童时期出现上述症状和体征者应详细了解既往史和家庭史，及早仔细检查角膜 K-F 环，同时进行血清铜蓝蛋白、血铜与尿铜测定。

2. 肝豆状核变性误诊为肝硬化和范可尼综合征

【病例简介】

患者1，女，8岁。肝、脾进行性肿大1年余，治疗后，肝无缩小，脾反而增大，伴发热、尿血。按"肾炎"治疗无好转而来我院，体格检查：体温38.5 ℃，神清，贫血貌，双眼睑水肿，皮肤轻度黄染，肝缘在肋下6 cm触及，表面有结节感，脾肋下11 cm，双下肢水肿，双上肢震颤。尿常规：蛋白（＋＋＋），红细胞（＋），白细胞（＋）。肝功能：黄疸指数330 μmol/L，谷丙转氨酶200 u/L，血清总蛋白50 g/L，白蛋白25 g/L，球蛋白30 g/L。诊断：慢性肝硬化，慢性肝炎。因视力模糊，裂隙灯检查有角膜色素环，铜蓝蛋白0.17 g/L。家庭调查：父铜蓝蛋白1.5 g/L，母铜蓝蛋白1.8 g/L，姐铜蓝蛋白2.0 g/L，裂隙灯检查均无发现角膜色素环。最后诊断：肝豆状核变性。

患者2，女，7岁。2004年1月因蛋白尿、血尿、双下肢畸形入院。体格检查：身高97 cm，体重20 kg，方颅，牙齿排列不整齐，鸡胸，明显串珠肋，肝在肋下4 cm，脾不大，双上肢明显手镯征，双下肢X形。尿常规：蛋白（＋＋），红细胞（＋），比重1.008，pH 7.4。实验室检查：钙2.2 mmol/L，碱性磷酸酶75 u/L，肌酐88 μmol/L。骨片：股骨呈X形，骨骺端呈毛刷状，尺、桡骨的骨骺端增宽，先期钙化带模糊呈绒毛状。诊断：范可尼综合征。因尿常规异常，排除胱氨酸尿症。眼科会诊：有角膜色素环。抽血查铜蓝蛋白0.18 g/L。家庭调查：父铜蓝蛋白0.07 g/L，母铜蓝蛋白0.13 g/L，弟铜蓝蛋白0.20 g/L，裂隙灯检查均阴性。诊断：肝豆状核变性。

【误诊分析】

肝豆状核变性是家族性疾病，为常染色体性遗传，主要是由于铜代谢障碍、铜蓝蛋白合成障碍，造成肠道铜盐吸收增加，组织内尤其脑、肾脏里铜盐大量沉积，尿排铜增加，血浆铜盐含量减少，故临床上出现肝病、肾病及佝偻病。上述两例均有肾脏受损，主要原因是铜盐沉淀在肾脏，引起肾小管功能障碍，影响磷的吸收与排泄。因氢离子蓄积，造成代谢性酸中毒，而动员机体或骨骼内的缓冲碱，导致尿钙、尿磷排泄增加而形成佝偻病；又因近曲小管酶系统缺陷，影响回吸收糖、蛋白、氨基酸、磷酸、重碳酸盐类，故表现侏儒症。本病例误诊为"肾炎"及"范可尼综合征"。出现上肢震颤及四肢强直是铜盐沉积在脑引起脑细胞变性，用青霉胺促进铜的排泄，用硫化钾防止对铜的吸收，经治愈出院。

肝豆状核变性在儿童期并非少见，它既损害脑，又损害肝、肾及其他系统，其肝、肾受损之重，可远远超过神经系统。

3. 肝豆状核变性误诊为肝炎

【病例简介】

患者，女，5岁。入院前1个月出现食欲减退、乏力、尿黄，4 d前症状加重并精神萎靡、嗜睡，于2011年11月25日入院。体格检查：发育良好，营养中等，嗜睡状，皮肤深度黄染，多处瘀斑。颈、心、肺无异常，肝肋下可及，在剑突下3 cm，脾肋下未及，腹水征（－），神经系统未见异常。实验室检查：总胆红素249 μmol/L，ALT 200 u/L，白蛋白30 g/L，球蛋白35 g/L，尿胆红素（＋＋＋），尿胆原（＋＋＋＋），粪胆素（＋），WBC 24.0×10^9/L，N 0.80，L 0.20，PLT 250×10^9/L，RBC 3.6×10^{12}/L，HBV－Ag（－），抗HAV－IgM（－），凝血酶原活动度 20% 以下。入院诊断为"亚急性重症肝炎"。经脱水、脱氨、纠正支链氨基酸/芳香族氨基酸比值等治疗，3 d 后精神、饮食改善，住院第 8 日出现自发性腹膜炎，应用头孢哌酮钠，3 周后炎症控制，腹水消失。入院第 48 日复查肝功能：总胆红素 106 μmoL/L，ALT 正常。查血清铜蓝蛋白 0.15 g/L，血清铜 6.44 μmol/L，诊为肝豆状核变性，未治疗出院。20 d 后因肝功能衰竭死亡。追问家族史，其胞兄 6 岁时与患者类似发病，外院初诊按"重症肝炎"治疗，后查铜代谢异常诊断为肝豆状核变性，因肝功能衰竭死亡。

【误诊分析】

肝豆状核变性患者同时具备肝硬化、锥体外系症状及角膜色素环三大主要特征时，诊断并不困难。但一般对儿童病例先表现为肝病这一点注意不够，常被误诊为"肝炎""肝硬化""急性肝衰竭"或"斑替综合征"（脾 - 肝综合征，Splenic - Liver Syndrome，是指具有脾大、贫血、肝硬化的一组病征，也称血栓静脉炎性脾大综合征，脾性贫血，充血性脾大综合征，慢性充血性脾肿大，肝脾纤维化，纤维化充血性脾肿大综合征）。文献报道，本病发病年龄愈小，肝病症状表现愈多，重症者常在神经症状出现前死于肝功能障碍。较小的患儿早期仅有黄疸、消化道症状、肝脏损害，数周均可迅速出现肝性脑病、肝衰竭，易被误诊为"重症肝炎"。10 岁以上者在肝损害 2~10 年后才出现神经症状，表明无神经症状的大脑铜积累期甚长，故易误诊。本例的疾病经过特点：学龄前发病；肝病表现明显而神经症状少（仅嗜睡）；病情重，凝血酶原活动度低于 20%；不支持病毒性肝炎诊断［抗 HAV - IgM（-），HBV - Ag（-）］。在这种情况下应进一步考虑其他病因所致的肝衰竭或肝病，特别是肝豆状核变性。

4. 肝豆状核变性误诊为肝硬化

【病例简介】

患者，男，40岁。食欲减退、乏力、肝功能持续异常4年，四肢震颤，语言迟钝半年，外院按"肝硬化腹水肝性脑病"治疗无好转，1周前于治疗中出现四肢粗大、震颤、站立不稳、腹胀，2 d前意识模糊，于2012年2月6日转我院。体格检查：神志清，面具脸，构音困难，流涎，颈强，痉挛性斜颈不自主抽动，皮肤轻度黄染，双下肢轻度指凹性水肿，心、肺无异常，肝、脾未及，腹水征（+）。神经系统：四肢肌张力高，呈屈曲挛缩、粗大、震颤，腱反射亢进，病理反射（-）。实验室检查：肝功能，总胆红素30.8 μmol/L，ALT正常，白蛋白25 g/L，球蛋白30 g/L，HBV-Ag（-）。B超示肝表面呈锯齿状，不光滑，肝内光点密集、增粗，分布不均匀，血管分布少，肝门静脉内径1.3 cm，脾门静脉内径0.9 cm，腹腔内探及少量液性暗区。入院后按"肝硬化"并"肝性脑病"治疗，5 d无明显好转，查血清铜8.9 μmol/L，铜蓝蛋白0.09 g/L，裂隙灯下可见K-F氏环，诊为肝豆状核变性。

【误诊分析】

本病例特点：成人期发病；肝病表现明显；神经系统症状如震颤、肌强直、构音困难、精神症状明显。入院时误诊为"肝硬化并肝性脑病"。误诊原因主要是肝硬化引起的肝性脑病主要表现为不同程度的昏迷状态，而肝豆状核变性的神经精神症状则表现为锥体外系症状，对两者的鉴别注意不够所致。

通过本例，对以下情况应警惕本病：小儿急性肝病，有或无神经症状，肝炎病原学无异常，迅速出现肝功能恶化者；有家族史者或家族中有类似发病者；肝病过程中出现无法解释的神经症状。对上述情况均应考虑到本病的可能，应进一步行裂隙灯及铜代谢检查，以获早期诊断。

5. 肝豆状核变性误诊为肾病综合征

【病例简介】

患者，男，7 岁。因全身水肿半个月入院。尿量减少，无心悸、气短，不发热。曾用中药治疗，尿量增加，但水肿有增无减，近几天来视物模糊、盗汗、乏力、食欲减退。否认肝炎、结核等病史。无输血史，平素体健。体格检查：神清，答话切题，精神欠佳，呼吸稍促，全身皮肤黏膜无黄染及出血点，全身浅淋巴结未触及。头颅五官端正，心、肺正常，腹水征阳性，肝、脾触诊不满意，双下肢呈凹陷性水肿，无肢体颤抖，神经系统无异常。血常规：Hb 105 g/L，WBC 11.5×10^9/L，N 0.65，L 0.35。尿常规：蛋白（ + ），红细胞（ + + ）。血钾3.2 mmol/L，血钠134 mmol/L，血氯100 mmol/L，CO_2CP 19.7 mmol/L，血胆固醇8.4 mmol/L。肝功能：GPT < 25 u，A/G = 17/28，乙肝五项（ - ）。因水肿为可凹性，血浆蛋白低，尿异常，按"肾病综合征"给予泼尼松每日 2 mg/kg，治疗 2 周，水肿不减轻，复查尿常规 4 次，尿蛋白始终（ + + ），ESR 5 mm/h，ASO 833 u。这时考虑水肿不是由肾疾患引起，可能由慢性肝炎、肝硬化引起，予保肝治疗，治疗期出现呼吸困难，胸透右侧胸腔积液。胸水检查：李凡他试验（ - ），细胞 6 个/mm³，胸水培养无菌生长。复查血 A/G = 1.8/40，针对严重的低白蛋白血症且白蛋白呈进行性下降，无吐泻，出现大量蛋白尿等白蛋白丢失情况，才考虑诊断为肝脏代谢疾病，眼科会诊有 K - F 环，血铜蓝蛋白 0.13 g/L，血铜 0.085 μmol/L，确诊为肝豆状核变性。

【误诊分析】

肝豆状核变性是由于肝铜代谢紊乱，血中铜沉积在肝、肾、脑等脏器中造成。儿童由于发病时多无神经系统症状，很易误诊，其误诊分析如下。

（1）不典型，发病早期无神经系统症状，水肿结合尿异常很易误诊为肾疾患。

（2）对水肿治疗反应差，肝功能轻度异常，未引起足够重视，未考虑到肾损害、肝损害而造成误诊。

（3）对儿童肝豆状核变性的早期表现认识不足。成人肝豆状核变性发病多先表现神经系统症状，肝、肾损害引起的表现出现较晚，这与儿童肝豆状核变性表现相反。另外对视物模糊未引起重视，这可能是早期表现的一个重要线索。故对难以纠正的低白蛋白血症，肝、肾功能轻度损害，要警惕本病之可能，及时做相应检查。

6. 肝豆状核变性误诊为溶血性贫血

【病例简介】

患者，男，7岁。因面黄、乏力，发热 5 d 入院，在我院疑为"溶血性贫血"，给予激素等治疗，症状缓解，但不久复发。体格检查：一般状态差，神情萎靡，皮肤及巩膜明显黄染，心、肺正常，腹软，肝肋下3.5 cm，质硬，触痛明显，脾肋下触及。血红蛋白55 g/L，网织红细胞146/L，直接胆红素25.309 μmol/L，间接胆红素63.612 μmol/L，ALT 100 u/L，Coomb's 试验阴性，葡萄糖－6－磷酸脱氢酶测定阴性，骨髓常规正常。排除溶血性贫血诊断。脑 CT 示基底节低密度影，脑电图广泛中度异常，K－F环阳性，血清铜蓝蛋白0.025 g/L，诊断为肝豆状核变性。

误诊达 3 个月之久，确诊后给予 D - 青霉胺治疗 1 个月，K - F 环变暗，血红蛋白上升到 84 g/L。

【误诊分析】

　　肝豆状核变性由于铜代谢障碍，铜沉积于组织中造成损害，其中以脑（尤其是基底节）、肝、角膜、肾脏和红细胞系统受累最为严重。由于本病临床表现不同，可导致诊断上的困难，对于儿童患者，肝脏是最早受损的器官，较多病例常以肝病为主要表现。本病例以急性溶血性贫血起病，延误诊断造成神经系统不可逆的损害。近年来全身 CT 广泛运用，对于难以确诊的患者运用脑 CT 及肝、脾 CT 对本病的诊断有重要价值，若脑 CT 未见本病的特征性表现，无肝、脾肿大，可基本上排除本病。脑 CT 改变不能肯定为本病，同时存在肝、脾异常者，则应考虑本病。同样，不明原因的急、慢性肝病患者，若 CT 检查发现脑部低密度区，则支持肝豆状核变性的诊断。临床上儿童或青少年出现以下症状时要考虑本病：有肝病家族史的儿童肝功能异常者；儿童出现锥体外系或其他的神经症状而原因不明者；原因不明的急性或慢性溶血者；有不明原因的骨关节症状者；儿童有持续性血尿、蛋白尿，或不明原因的肾小管功能不全者。出现以上情况应及早查角膜 K - F 环，测血清铜蓝蛋白，并做家系调查，有条件者做脑、肝、脾 CT。

7. 肝豆状核变性误诊为过敏性紫癜

【病例简介】

　　患者，男，8 岁。因发热、下肢紫癜 6 d 入院。体格检查：精神差，双下肢皮肤有较密集、大小不等的紫癜，高出皮肤，压之褪色，呈对称分布，有的融合成片。眼睑轻度水肿。腹水征阳性，肝肋下约 3 cm，质韧。脾缘在肋下 3 cm 可触及，质韧，双肾区轻度叩痛，下肢中度水肿，活动受限，其余无异常。血常规：WBC 11×10^9/L，ALT 60 u/L，血白蛋白 24 g/L，球蛋白 33 g/L。乙肝五项指标均阴性，BUN 5.8 μmol/L，尿蛋白（++），尿 RBC（+++），尿白细胞少许。B 超检查示肝脏回声光点增粗、增强，脾厚 5.1 cm。初诊为"过敏性紫癜""紫癜性肾炎""紫癜性肝炎""肝硬化"。入院后，经用葡醛内酯、维生素、抗生素、利尿剂等治疗，症状稍好转自动出院。出院后，患儿因逐渐出现神经症状而来院复查，血化验血清铜蓝蛋白低于正常，眼科检查发现双眼有典型 K – F 角膜环，确诊为肝豆状核变性。患儿回家数日即死亡。

【误诊分析】

本病例在病程早期误诊，其主要原因为：肝豆状核变性临床较少见，医生对其认识不足；本病有多系统损伤，临床表现比较复杂，有肝、肾损害及精神症状时，早期易误诊为肝、肾疾病，未及时做本病的特异性检查，如测血清铜蓝蛋白、检查角膜 K – F 环。

肝豆状核变性早期如能确诊并及时治疗，可减轻患者症状，延长生命。因此对有原因不明的肝病症状及肝豆状核变性家族史者，应做血清铜蓝蛋白及角膜 K – F 环检查，以便及时治疗。

8. 肝豆状核变性误诊为脑干病变

【病例简介】

患者，男，30 岁。因左侧肢体无力，言语不清，喝水呛咳 5 个多月入院。患者 5 个月前因生气后失眠，数日后自感左侧肢体无力，走路不稳，当地医院诊断不明，用抗生素及激素治疗无效出院。继之出现言语不清，吞咽困难，流涎，喝水有时呛咳。上述症状似有晨轻晚重及休息后好转之规律，门诊疑为"重症肌无力""脑干病变"收入院，否认神经疾病病史及家族史。体格检查：神志清，表情呆板，右侧鼻唇沟略浅，双侧咀嚼力弱，张口及下颌左右活动轻度受限，流涎，构音不清，吞咽困难，双软腭动度相等，悬雍垂偏右，舌活动欠灵活，前伸不过齿，无舌肌萎缩及纤颤。右上、下肢肌力 5 级，左上、下肢肌力稍弱，右侧肢体肌张力增高，膝、跟腱反射左侧（＋），右侧（＋＋），病理反射阴性。双上肢轮替动作笨拙，指鼻、跟膝胫试验准确，闭目难立征及新斯的明试验阴性。内耳道及颅底拍片无异常，鼻旁窦拍片示双侧慢性筛窦炎、上颌窦炎。耳鼻喉科会诊意见为"慢性鼻炎"。脑脊液化验结果正常。临床表现为多数脑神经损害，仍诊断为"脑干病变"，给予激素治疗。住院后，患者渐出现双手震颤，四肢伸屈肌张力增高，腱反射正常。裂隙灯下查到角膜 K－F 氏环。血清铜 7.2 μmol/L，血清铜蓝蛋白 0.16 g/L。最后诊断为肝豆状核变性，经驱铜保肝治疗 5 个月，症状明显好转。

【误诊分析】

本病例患者主要误诊原因为：临床表现不典型，症状、体征复杂多样，如发作性精神症状，发病过程有精神因素，类似神经衰弱症状样，有偏侧体征等，从而忽略了一些轻微而有意义的锥体外系症状及体征；将肝豆状核变性的肌张力增高所致的言语不清、饮水呛咳、咀嚼无力、舌活动不灵活等误认为脑干病变；对临床以肝病为突出表现者，只满足于肝功化验，而忽略了分析病史和临床鉴别诊断。

肝豆状核变性是一种脏器和组织受累较广泛的疾病，其临床表现复杂多样。因此，对发病过程中或多或少伴有锥体外系症状和体征者，或无肝病主诉，初诊就有肝硬化者，应考虑是否为肝豆状核变性，并在裂隙灯下检查角膜，测定血清铜及血清铜蓝蛋白，以便早期确诊，及时治疗。对已确诊者的家族成员也应做血生化检查，以早期发现，提高治疗效果。

9. 肝豆状核变性误诊为骨质疏松

【病例简介】

患者，女，12岁。5年来常诉腿痛，3年来双下肢无力，双腿弯曲，走路不稳，近1年来更明显，进食正常，无多饮、多尿。半年前在外院 X 线检查发现左腕部诸骨轻度骨质疏松，2个月前又发现双膝关节诸骨骨质疏松，脱钙较前更明显，骨皮质变薄。曾多次查血钙为 1.8～2.0 mmol/L，血磷 1.0～1.6 mmol/L，碱性磷酸酶 230 u/L。24 h 尿钙 74 mmol/24 h，尿磷 49.2 mmol/24 h。24 h 尿中 17 羟类固醇 12.4 mmol，24 h 尿中 17 酮类固醇 60 mmol。因疑"代谢性骨病"于 2009 年 4 月转我院进一步检查。患者于 6 年前曾患急性黄疸型肝炎。家族中无类似病史。体格检查：身高 150 cm，体重 44.6 kg，血压 100/70 mmHg。发育可，营养中等，神志清楚，安静，皮肤未见蜘蛛痣，甲状腺不肿大，未闻杂音，心率 80 次/min，律齐，双肺无异常。腹软，肝缘在剑突下 2.5 cm 可触及，脾缘在肋下 2.5 cm，无压痛，质地中等，无腹水征。全身骨骼无压痛，立正姿势双膝不能合拢，相距 2 cm。巴氏征可疑。实验室检查：血钙 2.2 mmol/L，血磷 1.6 mmol/L，碱性磷酸酶 48 u/L，肝功能包括转氨酶、胆红素、血球蛋白均正常。头颅 X 相及右手相骨质未见异常。经详细询问病史，患者 3 年前有肝、脾肿大，故考虑肝豆状核变性的可能。经眼科检查发现 K–F 环，又查血铜蓝蛋白 0.13 g/L，确诊为肝豆状核变性。

【误诊分析】

本病例实验室检查（血钙、血磷、24 h 尿钙、尿磷）均正常，X 线显示骨质疏松，而不支持骨软化症。由于血钙不高，血磷不低，尿钙不高，头颅 X 线无虫蚀样改变，无指骨膜下骨质吸收，故较易与甲旁亢相区别。库欣综合征、甲亢也可以有骨质疏松。患者无高血压、向心性肥胖，尿 17－OH 正常，可与库欣综合征鉴别。甲状腺不肿大，无杂音，无消瘦，故临床可排除甲亢，少数青少年、小儿白血病患者可以骨质疏松为首发症状，也应注意鉴别。此外，要想到特发性青少年骨质疏松，但必须排除其他继发性原因，该患者除骨质疏松外还有其他临床表现：双手震颤，智力低下；肝、脾肿大；角膜色素环。后者对诊断肝豆状核变性具有价值。患者血铜蓝蛋白低于正常，更助诊断。

肝豆状核变性是一种铜代谢紊乱的先天性疾病，文献报道60% 患者可以有不同类型的骨骼改变，表现为骨质疏松、骨软化或自发性骨折等。铜可以沉积于脑、肝、角膜，也可沉积于肾脏，而影响骨代谢。今后遇到不明原因的骨质疏松患者，在鉴别诊断中要想到本病。

【讨论】

（1）对本病儿童期肝损害特点认识不足。肝豆状核变性在儿童期的特点之一是常表现为原因不明的肝炎或肝硬化，而且起病隐匿，表现形式并无特异性。有的以乏力、食欲减退及其他原因未明的胃肠病为主诉，继而出现肝大、黄疸、脾大、脾功能亢进；有的以食管静脉曲张破裂出血为最早症状。国外有学者提出，凡具有肝硬化证据的患儿均应采用裂隙灯检查角膜色素环，如果可能，还应检查血清铜蓝蛋白水平。

（2）对首发症状为精神异常的患儿缺乏与本病相鉴别的警惕性。据国内文献报告，本病有精神症状者达76%，其主要表现为情感障碍、动作及行为异常、智能减退，少数有幻觉妄想、自杀企图。因此，对儿童出现精神与智能障碍者应做本病的检查。在国外，有的精神科中心已将血清铜蓝蛋白列为常规检查。

（3）对复杂多样的神经系统表现，仅依靠器械检查，未注重对整个病史和体格检查资料做综合分析。本病的神经系统症状主要为锥体外系的病征，如肢体震颤、舞蹈动作、肌强直、语言含糊不清等，此外还有共济运动失调、癫痫、轻偏瘫等，这是因铜不仅过量沉积于脑基底节，而且也沉积于大脑皮层及小脑所致。

（4）忽视角膜缘色素环的检查。本病的特异性体征是角膜K–F环，但早期需借助裂隙灯检查才能发现。

五、系统性红斑狼疮误诊为泌尿系统感染

【病例简介】

患者，女，45岁。以"怕冷、水肿十月余，间断尿频、尿痛半年，伴发热1个月"为主诉入院。十月余前患者出现怕冷、水肿伴乏力，8个月前至我院门诊化验甲状腺功能低下，按"甲状腺功能减退"予甲状腺激素替代治疗。间断尿频、尿急、尿痛半年，未正规治疗。1个月余前尿频、尿痛再现，当地诊治效果差，1个月前出现发热，体温最高38.3 ℃，应用退热药后体温降至正常，伴咽痛、畏寒、食欲减退，无皮疹、关节痛、咳嗽、咯痰及腹痛、腹泻。当地治疗后仍低热，体温波动在37.5 ℃上下。4 d前至我院门诊实验室检查血常规：WBC $11.61 \times 10^9/L$，N 0.67，Hb 116 g/L，PLT $582 \times 10^9/L$。尿常规示尿蛋白（++），尿糖（±），亚硝酸盐（+），镜检：白细胞（+），红细

胞（＋＋）。尿沉渣定量：白细胞计数 3.6×10^8/L，红细胞计数 3.6×10^7/L，上皮细胞计数 1.05×10^8/L，细菌计数 6.21×10^{11}/L，血沉91 mm/h。以"甲状腺功能减退""发热待查"收住院。既往病史：间断发热3年余，口渴、多饮2年，伴肌肉痛、口干、龋齿，有服用泼尼松史，有遇凉水后指端苍白现象，无关节痛及皮疹。8个月前当地医院行甲状腺切除术，术后病理示甲状腺腺瘤。入院体格检查：体温、血压正常。贫血貌，全身皮肤黏膜未见黄染、皮疹、出血点及蜘蛛痣。浅表淋巴结均未触及肿大，颜面部水肿，睑结膜苍白，颈部有一长约6 cm的横切痕，甲状腺无肿大，心、肺听诊无异常，腹部膨隆，无压痛及反跳痛，肝、脾肋下未触及，肝、肾区无叩击痛，下肢轻度水肿。胸片，粪常规及潜血，免疫八项，肝、肾功能均正常。血常规：WBC 10.14 $\times 10^9$/L，N 0.847，Hb 101 g/L，PLT 451×10^9/L，TP 69.6 g/L，ALB 34.7 g/L。空腹血糖 14.6 mmol/L，甲状腺功能低下，尿致病菌培养及药敏试验提示大肠埃希菌 G － 杆菌（产 ESBLs 株）。按"糖尿病""甲减""泌尿系统感染"予胰岛素降糖，补充甲状腺激素，抗感染治疗后患者血糖平稳，仍高热，伴腹部隐痛，右颈部可触及肿块，活动度可，有压痛。复查血象正常，尿蛋白（＋）～（＋＋），颈部超声可见颈部多发低回声结节，肾脏 CT 未见异常，ASO、RF 均阴性，CRP 10.5 mg/L，IgG 16.8 g/L，IgA 4.4 g/L，IgM 1.3 g/L，血沉120 mm/h。ANA：1 ∶ 1 280，（＋＋），核颗粒型。抗 ds － DNA 抗体阴性。ENA 谱：RNP/Sm 阳性，Sm 阳性。经相关科室会诊后考虑系统性红斑狼疮，干燥综合征。停用抗生素，应用泼尼松片 20 mg，每日 3 次，口服，体温降至正常，症状逐渐缓解。

【误诊分析】

系统性红斑狼疮（systemic lupus erythematosus, SLE）是一

种累及多系统、多器官并有多种自身抗体出现的自身免疫性疾病。女性多见，临床表现多种多样，变化多端，早期可仅侵犯1~2个器官，因而表现不典型，容易误诊。SLE 发病时常见的全身症状有中到重度的乏力、体重减轻和发热。患者的热型不规则，以低热多见，病情恶化时常有高热，伴畏寒、头痛等。系统性红斑狼疮血象偏低，但并发感染时可升高。本病例从发病到现在近1个月，只局限在泌尿系统感染上，外院应用大量、多种抗生素，效果不理想，在屡治不愈之后也未再进行其他检查、化验。既往有干燥综合征相关表现，未查自身抗体，未引起重视；对疾病的认识不足、思路狭窄，是误诊的主要原因。由于诊断不明、用药有误，不但无效，反而易造成菌群失调，真菌产生，这一点我们应引以为戒。系统性红斑狼疮是一种跨学科疾病，临床表现极为复杂，容易漏诊、误诊。这就要求我们在重点掌握本科疾病系统的同时，还要加强医学基础理论及相关学科的学习，不断提高诊断、分析复杂疑难病的能力。

六、肺癌胸椎转移误诊为胆囊炎、糖尿病 神经病变

【病例简介】

患者，女，64 岁。以"血糖高 30 年，水肿、食欲减退半年，腹部疼痛 2 个月"为主诉入院。30 年前无明显诱因出现口干、多饮、多尿、易饥、多食、消瘦、乏力，于当地医院测尿糖（＋＋＋＋），诊断为"糖尿病"，平时服用格列本脲、二甲双胍缓释片、格列苯脲片等，未控制饮食，未监测血糖。5 年前出现双下肢麻木、刺痛，呈袜套样改变，走路有踩棉花感，2 年前开始出现间断双下肢水肿，1 年半前因"脑梗死"改为胰岛素治疗，空腹血糖 8 mmol/L 左右，未监测餐后血糖。9 个月前出现

视物模糊、视力下降,检查提示双眼底出血,并行激光治疗 8
次,现视力明显下降,勉强能视物。半年前出现持续水肿,伴食
欲减退、进食差,于当地医院住院治疗,效果差。2 个月前出现
上腹部疼痛,呈烧灼感,夜间较重,伴恶心、呕吐,呕吐物为胃
内容物,乏力、进食差,于当地医院按"胆囊炎""胃炎"治疗
20 余天,效果差。1 周前上述症状加重,腹部疼痛原因不明,由
当地医院转入我院,遂以"2 型糖尿病""糖尿病神经病变"
"高血压病"收住院。体格检查:体温 36.4 ℃,心率 90 次/min,
呼吸 20 次/min,血压 157/85 mmHg,营养不良,扶入病房,神
志清,精神差,慢性病容,眼睑中度水肿,结膜稍苍白,甲状腺
无肿大。双肺呼吸音低,未闻及明显干、湿性啰音,上腹部压
痛,无反跳痛,双下肢中度指凹性水肿,双下肢肌力 3 级,左侧
巴氏征阳性,右侧巴氏征阴性。初步诊断:"2 型糖尿病""糖
尿病肾病Ⅳ期""糖尿病视网膜病变""糖尿病周围神经病变"
"糖尿病自主神经病变""神经源性膀胱""高血压病 3 级极高
危""中度贫血"。患者神经病变较重,腹痛考虑与糖尿病神经
病变有关,不排除其他问题。进一步行 CT 检查示双侧胸腔积
液,右下肺局限性不张,腹腔、盆腔少许积液。患者腹痛无改
善,呈烧灼感、束带感,并出现尿潴留,详细体格检查,胸椎 8
椎体压痛明显,胸椎 8 椎体以下感觉消失,四肢肌力约 2 级,肌
张力低,双侧巴氏征阳性。进一步行胸椎 MRI 示胸椎 7、8、9
多发椎体异常信号,考虑肿瘤性病变可能,转移瘤不除外,以胸
椎 8 较重,侵及左侧椎板、相应椎管,脊髓受压,胸椎 4 椎体异
常信号,考虑血管瘤,胸椎退行性改变。肺 CT 示两肺少许炎
症,两侧胸膜积液伴两下肺膨胀不全(右侧为著),纵隔淋巴结
增大,心包增厚,部分胸椎骨质破坏。PET - CT 示右肺中叶软
组织密度结节糖代谢略活跃,考虑肺癌可能性大。

【误诊分析】

患者糖尿病病史长，神经病变较重，外院彩超示胆囊炎、胃炎、膀胱炎，未见占位性病变，肿瘤标记物未见明显异常，上腹部疼痛考虑与神经病变、胆囊炎、胃炎有关，经积极治疗腹痛无改善，并出现尿潴留，肌无力加重，详细体格检查，胸 8 椎体压痛明显，胸椎 8 椎体以下感觉消失，胸椎 MRI 示胸椎 7、8、9 多发椎体异常信号，考虑肿瘤性病变，相应椎管、脊髓受压，肺 CT 提示右肺不张，考虑肺癌胸椎转移可能性大，PET–CT 进一步支持上述诊断。患者胸椎 7、8、9 椎体相关椎管受压，上腹部 CT 未见明显异常，上腹部烧灼样、束带样疼痛与胸椎神经受压有关。

对于原因不明的腹痛，一定要提高警惕，不能想当然诊断某种疾病，要详细进行体格检查及相关辅助检查，尽早查清病因，以免贻误病情。

七、腰椎结核误诊为阑尾炎

【病历简介】

患者，女，66 岁。以"发热 10 余天"为主诉于 2015 年 5 月 29 日入院。既往糖尿病史 6 年，未能系统治疗，8 d 前无明显原因发热，最高达 38.3 ℃，伴寒战，右下腹痛，腰部痛，活动障碍，活动后腰痛加重，为诊治求治我院消化科。入院体格检查：体温 38.3 ℃，呼吸 20 次/min，血压 120/70 mmHg，神志清，精神差，被动体位，步入病房，体格检查合作。双肺呼吸音清晰，未闻及干、湿性啰音，心率 75 次/min，律齐，未闻及杂音，腹平软，未见胸腹壁静脉曲张，未见胃肠型蠕动波，上腹部压痛、无反跳痛，肝、脾肋下未触及，肝区及双肾区无叩击痛，移动性浊音阴性,肠鸣音正常,双下肢无水肿。入院诊断:"急性阑尾炎""胆囊息肉""胆囊结石""糖尿病""慢性浅表性胃炎""腰椎间盘脱出""盆腔包块""疑似输卵管积水"。按"阑尾炎"予以左氧氟沙星、哌拉西林钠他唑巴坦治疗,症状一度稍有好转,很快中、低热反复,并反复诉右下腹疼痛及右侧腰部疼痛突出,影响活动,进一步检查腰椎核磁示腰椎2椎体、腰椎3椎体、腰椎2~3椎间盘及椎旁软组织改变,考虑感染性病变可能,腰椎1椎体压缩骨折,腰椎2~3椎间盘膨出,腰椎3~4、腰椎4~5、腰椎5~骶骨椎间盘突出。检查PPD试验阳性,结合病史为糖尿病患者,既往长期接触肺结核患者,考虑腰椎结核,予以试验性抗结核治疗,体温恢复,精神体力及进食均明显好转。目前抗结核治疗中。

【误诊分析】

患者发病初右下腹疼痛症状突出,伴发热,腹部超声提示右下腹指状回声,有肿大阑尾可能,按"阑尾炎"予以左氧氟沙星等治疗,体温有所好转,一度误诊;入院后体格检查,患者血象无明显上升,CRP、PCT均无明显上升,不支持细菌性感染,常规抗感染治疗效果亦不佳,不支持阑尾炎病变。

糖尿病患者既往结核菌感染后隐藏体内,免疫力下降时,可定植感染,造成骨质破坏发展成骨结核。结核菌易生长在血液丰富地方,脊椎椎体以松质骨为主,滋养动脉为终末动脉,静脉血流到这里速度缓慢,结核杆菌易停留在椎体部位,而腰椎活动度在整个脊柱中最大,因此在骨结核中,以腰椎结核发病率最高。椎体破坏后形成的寒性脓肿可有流注肿胀表现:椎旁脓肿积聚至一定量后压力增高,会穿破骨膜,沿着肌筋膜间隙向下方流动,在远离病灶部位出现脓肿。该患者检查腹部超声提示右下腹指状回声,即应系流注脓肿形成,该患者椎体破坏表现及椎体旁软组织改变亦支持寒性脓肿形成，试验性抗结核效果好，明确支持椎体结核病变。

八、Still 病误诊为亚甲炎

【病例简介】

患者，女，20 岁。以"间断发热 1 个月"为主诉于 2013 年 4 月 27 日入院。患者 1 个月前无明显原因觉头晕不适，体温 38.0 ℃，伴咽痛，无咳嗽、咯痰不适及盗汗，于当地医院检查发现心率快、血沉快，按"亚甲炎"予以激素治疗半个月，症状好转，体温下降，精神好转，遂出院。5 d 后再次发热，上午发热，体温 38.0 ℃，可自行退热，反复 5 d，遂再次就诊，予以泼尼松 5 mg，每日 2 次，服用 5 d，发热好转，再次停药，停药后体温再次升高，傍晚发热，大约 2 h 可自行退热，2 d 前出现咽痛不适，无咳嗽、咯痰，为治疗求治我院，按"发热待查"收住我科。发病以来，精神渐差，饮食渐差，睡眠好，二便尚正常，体重下降约 3 kg。

入院体格检查：血压 100/60 mmHg，神清，精神差，乏力明显，贫血貌，双上眼睑下垂，咽腔充血，咽后壁附着脓苔，双肺呼吸音清，未闻及干、湿性啰音，心率 135 次/min，律齐，音强，腹软，肝、脾肋下未触及，无压痛、反跳痛，双下肢无水肿。2013 年 3 月 24 日在县人民医院实验室检查：免疫八项示乙肝抗体阳性，余均阴性，RF 12 IU/mL，CRP＞64 mg/L，AST 100 u/L，血常规示 WBC 13.19×10⁹/L，N 0.644，Hb 83.0 g/L。

入院后第 2 日上午始发热加重，监测体温多居于 39.0 ℃以上，夜间高达 40.0 ℃，并诉夜间发热曾有皮疹出现，双上肢、前胸、后背均有，体温下降后消散。检查回示血 CRP 47.4 mg/L，血 WBC 7.43×10⁹/L，N 0.646，Hb 76.0 g/L，PLT

$222 \times 10^9/L$，血沉 92.0 mm/h。腹部超声示脾大，肺部 CT 符合气管-支气管炎表现，双侧胸膜局限性增厚。血培养阴性，血 ANA 阴性，RF 阴性，骨穿结果提示感染髓象。追溯病史，患者两月余前曾有咽痛后双手腕疼痛及右侧踝关节疼痛史，其后自行好转，结合昨晚发热时一过性皮疹表现（发病后第 1 次），既往曾查 RF 阴性，用激素有效，考虑有成人 Still 病可能。4 月 30 日始予以泼尼松 15 mg，每日 3 次，病情一度稳定，用药第 12 日即 5 月 11 日晚病情反复，再次出现高热，体温高达 39.0 ℃，肛塞退热药后次晨再次出现高热，体温 39.0 ℃，无明显皮疹，复查血 CRP 65.9 mg/L，血 WBC $16.23 \times 10^9/L$，N 0.933，Hb 85 g/L，ESR 120 mm/h，考虑有继发感染可能，予以头孢西丁，效果不明显。5 月 13 日晨再次发热，体温 38.5 ℃以上，伴面部、颈部、前胸、后背大片融合成片皮疹，体温下降，皮疹渐消退。5 月 15 日凌晨再次出现面部、颈部、前胸皮疹，渐发展，8 时起体温上升，达 39.0 ℃，皮疹发展至腹部、后背、双上臂，大片融合，无痛、痒等不适，发热持续长，至午后仍未完全恢复。检查血 PCT 0.05 ng/mL，ANA 阴性，提示成人 Still 病，予以糖皮质激素治疗，体温控制，病情渐恢复。

【误诊分析】

患者发病初曾诊为"亚甲炎"，有颈部疼痛、发热，检查血沉快、心率快，未进一步检查甲状腺摄[131]I 率及甲状腺功能，按"亚甲炎"予以糖皮质激素治疗亦有效，激素减量、停用后病情很快反复，并出现皮疹（伴随发热出现，体温下降皮疹即消退），追溯病史两月余前曾有咽痛后双手腕疼痛及右侧踝关节疼痛史，故考虑成人 Still 病可能，予以糖皮质激素治疗后病情控制。

成人 Still 病是一种病因未明的以长期间歇性发热、一过性多形性皮疹、关节炎或关节痛、咽痛为主要临床表现，并伴有周围血白细胞总数及粒细胞数升高、肝功能受损等系统受累的临床综合征，对激素反应良好。成人 Still 病无特异性诊断方法，属排除诊断，诊断时必须首先排除其他与发热、皮疹有关的疾病，包括各种感染、恶性肿瘤、免疫性疾病等。

九、多囊卵巢综合征误诊为垂体泌乳素瘤

【病例简介】

患者，女，22 岁。因月经紊乱 2 年，发现泌乳素高 3 个月入院。患者 2 年前无明显诱因开始月经紊乱，2 ~ 6 个月来潮一次，经量较少。在当地服用中药治疗，无明显效果。曾行人工周期治疗 3 个月，服药期间有规律月经来潮，停药后月经仍稀发。3 个月前在当地医院检查，发现血泌乳素 86 ng/mL，进一步查垂体 MRI 平扫示垂体信号不均匀，垂体微腺瘤不除外，垂体柄居中。诊为"垂体泌乳素瘤"。给予溴隐亭 1.25 mg，每日 1 次，渐加量至 2.5 mg，每日 2 次。2 个月前复查 PRL 20.1 ng/mL，但月经一直无改善，1 个月前自行停用溴隐亭。今为进一步诊治来我院。起病以来，进食，睡眠，大、小便可，体力好。3 年来体重增加 10 余千克。无面容粗陋、手足增大，无脸变圆红、皮肤紫纹及瘀斑，无泌乳，无视力、视野障碍，平时不易头痛，无突发剧烈头痛、恶心、呕吐。既往无特殊，无烟酒嗜好，父母体健，否认家族中类似病史。体格检查：心率 76 次/min，血压 130/76 mmHg，身高 162 cm，体重 80.5 kg，BMI 30.5 kg/m^2。发育正常，体型肥胖。面部及颈、胸部皮肤见多个痤疮，颈部皮肤可见黑棘皮征，唇上有小须，双乳 5 期，乳晕周围可见数根卷曲长毛，腹部稍膨隆，阴毛 5 期，双下肢不肿。初步诊断：月经紊乱、多囊卵巢综合征可能性大、高泌乳素血症、肥胖。入院后完

善相关检查。血、尿、粪常规，肝、肾功能，电解质无异常。性激素六项：LH 14.32 mIU/mL，FSH 4.75 mIU/mL，PRL 78.42 ng/mL，E_2 271.67 pg/mL，T 0.67 ng/mL，P 0.59 ng/mL。

盆腔超声：双侧卵巢增大，被膜增厚回声强，被膜下可见多个直径 2~7 mm 囊状卵泡，卵巢间质回声不均，子宫内膜肥厚。鞍区动态增强 MRI：未见异常。

给予盐酸二甲双胍 0.25 mg，每日 3 次，渐加量至 0.5 mg，每日 3 次，并管理饮食，增加运动，减轻体重。5 个月后月经渐规律，体重减轻约 10 kg，颈部黑棘皮征明显减轻。

【误诊分析】

患者为青年女性，月经稀发 2 年，发现血泌乳素增高 3 个月。初诊考虑"垂体泌乳素微腺瘤"，使用溴隐亭后血泌乳素可降至正常，但月经无恢复。患者有月经稀发、肥胖、高雄激素表现，胰岛素抵抗及糖耐量异常，符合多囊卵巢综合征（PCOS）。约 1/3 PCOS 患者可以合并高泌乳素血症，主要因为无周期性改变的雌激素影响 DA 对 PRL 的抑制性调节，一般为轻度升高。溴隐亭治疗可以使 PRL 下降，但对 PCOS 无效。二甲双胍可抵抗胰岛素和血胰岛素水平，使卵泡膜细胞分泌的雄激素下降，治疗 3 个月后排卵率达 10%~20%。

附录一

常用公式

1. 每分滴速（mL/min）=（液体总量×每分钟输药量）/液体中加药量

每分滴速（mL/min）=液体总量/［60×输完液时间（小时）］

2. 血浆晶体渗透压 mmol/L = 2（Na^+ + K^+）+ BG + BUN（mmol/L）

正常值：280～310 mmol/L

BG：1 mmol/L = 18 ng/dL   BUN：1 mmol/L = 2.8 mg/dL

3. 阴离子间隙（AG）= Na^+ + K^+ − Cl^- − HCO_3^-（mmol/L）

4. 标准体重 = 身高（cm）− 105

体重指数 BMI = 体重/身高^2（m^2）

5. 基础代谢率（%）= 脉率 + 脉压差 − 111

正常值：±15%

6. 吸氧浓度（%）= 21 + 4×氧流量（L/min）

7. 胰岛素释放指数 = 血胰岛素（U/mL）/血葡萄糖（mg/dL）

正常值：<0.3

8. 补液量（mL）= K×现体重（kg）×（Na^+值 − 142）

K = 4（男）   K = 3（女）

9. 补钠量（mmol/L）=（142 − Na^+测值）×体重（kg）× 0.2

10. 补铁总量（mg）= 0.45×体重（kg）×（140 − Hb 测值）

11. 血钙低白蛋白校正公式：

校正 Ca =（4 − 人血白蛋白）×0.8 + 实测 Ca

12. Ccr =［（140 − 年龄）×体重（kg）］/（血清 Cr×72）（女性×0.85）

13. 补碱：5%碳酸氢钠（mL）=（23 − HCO_3^-测值）×0.5×体重（kg）

附录二

一、兴奋试验

ITT 试验（胰岛素耐受性试验，胰岛素低血糖激发试验）

【试验方法】

（1）前夜晚 10 时开始禁食。

（2）晨起称重，不服用任何替代药物。

（3）晨 9 时建立并保留静脉通道。静脉推注速效人胰岛素，剂量为 7 岁以下儿童 0.075 u/kg、7 岁以上青少年 0.1 u/kg、成年人 0.1～0.2 u/kg（用量：0.1～0.15 u/kg，肥胖者 0.3 u/kg）。

（如果没有明显的低血糖反应或血糖值大于 2.8 mmol/L，则再以 0.2～0.4 u/kg 体重剂量注射胰岛素，如有明显胰岛素抵抗的患者，可以开始就使用 0.3 u/kg 体重的剂量，必要时用到 0.6 u/kg。但应慎重加量。）

（4）观察低血糖症状、体征，与毛细血管血糖仪测指尖血糖并记录。测血糖时间：静推胰岛素前及后 15 min、30 min、60 min、90 min、120 min。

（5）一般低血糖出现于试验开始后 30～45 min。低血糖症状明显者可进食，不影响继续采血。

（6）取样：抽取试验开始前，试验开始后 0 min、30 min、45 min、60 min、90 min 及 120 min 静脉血，实验室测定葡萄糖、GH 和皮质醇（F）。同时，前 30 min 及 120 min 加测 IGF-1（IGF-1 在 GH 作用下从肝脏产生，与一定时期内总 GH 量相关，与 GH 瞬时浓度无直接关系，一般随其他项目抽血即可）和 IGF – BP3。

【结果评判】

（1）正常参考值：注射胰岛素后任何一次 GH 水平上升超过 5 μg/L，或 GH 水平大于 10 μg/L，F 在 18 ng/mL 以上。

（2）GH 峰值水平小于 5 μg/L，提示 GH 缺乏；在 5 ~ 10 μg/L 提示 GH 相对缺乏。

（3）血 F 在 18 ng/mL 以下提示皮质醇储备不足，下丘脑 – 垂体 – 肾上腺轴功能低下。

【临床意义】

用于诊断生长激素缺乏、性发育障碍、肾上腺皮质功能减退症，可以了解 ACTH、GH、皮质醇的垂体储备功能。

【注意事项】

（1）禁用于有癫痫和已知有心脑血管疾病的患者。

（2）有原发或继发性肾上腺皮质功能减退者（早 8 时血 F 小于 140 nmol/L）需先补充生理剂量的肾上腺皮质激素，以免出现严重的低血糖。

（3）注意排除其他应激情况和药物对 GH 及皮质醇的影响的情况。

甲氧氯普胺试验（胃复安试验）

【试验方法】

（1）肌内注射甲氧氯普胺 10 mg。

（2）分别于注射前 30 min，注射后 0 min、30 min、60 min、90 min、120 min、180 min 抽静脉血测 PRL 水平。

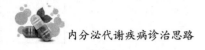

【结果评判】

（1）注射甲氧氯普胺后 PRL 高峰出现于注射后 20～30 min。

（2）正常男性 PRL 峰值应比对照值增加 5～7 倍，正常女性增加 7～16 倍（一般认为 PRL 峰值超过 4 倍以上，可基本排除泌乳素瘤）。

（3）PRL 高峰值小于对照值 2 倍者，考虑泌乳素瘤，需进一步检查。

（4）PRL 升高 2～3 倍，考虑功能性泌乳，定期复查泌乳素水平。

【临床意义】

对高泌乳素血症病因的鉴别诊断，仅有参考意义，而无确诊价值。

促性腺激素放激素（GnRH）兴奋试验

【试验方法】

（1）患者禁食过夜，试验期间卧床休息，不吸烟。

（2）戈那瑞林90（达必佳）（GnRH）100 μg（女性 25 μg）溶于 10 mL 生理盐水中，在 30 s 内静脉推注完毕。

（3）分别于试验前 15 min，试验后 0 min、25 min、45 min、90 min、180 min 在前臂采血 3 mL 做 FSH、LH 测定。（做法：仅查 0 min 和 60 min 两个点。）

【结果评判】

（1）高峰时间 15～30 min，正常反应：FSH ≥ 对照值 2 倍，LH ≥ 对照值 3 倍。根据临床表现提示正常，青春期未启动，或下丘脑功能低下。

（2）LH 无反应或低弱反应：注入后 30 min LH 值无变化或上升不足 2 倍，提示垂体功能减退。

（3）反应过度：LH≥对照值 6 倍，提示性腺靶器官功能异常。

【临床意义】

GnRH 促进垂体促性腺激素的合成和释放，给受试者注射外源性 GnRH 后，在不同时间内取血测定 LH 和 FSH 含量，以了解垂体功能，若垂体功能良好，LH 和 FSH 水平升高，反之，则反应较差。体质性青春期延迟患者的反应和青春期前儿童相似（和骨龄一致）。

男性：性发育正常的成年男性，LH 60 min > 12 mIU/mL；青春期未发育或经典低促性腺激素性性腺功能减退症（IHH）患者，LH 60 min < 4 mIU/mL；LH 4 ~ 12 mIU/mL，提示青春开始启动或部分性 IHH 或下丘脑 – 垂体 – 性腺轴受损害。女性：育龄期正常女性，LH 60 min > 18 mIU/mL；青春期未发育或经典 IHH 患者，LH 60 min < 6 mIU/mL；LH 6 ~ 18 mIU/mL，提示青春开始启动或部分性 IHH 或下丘脑 – 垂体 – 性腺轴受损害。结果判定需结合实际年龄和骨龄综合分析。

人绒毛膜促性腺激素（HCG）兴奋试验

【试验方法】

（1）试验日上午 8 ~ 9 时肌肉注射 HCG 2 000 u。

（2）分别于注射前 15 min 和注射后 0 min、24 h、48 h、72 h 在前臂采血，测 T、游离睾酮（FT）、性激素结合球蛋白（SH-BG），每次采血时间都在上午 8 ~ 9 时。

【结果评判】

正常成年男性睾酮的反应高峰大多数在 48 h 或 72 h 出现，

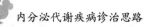

最大分泌反应（峰值）比对照值增加 2 倍（或 20 nmol/L）以上。

试验 72 h 所测睾酮 < 1 ng/mL，无反应，表明睾丸储备功能差。

【临床意义】

HCG 兴奋睾酮分泌的反应程度可反映 Leydig 细胞的储备功能。HCG 兴奋试验也仅可评价睾丸功能，并为治疗寻找有效证据，不能作为 IHH 的诊断试验。多数 IHH 患者睾丸对 HCG 反应良好。若非致病基因如 DAX1 基因突变累及睾丸，或长期隐睾及睾丸本身的外伤、感染后改变，则睾酮水平升高不明显。

口服葡萄糖糖耐量试验（OGTT）

【试验方法】

（1）禁食 12 ~ 14 h，早晨空腹采静脉血 2 mL。

（2）根据世界卫生组织（WHO）（1999 年）糖耐量试验要求，将 75 g 无水葡萄糖（或 82.5 g 含 1 分子水的葡萄糖）溶入 200 ~ 300 mL 水中，3 ~ 5 min 全部服完，记录开始服糖时间，儿童服葡萄糖量按 1.75 g/kg 体重计算，总量不超过 75 g。

（3）采服糖后第 1、2、3 小时的血。分别送检血糖。

【临床意义】

（1）糖耐量减低的诊断：空腹静脉血浆血糖 < 7.0 mmol/L，7.8 mmol/L ≤ 2 h 静脉血浆血糖 < 11.1 mmol/L。

（2）糖尿病的诊断：空腹静脉血浆血糖 ≥ 7.0 mmol/L，2 h 静脉血浆血糖 ≥ 11.1 mmol/L 或明显糖尿病症状时随机血糖 ≥ 11.1 mmol/L。

（3）妊娠糖尿病的诊断：可分妊娠期间的糖尿病和妊娠期

糖尿病。妊娠期间的糖尿病诊断标准与 1999 年 WHO 的非妊娠人群糖尿病诊断标准一致（空腹静脉血浆血糖 $\geqslant 7.0$ mmol/L，2 h 静脉血浆血糖 $\geqslant 11.1$ mmol/L 或明显糖尿病症状时随机血糖 $\geqslant 11.1$ mmol/L）。

妊娠期糖尿病的诊断标准见下表（我国卫生部 2011 年 7 月 1 日发布的行业标准）。

75 g OGTT	血糖（mmol/L 静脉血浆）
空腹	5.1
服糖后 1 h	10.0
服糖后 2 h	8.5

注：1 个以上时间点血糖高于标准即可确定诊断。

（4）如同时查胰岛素或 C 肽释放试验，可了解胰岛功能情况。

胰岛素释放试验

【试验方法】

（1）采用 75 g 葡萄糖法同糖耐量试验。

（2）采用馒头餐法（如已确诊为糖尿病，试验当天早上不能使用降糖药物和胰岛素），吃 2.8 两馒头（100 g 面粉），10 min 内吃完，可饮 200～300 mL 水，记录开始吃馒头的时间。

（3）空腹采静脉血。分别在服葡萄糖或吃馒头后第 1、2 小时，可延长至第 3、4 小时采静脉血，查血糖、胰岛素和 C 肽。

【结果评判】

采用化学发光免疫测定法。空腹胰岛素 6～27 mIU/L，胰岛素浓度在服糖后（或馒头餐后）0.5～1 h 达高峰，可比空腹胰岛素浓度高数倍至 10 倍，3 h 后降至接近正常水平。

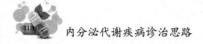

【临床意义】

（1）用于了解胰岛 β 细胞的功能，协助糖尿病的分型和指导治疗。典型 1 型糖尿病胰岛素分泌曲线低平；2 型糖尿病胰岛素分泌与病程、体重和血糖高低关系密切，病程短、肥胖和血糖控制好者，胰岛素分泌曲线有一定峰值，但峰值后延，病程长、消瘦和血糖控制差者，胰岛素分泌曲线低平。

（2）用于胰岛 β 细胞瘤的诊断，胰岛 β 细胞瘤患者有空腹低血糖和不适当增高的胰岛素水平。

（3）胰岛素自身免疫综合征时胰岛素水平较高，体内同时存在胰岛素自身抗体。

C 肽释放试验

【试验方法】

（1）75 g 葡萄糖法见糖耐量试验。

（2）馒头餐试验见胰岛素释放试验。

（3）胰高血糖素刺激试验。胰高血糖素可刺激胰岛 β 细胞分泌胰岛素，其方法如下，清晨空腹静脉注射 1 mg 胰高血糖素，在注射前和注射后 6 min 采静脉血测血糖和 C 肽水平。

【结果评判】

采用化学发光免疫测定法。空腹 C 肽 0.78 ~ 1.89 ng/mL。正常人采用 75 g 葡萄糖法或馒头餐试验，C 肽浓度在服糖后（或馒头餐后）0.5 ~ 1 h 达高峰，可比空腹 C 肽浓度高 3 ~ 5 倍，3 h 后降至接近正常水平；胰高血糖素刺激后 C 肽峰值在 6 min 左右。

【临床意义】

（1）了解胰岛 β 细胞的分泌功能，协助糖尿病的分型，特别是正在使用胰岛素的患者。

（2）帮助指导用药，有报告认为胰高血糖素刺激后 C 肽水平 1.56 ng/mL 时应考虑用胰岛素治疗。

胰岛素低血糖兴奋试验

【试验方法】

在过夜空腹状态下，静脉注射常规胰岛素：7 岁以下儿童，0.075 u/kg 体重；7 岁以上青少年，0.1 u/kg 体重，有垂体功能低下的患者 0.05 u/kg 体重；有胰岛素抵抗的患者 0.15 ~ 0.3 u/kg 体重。分别在 0 min、30 min、60 min、90 min 和 120 min 抽血查血糖、GH 和皮质醇，血糖要求下降到空腹血糖的 50% 以下，或降至 50 mg/dL，或有低血糖的症状。如不能达到上述要求，需要增加胰岛素用量，重复试验。

【结果评判】

正常人注射胰岛素后任何一次 GH 水平上升超过 5 μg/L 以上，或 GH 水平大于 10 μg/L。

【临床意义】

（1）用于怀疑腺垂体功能低下，特别是储备功能不足的患者，有 10% ~ 20% 的正常人可能有损伤反应。

（2）肥胖、甲状腺功能异常、性腺功能低下、库欣综合征等可使反应迟钝。

【注意事项】

（1）禁用于有癫痫和已知有心脑血管疾病的患者，在试验的全过程对患者进行监护，并准备好 50% 葡萄糖，患者出现明显的低血糖时，在及时处理的同时继续采血。

（2）有原发或继发性肾上腺皮质功能减退者需先补充生理剂量的肾上腺皮质激素，以免出现严重的低血糖。

（3）注意排除其他应激情况和药物对 GH 和皮质醇的影响。

左旋多巴（可乐定）兴奋 GH 试验

【试验方法】

（1）清晨空腹口服可乐定 0.5 mg/kg，左旋多巴 0.5 g（成人和体重大于 30 kg 的儿童。儿童 10 mg/kg，体重 15 kg 以内 0.125 g，15～30 kg 0.25 g）。

（2）分别于 0 min、60 min、90 min、120 min 采血 2 mL，分离血清 −20 ℃ 保存查 GH。

【结果评判】

正常人服左旋多巴后，血清 GH 升高大于 3 μg/L。

【临床意义】

垂体 GH 缺乏患者血清 GH 小于 3 μg/L。

卧立位试验

【试验方法】

卧位：晨起时平卧位抽血查肾素、血管紧张素及醛固酮（平卧时间至少 8 h，空腹抽血）。

立位：平卧抽血后保持站位 2 h（此间可走动、倚靠墙壁，但不能坐或卧）抽取肾素、血管紧张素及醛固酮。

随机：保持非卧位（可站、短坐、行走，不可平卧）2 h 后静坐 15 min 抽血。

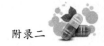

【结果评判】

正常人血醛固酮水平立位后比卧位升高，但不会超过30%。醛固酮瘤患者立位后醛固酮水平保持基础水平或略降低。特醛症患者醛固酮水平会明显升高，幅度大于30%。但有15%~20%醛固酮瘤患者对血管紧张素Ⅱ也敏感，站立后血醛固酮水平也会增高，故单靠该试验不能确诊。可应用立位或激发后ARR（醛固酮/肾素）进行筛查，如激发后ARR［Ald（ng/dL）/PRA（ng/mL/h）］>30，敏感性95%，特异性75%，ARR>50，特异性明显提高，可进一步行生理盐水试验或卡托普利试验进一步确诊。（2008年6月，美国内分泌学会《原发性醛固酮增多症临床实践指南》指出应同时测24 h尿钾、钠，判断摄盐状态，因高钠抑制RAAS系统，低钠刺激RAAS系统。）

【临床意义】

激发试验有助于鉴别原发性醛固酮增多症与正常人或大多数原发性高血压患者。

【注意事项】

（1）对口服利尿剂、含甘草药物者应停药4周或以上才可检测。口服血管紧张素转化酶抑制剂（ACEI）、血管紧张素Ⅱ受体阻滞剂（ARB）、二氢吡啶类钙离子拮抗剂、β受体阻滞剂、非甾体类消炎药物者应停服药物2周或以上。降压药物可选择非二氢吡啶类钙拮抗剂或α受体阻滞剂。

（2）因低血钾会抑制醛固酮分泌，故应纠正严重低血钾，血钾保持于3.0~3.5 mmol/L为宜。

（3）严格限盐（<3 g/d）饮食时，肾素生成增加，食盐摄入量增加时生成减少，建议将食盐摄入量维持6~12 g/d的状态

下采血。

（4）检测肾功能，肾衰患者可能出现 ARR 假阳性结果。

（5）抽血后应尽快分离血浆，放置于塑料管中保存，尽量不要冰浴，否则可使无活性肾素变为有活性肾素导致假阴性。

（6）尚应考虑 Ald 绝对值水平，协和医院认为以 ARR 判定的前提是 Ald 水平较高，卧位 > 13 ng/dL，立位 > 15 ng/dL。如 PRA 0.01 ng/mL/h，Ald 5 ng/dL，比值为 50，但 Ald 为抑制状态，可能是 Liddle 综合征。

二、动态抑制试验

葡萄糖抑制试验

【试验方法】

（1）夜间禁食，早晨口服葡萄糖 75 g（有糖尿病的患者可用 100 g 馒头代替），儿童剂量 1.7 g/kg。

（2）分别于 0 min、30 min、60 min、120 min 和 180 min 用肝素抗凝导管采血测定血糖和 GH。

【结果评判】

2013 年《中国肢端肥大症诊治指南》：随机 GH < 2.5 μg/L，糖负荷后 GH < 1 μg/L 为正常，超出此范围为 GH 过多。

【临床意义】

用于 GH 瘤的诊断和治疗后评价，GH 瘤患者服糖后 2 h GH > 5 μg/L，但某些 GH 瘤患者服糖后 GH 水平可抑制到 < 5 μg/L，一些急、慢性疾病和应激患者（糖尿病、慢性肾衰、神经性食欲减退、甲亢、饥饿、营养不良、外科手术后及急性间歇性血卟啉病），GH 不受抑制。

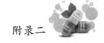

地塞米松（DST）抑制试验

【试验方法】

第 1 日留 24 h 尿测 UFC，并于 8 am 采血测血浆 ACTH 和血浆皮质醇作为对照。

1 mg DST：12 pm 口服地塞米松 1 mg，次日 8 am 采血测定血皮质醇。

2 mg DST：口服地塞米松 8 am、4 pm、12 pm 各 1 片，连服 2 d（协和：0.5 mg，6 h/次），第 2、3 日留 24 h 尿游离皮质醇（也可以服药的第 2 个 24 h 留尿查 24 h UFC，不查血 F），8 am 抽血测血皮质醇。

8 mg DST：口服地塞米松 8 am、8 pm 各 3 片，2 pm、2 am 各 2 片，连服 2 d（2 mg，6 h/次也可），第 2、3 日留 24 h 尿游离皮质醇，8 am 抽血测血皮质醇（也可以服药的第 2 个 24 h 留尿查 24 h UFC，不查血 F 及 ACTH）。

【结果评判】

1 mg DST：正常人服药后血清皮质醇降至 1.8 μg/dL 以下。

2 mg DST：正常人服药后第 3 日血清皮质醇降至 5 μg/dL 以下，第 2 日尿 UFC 低于对照 50% 以下。

8 mg DST：正常人服药后第 3 日血清皮质醇低于对照 50% 以下，第 2 日尿 UFC 低于对照 50% 以下。

注：各家取切点不同，协和切点是 24 h UFC 正常参考值下限 12 μg，有专家强调不是取对照值 50% 以下，而是正常参考值下限以下。廖二元主编《内分泌代谢病学》取切点 10 μg，与北京协和医院切点基本一致。陈家伦主编《临床内分泌学》取切点是对照值 50% 以下，与北京协和医院切点不同。2011 年中华医学会内分泌学分会《库欣综合征专家共识》切点为 10 μg。

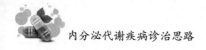

【临床意义】

用于观察血和尿皮质醇以及血浆 ACTH 的变化，反映垂体分泌 ACTH 的功能以及肾上腺皮质功能是否依赖于 ACTH。[北京协和医院判断是否为 ACTH 依赖性，看 ACTH 数值，如 >15 pg/mL，考虑为 ACTH 依赖性，如 < 5 pg/mL，为非 ACTH 依赖性，如 5 ~ 15 pg/mL，复查，难以判断时 IPSS + 醋酸去氨加压素刺激试验。2011 年中华医学会内分泌学分会《库欣综合征专家共识》取切点为 10 μg，20 μg（放免法）。] 即可将 Cushing 病和 Cushing 综合征区别开来。

隔夜 1 mg 抑制试验主要用于排除，如服药后血 F <1.8 ug/dL，可排除皮质醇增多症。经典小剂量主要用于定性库欣综合征。经典大剂量用于鉴别垂体源性及非垂体源性：垂体 ACTH 瘤 80% 可被抑制，20% 不被抑制；异位 ACTH 80% 不被抑制，20% 可被抑制。

螺内酯试验

【试验方法】

（1）固定饮食（钠 160 mEq/d，钾 60 mEq/d）7 ~ 14 d。

（2）吃固定饮食的第 3 d 留取 24 h 尿，查钾、钠、氯，第 4 日采血查钾、钠、氯及二氧化碳结合力（或血气分析）为对照。

（3）从第 4 日起，每次口服螺内酯 60 ~ 80 mg，6 h 1 次（亦可于 7、12、17、22 时 4 次服）。隔 3 ~ 4 d 测定 24 h 尿钾、钠、氯和血查钾、钠、氯及二氧化碳结合力（或血气分析）一次。

（4）对照期及实验期每日早、晚各测血压一次。

【临床意义】

醛固酮增多症患者服用螺内酯后，血钾显著上升，接近或达到正常水平，24 h 尿钾排量减少。部分原有高血钠及碱中毒的患者，高血钠和碱中毒恢复正常。血压下降满意者，提示术后容易恢复正常，血压下降不满意者，往往提示术后不易恢复正常。本试验有助于证明是否存在醛固酮增多症，但不能鉴别原发性或继发性醛固酮增多症。

酚妥拉明试验

【试验方法】

（1）试验前停用镇静剂至少 2 d，降压药至少 3 d，利舍平至少 14 d。

（2）试验前患者平卧休息，周围环境应安静。

（3）建立静脉通道，缓慢滴注生理盐水。

（4）每分钟测量血压一次，直至血压平稳，持续在170/110 mmHg 以上，方可进行试验。

（5）在患者不察觉的情况下，从输液管中缓慢注射（在 1 min 内）酚妥拉明 5 mg（儿童 1 mg）。

（6）注射完毕后，每30 s 测量血压一次，共 3 min，以后每分钟测量一次，共 7 min，或直至血压恢复至试验前水平。

【结果评判】

（1）正常人在注射酚妥拉明后 2 min 血压有下降，但下降幅度不超过35/25 mmHg。

（2）嗜铬细胞瘤患者在注射 2 min 后，血压明显下降，下降幅度大于35/25 mmHg 并持续 3~5 min，或更长时间。一般在注射后 2~4 min 血压下降最明显。

【临床意义】

对酚妥拉明的反应，可以判断高血压与嗜铬细胞瘤的关系。

（1）试验阳性与嗜铬细胞瘤印证的准确率为75%~100%。

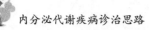

（2）假阴性反应少见。出现假阴性的原因可能与继发性小动脉病变有关。酚妥拉明用肌肉注射法进行试验，亦易出现假阴性反应。

溴隐亭（BCT）抑制 PRL 试验

原理：BCT 是拟多巴胺药，能作用于 PRL 细胞的多巴胺受体，抑制 PRL 的分泌。

【试验方法】

（1）溴隐亭片 2.5 mg，口服。

（2）分别于 0 h、0.5 h、1 h、2 h、4 h、6 h（北京协和医院采血时间点：第 0、2、4、6、8 小时）采血测定 PRL。

【结果评判】

正常人抑制率 >50%，峰值在 60～120 min 出现，并持续 4 h 或以上。

【临床意义】

（1）单纯性和功能性泌乳多为正常抑制反应。

（2）PRL 瘤（PRL 服用 2.5 mg 后可以明显下降，预示溴隐亭治疗效果好，而不是排除 PRL 瘤）、垂体前叶功能减退多为阴性抑制反应。

（3）用于评估溴隐亭治疗高 PRL 血症疗效和使用剂量，而非高 PRL 鉴别诊断。若 PRL 降低 50% 以上，则小剂量溴隐亭（3.75～7.5 mg）可能有效，若 PRL 降低 <50%，则小剂量无效。

三、负荷试验

生理盐水试验

【试验方法】

（1）静脉滴注生理盐水 2 000 mL 维持 4 h（500 mL/h，滴

速恒定），滴前及滴后抽血检测血醛固酮、肾素、皮质醇、血钾。

（2）试验前 1 h 及整个试验过程中应保持卧位。整个过程严密观察血压及心率变化（每小时监测血压、心率）。当日降压及补钾药物可继续服用。

【结果评判】

（1）补液结束后查血醛固酮 < 50 pg/mL 可排除原发性醛固酮增多症，大于 100 pg/mL 确诊，处于 50 ~ 100 pg/mL 可疑。

（2）对可疑及确诊患者如肾上腺 CT 异常可行肾上腺静脉取血术进一步明确诊断及制订治疗方案。

【临床意义】

确诊原发性醛固酮增多症。

【注意事项】

（1）实验前纠正严重低血钾，过低血钾会抑制醛固酮分泌，血钾保持于 3.0 ~ 3.5 mmol/L 为宜。

（2）对血压高于 180/110 mmHg，或心功能不全（心脏射血分数小于 60）时尽量不做该试验。

（3）试验宜于 8 ~ 9 时开始，抽血时保持空腹。

（4）对盐水滴注试验有禁忌证的患者可改为卡托普利试验。

卡托普利试验

【试验原理】

正常生理状态下，卡托普利可以抑制血管紧张素 I 向血管紧张素 II 转化，从而抑制醛固酮分泌，增加肾素水平，原醛患者醛固酮分泌为自主性，故不能被卡托普利抑制。

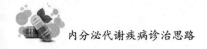

【试验方法】

卡托普利 25 mg 或 50 mg 口服（50 mg 最优），服药前及服药后 2 h 测血皮质醇、醛固酮、肾素及血钾。服药前 1 h 及整个试验过程中保持同一体位（最好是坐位）。

【结果评判】

正常人服药 2 h 后血醛固酮抑制率大于 30%（有些认为抑制大于 50%），肾素活性升高，原醛患者服药 2 h 后醛固酮抑制率小于 30%，肾素活性仍低。

【注意事项】

（1）患者试验当日原口服降压药物可继续服用。

（2）试验前注意纠正低血钾。

立卧位水试验

【试验方法】

准备尿杯 4 个，量杯 1 个。

夜间禁水 12 h，于次日清晨空腹排尿，于 20 min 内饮水 1 000 mL（或饮水量为 15~20 mL/kg），以后每小时排尿 1 次，共 4 次，记录每小时尿量和 4 h 总尿量。第 1 日取卧位（去枕），第 2 日在同样的时间内取直立位（即活动或工作）重复试验 1 次。

【结果评判】

卧位 4 h 的排尿总量往往超过饮水量。在立位时，4 h 的排尿总量较卧位时稍少，一般都在饮水量 80% 以上，但卧立位尿排泄率无显著差异。特发性水肿患者，卧位时排尿情况和正常人相仿；但水肿严重者，排尿较正常人迟缓，4 h 的排尿量可略少

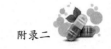

于饮水量，而立位时尿量低于卧位时尿量 50% 以上，两者有显著差异，此试验具有诊断性意义。如同时测尿钠，则特发性水肿患者立位时有钠潴留。尿钠排泄量较卧位时明显减少。

【临床意义】

鉴别特发性水肿、水潴留性肥胖和单纯性肥胖，适用于特发性水肿患者，显示患者于立位时有水潴留现象。

【注意事项】

（1）能耐饥 4 h 者尽量不吃干点心。

（2）不能耐受 1 000 mL 饮水量者可酌情减少，但不能少于 800 mL。

（3）本试验必须排除心、肝、肾、甲状腺功能不全引起的水肿才能进行。

（4）有空腹低血糖者，不宜做此试验。

（5）夏天多汗，该试验可能不准确。

（6）尿毒症、心衰患者不宜做此试验。

禁水加压素试验

【试验方法】

（1）禁饮开始时间若夜尿（10 pm ~ 6 am）次数 ≥3 次，则禁饮从 8 am 开始；若夜尿次数 <3 次，则禁饮从 10 pm 开始。

（2）试验前可自由饮食，禁用烟、茶、咖啡等刺激性食品，试验日早餐宜清淡。

（3）试验 8 am 开始，排空膀胱，留尿测尿比重及尿渗透压，同时测血渗透压、血电解质、基础 ADH，称体重，量血压，作为对照，并开始禁饮。

（4）禁饮开始后，每小时排尿一次，测尿量、尿比重、尿渗透压，同时称体重，量血压。严密观察患者的精神状况，体重和血压的变化，并防止其擅自饮水或进食。

（5）禁饮时间一般为 8 h，结束禁饮的指标包括：连续两次尿渗透压差别 <1%；尿比密连续 3 次不再上升；体重减轻 4 ± 1%；尿量 <30 mL/h；有脱水表现，如血压下降（收缩压下降 30 mmHg，舒张压下降 20 mmHg），精神异常烦躁等。

（6）结束禁饮时测尿量、尿渗透压、血渗透压、血电解质、血 ADH（尿渗透压最高时）。

（7）肌内注射 5 u 加压素水剂，继续观察注射后 1 ~ 2 h 的情况，测尿量、尿比重、尿渗透压，同时称体重，量血压，必要时可延长观察时间。

（8）如果尿比重高达 1.020 或尿渗透压 >750 mOsm/（kg·H_2O），应该立即终止试验。

禁水时间视病情轻重而定，一般在 6 h 或更长。试验前体格检查体重、血压、血渗透压和尿渗透压，可同时采血测 ADH。试验从清晨开始，禁水后每小时体格检查体重、血压、尿渗透压和记尿量，当 2 次尿渗透压差 <30 mOsm/（kg·H_2O）时（表明体内抗利尿激素分泌已达最大量），查血渗透压（可同时查 ADH），皮下注射垂体后叶素 5 u，再观察 2 h，每小时查血、尿渗透压和记尿量。

【临床意义】

用于鉴别精神性多饮与尿崩症，区别尿崩症为完全性还是部分性，中枢性还是肾性。

（1）正常人和精神性多饮患者禁水后，血压、体重和血渗透压变化不大，尿渗透压逐渐增加，超过血渗透压，可达 800 mmol/L 以上，注射垂体后叶素后，尿渗透压上升不超过 5%。精神性多饮患者如果大量饮水时间较长，由于长期 ADH 被抑制以及肾髓质低渗，尿渗透压不一定能上升，其结果类似部分性尿崩症。当鉴别困难时，可嘱患者先限水 2 ~ 4 周后，再重复上述试验。

（2）完全性尿崩症患者禁水后，由于继续大量排尿，血渗透压上升，可大于 300 mOsm/（kg·H_2O），而尿渗透压低于血渗透压，注射垂体后叶素后，尿渗透压较注射前增加 >50% 以上。

（3）部分性尿崩症患者禁水后血渗透压一般不超过 300 mmol/（kg·H_2O），尿渗透压可大于血渗透压，注射垂体后叶素后尿渗透压上升 >10%，或增加值 >80 mOsm/(kg·H_2O)。

（4）肾性尿崩症患者禁水后尿渗透压无明显上升，注射垂体后叶素后尿渗透压仍无明显上升。

高钙抑制试验

【试验方法】

试验日晨静脉滴注 NS 500 mL + 10% 葡萄糖酸钙（mL）（体重 ×8/9）（2 h 滴完），分别测滴前和滴后 30 min、60 min、90 min、120 min 及次日晨8 am 血 PTH、P、Ca。

【结果评判】

120 min PTH 较基础值被抑制 >70% 提示 PTH 非自主分泌或受血钙调控。120 min PTH 较基础值被抑制 <70%，提示 PTH 自主分泌或不受血钙调控。

【临床意义】

用于 PTH 自主分泌与继发性 PTH 分泌增多的鉴别。

高钙激发试验

【试验方法】

10% 葡萄糖酸钙 0.26 × 体重（mL），静脉注射（速度 10 mL/

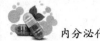

min），推前和推完后 2 min、5 min、15 min、30 min 抽血测 CT、降钙素原、Ca、P、PTH、CEA。

【结果评判】

兴奋后 CT 最大值 ≥100 pg/mL，则考虑甲状腺髓样癌或甲状腺 C 细胞增生症。

【临床意义】

在甲状腺肿瘤的术前诊断中，对结节性甲状腺疾病常规用血 CT 测定、高钙激发试验可望早期诊断甲状腺 C 细胞增生及 C 细胞癌，一经发现，即可行预防性手术。

英文缩写

ACTH	促肾上腺皮质激素
ADH	抗利尿激素
AFP	甲胎蛋白
ALP	碱性磷酸酶
ALT	谷丙转氨酶
ASO	抗链球菌溶血素 "O"
ANA	抗核抗体
AST	谷草转氨酶
ATP	腺嘌呤核苷三磷酸
BG	血糖
BMI	身体质量指数
BUN	尿素氮
cAMP	环磷酸腺苷
CA72 - 4	糖类抗原 72 - 4
CA19 - 9	糖类抗原 19 - 9
CA15 - 3	糖类抗原 15 - 3
CEA	癌胚抗原
CK/CPK	磷酸肌酸激酶

CK – MB	磷酸肌酸激酶同工酶
CO_2CP	二氧化碳结合力
Cr	肌酐
CP	铜蓝蛋白
CRP	C 反应蛋白
CT	电子计算机断层扫描
CRF	慢性肾功能衰竭
DA	多巴胺
DKA	糖尿病酮症酸中毒
DM	糖尿病
ds – DNA	抗双链 DNA 抗体
DX	地塞米松
E	嗜酸细胞
E_2	雌二醇
ECG	心电图
EEG	脑电图
ENA	可提取的核抗原
ESR	血细胞沉降率
FBG	空腹血糖
FSH	促卵泡生成激素
FT_3	游离 T_3
FT_4	游离 T_4
GAD – Ab	谷氨酸脱氢酶抗体
GBS	格林巴利综合征
GH	生长激素
Hb	血红蛋白
HBsAg	乙肝表面抗原
HCG	人绒毛膜促性腺激素

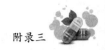

IAA	胰岛素自身抗体
ICA	抗胰岛细胞抗体
IGF – 1	胰岛素样生长因子 – 1
L	淋巴细胞
LADA	成人迟发性自身免疫性糖尿病
LDH	乳酸脱氢酶
LH	促黄体生成素
M	单核细胞
MRI	核磁共振
MVP	二尖瓣脱垂
mAlb	尿微量白蛋白
N	中性粒细胞
NSE	神经元特异性烯醇化酶
OGTT	口服葡萄糖耐量试验
P	黄体酮
PET – CT	正电子发射计算机断层显像
PLT	血小板
PRL	催乳素
PSA	前列腺特异抗原
PTH	甲状旁腺激素
RBC	红细胞
RF	类风湿因子
γ – GGT	γ – 谷氨酰转酞酶
RAAS	肾素 – 血管紧张素 – 醛固酮系统
RNP	抗核糖核蛋白抗体
RT	放射治疗
Sm	史密斯抗体
SSA	生长抑素类似物

T_3	三碘甲状原氨酸
T_4	甲状腺素
TG	甲状腺球蛋白
T	睾酮
TC	总胆固醇
TAG	三酰甘油
TSH	促甲状腺激素
TRAb	促甲状腺素受体抗体
TRH	促甲状腺激素释放激素
TRP	肾小管磷重吸收率
TPOAb	甲状腺过氧化物酶抗体
TGAb	甲状腺球蛋白抗体
TMAb	甲状腺微粒体抗体
TP	血清总蛋白
UA	尿酸
UFC	尿游离皮质醇
OGTT	口服葡萄糖耐量试验
VMA	尿香草扁桃酸
WBC	白细胞计数
17 – OH	17 – 羟类固醇
17 – KS	17 – 酮类固醇